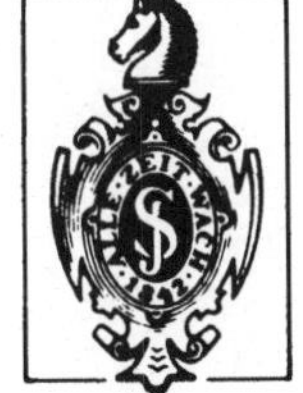

Sozialmedizin
Sozialrecht
Gesundheitsökonomie

Herausgegeben von H. Silomon R. Brennecke
C. von Ferber U. Laaser

Mit 14 Abbildungen und 34 Tabellen

Springer-Verlag
Berlin Heidelberg New York Tokyo

Wissenschaftliche Jahrestagung 1984
der Deutschen Gesellschaft für Sozialmedizin
20.–22. September 1984 in Osnabrück

Dr. Hero Silomon
Landesversicherungsanstalt Hannover
Schölerbergstraße 22 B, D-4500 Osnabrück

Prof. Dr. Ralph Brennecke
Institut für Soziale Medizin
Thielallee 47, D-1000 Berlin 33

Prof. Dr. Christian von Ferber
Institut für medizinische Soziologie
Medizinische Einrichtungen der Universität Düsseldorf
Moorenstraße 5, D-4000 Düsseldorf 1

Priv.-Doz. Dr. Ulrich Laaser
Deutsches Institut zur Bekämpfung des hohen Blutdruckes
Postfach 101409, D-6900 Heidelberg 1

ISBN-13: 978-3-642-70933-3   e-ISBN-13: 978-3-642-70932-6
DOI: 10.1007/978-3-642-70932-6

CIP-Kurztitelaufnahme der Deutschen Bibliothek
Sozialmedizin, Sozialrecht, Gesundheitsökonomie: [20.–22. September 1984 in
Osnabrück]/hrsg. von H. Silomon ... – Berlin; Heidelberg; New York; Tokyo: Springer,
1986. (Wissenschaftliche Jahrestagung ... der Deutschen Gesellschaft für Sozialmedizin; 1984)

NE: Silomon, Hero [Hrsg.]; Deutsche Gesellschaft für Sozialmedizin: Wissenschaftliche
Jahrestagung der Deutschen Gesellschaft für Sozialmedizin e. V.

Gesamtherstellung: Appl, Wemding
2119/3140-543210

Vorwort

Der hier vorgelegte Kongreßbericht verdeutlicht durch seine Thematik und durch die unterschiedlichen Fachrichtungen der Referenten in besonderer Weise den interdisziplinären Charakter der Sozialmedizin.

Ging es am ersten Kongreßtage darum, die bisher nur wenig beachteten und untersuchten Beziehungen zwischen der Leistungspflicht der Sozialversicherung – konkretisiert im Leistungsrecht und dessen medizinischen und juristischen Interpretierbarkeit – und den hierdurch bewirkten Kosten des Gesundheitswesens zu analysieren und darzustellen, so war im weiteren Verlauf zu untersuchen, ob das so entwickelte Modell Ansätze zu einer Verbesserung seiner Steuerbarkeit erkennen ließe.

Hierzu gingen die vorgetragenen Meinungen auseinander, weil die einen Referenten auf die regulierenden Wirkungen marktwirtschaftlicher Eigenschaften von Gesundheitssystemen setzten, andere dagegen die Notwendigkeit dirigistischer Maßnahmen bejahten. Offenbar lassen sich weder die Gesetze der Ökonomie des Marktes noch diejenigen der sogenannten Kollektivgüterökonomik auf ein Gebilde mit den überaus komplizierten Eigenschaften von Gesundheitssystemen uneingeschränkt anwenden. Das könnte bedeuten, daß die Gesundheitssystemforschung insoweit noch mehr differenziert werden müßte, um die Physiologie und die Pathophysiologie des Patienten „Gesundheitssystem" besser zu kennen und um damit Ansätze für eine Therapie zu gewinnen.

Unter dem Thema „Laienpotential im Gesundheitswesen: Fakten, gesundheitspolitische Konsequenzen und sozialpolitische Perspektiven" werden die Ergebnisse aus einem Forschungsverbund dargestellt. Vorgelegt werden die Resultate von Untersuchungen eigenerbrachter Gesundheitsleistungen der Bürger innerhalb der Haushalte, der Selbsthilfegruppen, des Gesundheitsverhaltens, der Intensivpflege, der Herzinfarktrehabilitation und des betrieblichen Arbeitsschutzes.

Zur Befriedigung der vom institutionalisierten Gesundheitswesen nicht abgedeckten Bedürfnisse erscheint hiernach die Förderung der primären sozialen Netzwerke, der Selbsthilfegruppen und der bürger- oder patientenorientierten sozialen Dienste durch die Gesundheits- und Sozialpolitik erforderlich und erfolgversprechend.

Aus der Summe der Beiträge möge der Leser die Zielrichtung weiter notwendiger Untersuchungen erkennen, die auf dem Wege der künftigen Entwicklung der Sozialmedizin und der empirischen Sozialforschung liegen und die ihrer Natur nach nur interdisziplinär geleistet werden können.

Osnabrück, Februar 1986   Hero Silomon

Inhaltsverzeichnis

Mitarbeiterverzeichnis

Abt, Hans Günter, Dipl.-Soz.
Institut für medizinische Soziologie, Medizinische Einrichtungen
der Universität Düsseldorf, Moorenstraße 5, D-4000 Düsseldorf 1

Austenat, Elke, Dr.
Fachärztin für Innere Krankheiten, Dudenstraße 6,
D-1000 Berlin 61

Bolles, Wilfried, Reg.-Dir.
beim Senator für Gesundheit und Sport der Freien und Hansestadt
Bremen, Große Weidestraße 4–16, D-2800 Bremen 1

Borgers, Dieter, Dr.
Bundesgesundheitsamt, Thielallee 88, D-1000 Berlin 33

Brennecke, Ralph, Prof. Dr.
Institut für Soziale Medizin, FU Berlin, Thielallee 47,
D-1000 Berlin 33

Brenner, Gerhard, Dipl.-Kaufmann
Zentralinstitut für die Kassenärztliche Versorgung in der BRD,
Haedenkampstraße 5, D-5000 Köln 41

Ferber, Liselotte von, Dr.
Institut für medizinische Soziologie, Medizinische Einrichtungen
der Universität Düsseldorf, Moorenstraße 5, D-4000 Düsseldorf 1

Fink, Erika
Institut für Soziale Medizin, FU Berlin, Thielallee 47,
D-1000 Berlin 33

Fischwasser, Gerd, Ministerialdirektor
Bundesministerium für Arbeit und Sozialordnung, Rochusstraße 1,
D-5300 Bonn 1

Grunow, Dieter, Prof. Dr.
Fachbereich 05, Gesamthochschule Kassel, Mönckebergstraße 19,
D-3500 Kassel

Halhuber, Max J., Prof. Dr.
An der Gontardslust 17, D-5920 Bad Berleburg

Henke, Klaus Dirk, Prof. Dr.
Lehrstuhl D für Volkswirtschaftslehre an der Universität Hannover,
Wunstorfer Straße 14, D-3000 Hannover 91

Hennies, Günter, Vizepräsident
Landessozialgericht Berlin, Johannesstraße 12a, D-1000 Berlin 37

Jessen, Jens, Dr.
Landesärztekammer Rheinland-Pfalz, Deutschhausplatz 3,
D-6500 Mainz

Karbe, Sigrid, Dr.
Arbeitsmedizinischer Dienst, Schwachhäuser Heerstraße 210,
D-2800 Bremen

Knoblich, Ines, Dr.
Arbeitsmedizinischer Dienst, Bauberufsgenossenschaft Hannover,
Zentrum Berlin, Hildegardstraße 28, D-1000 Berlin 31

Lehmann, Harald
FB 3, Universität Oldenburg, D-2900 Oldenburg

Metze, Ingolf, Prof. Dr.
Institut für Finanzwissenschaft der Universität Münster,
Wilmergasse 6–8, D-4400 Münster

Mühlendahl, Karl-Ernst von, Prof. Dr.
Kinderhospital Osnabrück, Iburger Straße 187, D-4500 Osnabrück

Neubauer, Gerhard, Prof. Dr.
Hochschule der Bundeswehr, Fachbereich Wirtschafts- und
Organisationswissenschaften, Werner-Heisenberg-Weg 39,
D-8014 Neubiberg

Paffrath, Dieter, Dr.
Wissenschaftliches Institut der Ortskrankenkassen,
Kortrijker Straße 1, D-5300 Bonn 2

Schmeinck, Wolfgang, Dipl.-Ökonom
Bundesverband der Betriebskrankenkassen, Kronprinzenstraße 6,
D-4300 Essen 1

Schräder, Wilhelm F., Dipl.-Ing.
Institut für Gesundheits- und Sozialforschung, Hardenbergstraße 4,
D-1000 Berlin 12

Schulin, Bertram, Prof. Dr.
Universität Konstanz, Juristische Fakultät, Universitätsstraße 10,
D-7750 Konstanz

Silomon, Hero, Dr.
Landesversicherungsanstalt Hannover, Schölerbergstraße 22 B,
D-4500 Osnabrück

Slesina, Wolfgang, Dr.
Institut für medizinische Soziologie, Medizinische Einrichtungen
der Universität Düsseldorf, Moorenstraße 5, D-4000 Düsseldorf 1

Szczepanski, Rüdiger, Dr.
Kinderhospital Osnabrück, Iburger Straße 187, D-4500 Osnabrück

Trojan, Alf, Prof. Dr. Dr.
Universitätskrankenhaus Eppendorf, Abteilung medizinische
Soziologie, Martinistraße 53, D-2000 Hamburg 20

Einführung in die Thematik

H. Silomon

Im Laufe ihrer Geschichte hat die Medizin ein umfangreiches Instrumentarium vorrangig zur Behandlung von Krankheit entwickelt, zweitrangig zur Rehabilitation wegen Folgezuständen nach behandelter Krankheit und letztrangig zum Vorbeugen und Verhüten von Krankheiten.

Dies Instrumentarium ist immer mehr differenziert und vervollkommnet worden. In den letzten ca. 30 Jahren geschah dies durch zahlreiche Innovationen, und zwar durch die verstärkte Anwendung von Technologie [3] einschließlich Großtechnologie und gleichzeitig durch die Einbeziehung von zahlreichen medizinischen Assistenzberufen. Durch die vorhandene und auch angewendete Technologie und infolge der gestiegenen Anforderungen an Menge und Qualität von menschlichen Arbeitsleistungen, ist die Medizin extrem teuer geworden und kann von dem diagnostischen und therapeutischen Angebot, ebenso wie von dem rehabilitativen und präventiven nur Gebrauch gemacht werden, wenn dieses sozialversicherungsfähig ist bzw. gemacht wird. Seine Ausschöpfung wäre bei Anwendung des Mittels der Eigenvorsorge oder der freiwilligen Versicherung nicht möglich [2]. Sie ist es nur bei mehr oder weniger ausgedehnter Zwangsversicherung, bei der dann allerdings die Leistungsträger ihre Leistungspflicht generell und im Einzelfall prüfen und hiernach anerkennen oder verneinen müssen. Die Medizin ist deshalb organisiert und gleichzeitig verwaltbar und justiziabel gemacht worden. Leistungsverpflichtungen und -ansprüche sind durch rechtliche Normen geregelt. Anders wäre die Aufgabe, Milliardenbeträge aufzubringen und sie nicht blind, sondern so kontrolliert, gerecht und effizient umzuverteilen wie eben möglich, gar nicht zu lösen.

All diese Normen sind Bestandteile unserer gesellschaftlichen Ordnung. Die Kosten der Medizin aufzubringen, ist der Gesellschaft auferlegt und dies zu tun und sie umzuverteilen, ist ohne Rechtsvorschriften und ohne Hilfe der Ökonomie unmöglich. Dieses sind die 3 Bestandteile des Rahmenthemas.

Bei den Innovationen, die Eingang in den Leistungskatalog der Sozialversicherung finden sollen, handelt es sich entweder um

- Strategien, z. B. Rehabilitation, oder um
- Einzelleistungen technischer Natur, z. B. Computertomographie, oder um
- vorwiegend von Personen zu erbringende Einzelleistungen, z. B. Sprachheilbehandlung.

Die Einbringung von kombinierten, aufeinander abgestimmten Maßnahmen, die in ihrer Gesamtheit den Charakter einer Strategie haben, in das Spektrum von Leistungen erfolgt i.allg. durch die Gesetzgebung (z.B. Prävention durch die Einfügung der §§ 181 und 196 in die RVO – Rehabilitation durch das Reha-Angleichungsgesetz vom 1. Oktober 1974). Wie es dazu kommt, der gesetzgeberische Vorgang ist den meisten vom Gesetz als Nutznießer oder als Anwender Betroffenen gar nicht bekannt – aber sie müssen „damit leben" und tun dies auch, speziell mit den somit vorgegebenen Rechtsnormen. Hiermit befassen sich die Beiträge von Fischwasser, Schulin und Schmeinck.

Anders dagegen bei den Einzelleistungen. Nehmen wir an, es sei eine medizinisch-technische Innovation entwickelt worden, die der Testung der Funktionstüchtigkeit der Bauchspeicheldrüse dienen soll. Als nicht an Technologie gebundene Neuerung nennen wir die Hippotherapie und das Rooming in [1]. Was geschieht?

Nachdem das technische Verfahren und das zu seiner Anwendung notwendige Gerät für die Bauchspeicheldrüsendiagnostik aus dem medizinischen Versuchsstadium entlassen sind, nimmt sich die Medizintechnik, d.h. die Industrie beider an. Das Ziel ist die Mechanisierung, Standardisierung und Industrialisierung des Verfahrens zum Zwecke der massenhaften Anwendung in der Praxis im allgemeinen Wortsinn. Diese Entwicklung ist von außen praktisch nicht steuerbar und folgt vorwiegend den Regeln und Gesetzen der Ökonomie [3], soweit diese in dem besonderen Bereich anzuwenden sind, den das Gesundheitswesen nun einmal darstellt. Offenbar ist dieses ein Gebilde besonderer Art, auf welches sich die Gesetze des Marktes wie der Kollektivgüterökonomie zwar anwenden lassen, aber weder die einen noch die anderen vollständig, sondern alle nur partiell.

Das entwickelte Gerät erscheint auf dem Markt und wird vertrieben, Kurse zum Erlernen seiner Bedienung finden statt. Die Methode, ihre Anwendung und ihre Ergebnisse und die daraus zu ziehenden diagnostischen, therapeutischen und prognostischen Konsequenzen werden in Publikationen, auf Kongressen und Symposien diskutiert und propagiert. Reitställe oder Reitervereine treffen Vorkehrungen, um Hippotherapie anwenden zu können. Krankenhäuser bereiten sich räumlich und organisatorisch zur Unterbringung von Eltern stationär behandelter Kinder vor.

Als nächstes wird der Bedarf standardisiert, operationalisiert und den Sozialleistungsträgern signalisiert. Kranke mit entsprechenden Merkmalen, die zur Anwendung der erwähnten Verfahren geeignet sind, werden in Gruppen zusammengefaßt, d.h. es werden Fallgruppen gebildet und es werden Indikationslisten aufgestellt.

Ob und inwieweit von den jetzt angesprochenen Sozialleistungsträgern eine Verpflichtung zur Deckung des angemeldeten Bedarfs, bzw. der geltend gemachten Einzelbedürfnisse anerkannt wird, entscheidet sich je nach den erkennbaren sozialrechtlichen bzw. leistungsrechtlichen Rahmenbedingungen. Ein besonderer Fall liegt dann vor, wenn vorgegebene Rechtsnormen und medizinische Kategorien nicht oder nicht ohne weiteres kompatibel sind oder bei medizinisch nicht oder kaum definierbaren Normen (z.B. „medizinische Notwendigkeit", „in den erforderlichen Fällen"). Hiermit befassen sich die Beiträge von Mühlendahl, Szczepanski, Halhuber und Hennies.

Die Rechtsprechung hat zwar im Laufe der letzten 15–20 Jahre die Definition des Begriffes „Krankheit" als leistungsauslösende Vorbedingung für Leistungen der Sozialversicherung in ihrem Kern nicht angetastet [4]. Sie hat sie aber immer weiter ausgelegt, und zwar in der Erkenntnis, daß dies infolge zunehmender Möglichkeiten medizinischer Beeinflussung unnormaler Zustände und Vorgänge und bei gleichzeitiger Anerkennung des zunehmenden Schutzbedürfnisses der Bürger in einem sozialen Rechtsstaat erforderlich sei. Auch mag der Umstand eine Rolle gespielt haben, daß in jenen Jahren immer reichlichere Ressourcen zur Verfügung standen – wovon jetzt keine Rede mehr sein kann.

Wie wir wissen, betrachtet es die Rechtsprechung nicht als ihre Aufgabe, in finanziellen Krisensituationen zu einer Kostenersparnis der Sozialversicherung beizutragen. Dazu ein Zitat aus einem Pressegespräch des damaligen Präsidenten des Bundessozialgerichts vom 18. Januar 1983:

„Die Gerichte der Sozialgerichtsbarkeit legen auch in Zeiten der Wirtschaftskrisen die Gesetze nicht restriktiv aus. Der Richter ist nicht an wirtschaftliche Fluktuationen oder konjunkturelle Erscheinungen, sondern lediglich an das geltende Recht gebunden. Der Bürger kann darauf vertrauen, daß er die ihm gesetzlich zustehenden Leistungen ungeschmälert erhält, unabhängig von der wirtschaftlichen Gesamtlage."

In anderen Fällen wird die Entscheidung über Leistungsverpflichtung ja oder nein der Sozialgerichtsbarkeit abgefordert, so bei Hippotherapie und Rooming in – oder sie wird als nicht zu entscheidendes Problem deklariert. Sofern möglich, entscheidet die Sozialgerichtsbarkeit über die Leistungspflicht, z. B. positiv beim Rooming in – oder sie signalisiert der Legislative das Problem im Kontext, mit der Unfähigkeit bzw. Unmöglichkeit eigener Entscheidungsfindung zu dessen Lösung, auch dazu äußert sich Hennies in seinem Beitrag.

Sofern es im Bereich der Rechtsprechung zur Bejahung der Leistungspflicht kommt – und nur dieser Fall interessiert hier –, geht ein Signal an den in Frage kommenden Leistungsträger, das aber auch von den potentiellen Leistungsempfängern und -erbringern aufgenommen wird. Es sind die Krankenhäuser und die Ärzte für Laborbedarf im Falle der Bauchspeicheldrüsendiagnostik, im Falle des Rooming in sind es die Eltern stationär behandelter Kinder, die Eltern spastisch gelähmter Kinder und deren Interessenvertreter, Krankenhäuser, Reitställe und Reitervereine im Falle der Hippotherapie.

Der jetzt leistungspflichtig gemachte Leistungsträger kann die anfangs in Aussicht gestellte Kostenentlastung, mit der ihm fast alle Innovationen schmackhaft gemacht werden, in aller Regel schon nach kurzer Zeit nicht bestätigen. Er gerät durch die Anwendung der Innovation en masse weiter in den ohnehin schon vorhandenen Zustand der Ressourcenknappheit hinein. Deshalb versucht er, das Problem mittels des Instrumentariums der Gesundheitsökonomie zu operationalisieren und zu optimieren. Hiermit wird sich besonders der Beitrag von Metze befassen.

Hiernach wird i. allg. ein Notsignal formuliert und gesendet. Wie bei Signalen dieser Art wird das Weitere dadurch bestimmt, ob ein Empfänger es aufnimmt und ob dieser zugleich der richtige, d. h. der kompetente ist, nämlich derjenige, der das Problem nicht nur erkennen und registrieren, sondern auch lösen kann.

Die Legislative kann in einem solchen Fall entweder eine Änderung der Rahmenbedingungen zur Überwindung der Ressourcenknappheit vornehmen (Dreijahresrhythmus und Selbstbeteiligung bei Kuren, Kostendämpfungsgesetz), oder sie kann die Beschaffung von mehr Ressourcen freigeben (Zuschüsse zur Rentenversicherung der Krankenkassen, Beitragserhöhung der Rentenversicherung). Die Rechtsprechung kann dagegen keine wesentlichen Hilfen geben.

Der Umstand, daß die Einrichtungen zur gesundheitlichen und sozialen Sicherung, einschließlich der darin integrierten Medizin, in die Randzone der Unfinanzierbarkeit gelangt sind, leitet zu der Frage hin, inwieweit das hier skizzierte Rückkopplungssystem vorhanden ist, inwieweit es institutionalisiert bzw. rechtlich festgeschrieben ist und inwieweit es tatsächlich funktioniert.

Da Letzteres nach Vorstehendem in Zweifel zu ziehen ist, ergibt sich die weitere Frage, ob und wie dieses System verbessert werden kann, eine Frage auch an die Gesundheitsökonomie, auf die der Beitrag von Metze eine Antwort sucht.

Literatur

1. Mühlendahl KE von, Silomon H, Trappe H (1983) „Wer bezahlt die Mitaufnahme von Eltern stationär behandelter Kinder?" Dtsch Ärztebl 8: 39–42
2. Silomon H (1978) Gesundheitssysteme. In: Silomon H (Hrsg) Sozialmedizin. Eine Einführung für Sozialversicherungsfachleute. Asgard, St. Augustin, S 45–58
3. Silomon H (1983) (Hrsg) Technologie in der Medizin – Folgen und Probleme. Hippokrates, Stuttgart
4. Silomon H (1984) Arbeitsunfähigkeit. In: Jochheim KA, Rauschelbach H-H (Hrsg) Das neurologische Gutachten. Thieme, Stuttgart S 71–87

Gesetzgebung und Sozialrecht

G. Fischwasser

Artikel 20 Abs. 1 des Grundgesetzes beschreibt die Bundesrepublik Deutschland als einen demokratischen und sozialen Bundesstaat. Der Staatsbürger kann hieraus keine unmittelbaren sozialen Rechte oder Ansprüche ableiten. Es bedarf der Gesetzgebung, um diesen Verfassungsgrundsatz in Rechtsnormen umzusetzen und *„zur Verwirklichung sozialer Gerechtigkeit und sozialer Sicherheit Sozialleistungen einschließlich sozialer und erzieherischer Hilfen zu gestalten"*. So lautet in § 1 Abs. 1 des Sozialgesetzbuches der Gestaltungsauftrag an das Sozialrecht.

Das Grundgesetz geht beim Recht der Gesetzgebung vom Vorrang der Länder aus (Artikel 70 Abs. 1 Grundgesetz). Daher fallen große Bereiche des Gesundheitswesen, beispielsweise das Berufsausübungsrecht oder das öffentliche Gesundheitswesen in die Gesetzgebungskompetenz der Länder. Lediglich auf folgenden Gebieten der Gesundheitspolitik hat der Bund nach Artikel 74 des Grundgesetzes die konkurrierende Gesetzgebungsbefugnis:

- Arbeitsschutz (Artikel 74 Nr. 12 Grundgesetz).
- Maßnahmen gegen gemeingefährliche und übertragbare Krankheiten bei Menschen und Tieren, die Zulassung zu ärztlichen und anderen Heilberufen und zum Heilgewerbe, der Verkehr mit Arzneien, Heil- und Betäubungsmitteln und Giften (Artikel 74 Nr. 19 Grundgesetz).
- Wirtschaftliche Sicherung der Krankenhäuser und die Regelung der Krankenhauspflegesätze (Artikel 74 Nr. 19a Grundgesetz).
- Schutz beim Verkehr mit Lebens- und Genußmitteln, Bedarfsgegenständen, Futtermitteln und land- und forstwirtschaftlichem Saat- und Pflanzgut, der Schutz der Pflanzen gegen Krankheiten und Schädlinge sowie der Tierschutz (Artikel 74 Nr. 20 Grundgesetz).

Auf den Gebieten des Sozialrechts hat der Bund weitgehend die konkurrierende Gesetzgebungsbefugnis, und zwar für:

- die öffentliche Fürsorge (Artikel 74 Nr. 7 Grundgesetz),
- die Versorgung der Kriegsbeschädigten und Kriegshinterbliebenen und die Fürsorge für die ehemaligen Kriegsgefangenen (Artikel 74 Nr. 10 Grundgesetz),
- die Sozialversicherung einschließlich der Arbeitslosenversicherung (Artikel 74 Nr. 12 Grundgesetz),
- die Regelung der Ausbildungsbeihilfen (Artikel 74 Nr. 13 Grundgesetz).

Für die Gebiete der konkurrierenden Gesetzgebung haben die Länder grundsätzlich die Befugnis zur Gesetzgebung, jedoch nur so lange und so weit der Bund von seinem Gesetzgebungsrecht keinen Gebrauch macht. Der Bund kann seine Gesetzgebungsbefugnis nur insoweit ausüben, als ein Bedürfnis nach bundesgesetzlicher Regelung besteht, weil

- eine Angelegenheit durch den Gesetzgeber einzelner Länder nicht wirksam geregelt werden kann oder
- die Regelung einer Angelegenheit durch ein Landesgesetz die Interessen anderer Länder oder der Gesamtheit beeinträchtigen könnte, oder
- die Wahrung der Rechts- oder Wirtschaftseinheit, insbesondere die Wahrung der Einheitlichkeit der Lebensverhältnisse über das Gebiet eines Landes hinaus sie erfordern (vgl. Artikel 72 Grundgesetz).

Das Recht, Gesetzgebungsvorlagen beim Bundestag einzubringen, steht nach Artikel 76 des Grundgesetzes Bundesrat, Abgeordneten des Bundestages und Bundesregierung zu. Über die Einbringung von Gesetzen durch den Bundesrat entscheidet dieser durch Abstimmung im Plenum. Die einzelnen Länder haben kein direktes Recht zur Gesetzesinitiative beim Bundestag. Ein Beispiel hierfür bietet der Gesetzentwurf des Bundesrates über die Sicherung des wirtschaftlichen Einsatzes von medizinisch-technischen Großgeräten in der kassenärztlichen Versorgung. Das Land Hessen hatte hierzu einen Gesetzesvorschlag im Bundesrat beantragt. Dieser Gesetzesvorschlag wurde während der Beratungen im Bundesrat auf Initiative des Landes Baden-Württemberg verändert und ist in geänderter Fassung vom Bundesrat als Gesetzesvorlage beschlossen worden.

Gesetzesvorlagen aus der Mitte des Bundestages werden in der Regel von den Fraktionen eingebracht, allerdings sind auch Gruppenanträge von einzelnen Abgeordneten möglich und üblich. Am häufigsten gehen Gesetzesinitiativen von der Bundesregierung aus. Ein Regierungsentwurf muß vom Bundeskabinett beschlossen werden. Ein einzelner Minister, auch der Fachminister, kann eine Meinung äußern oder einen Vorschlag machen, den Entwurf eines Gesetzes kann er ohne Abstimmung im Bundeskabinett nicht einbringen.

Gesetzliche Vorschriften regeln Rechtsbeziehungen. Sozialpolitische Gesetze bestimmen vor allem über Ansprüche, welche die Bürger oder die Versicherten gegenüber den Leistungsträgern geltend machen können. In Tatbestände, die Ansprüche auf Sozialleistungen auslösen, sind medizinisch relevante Sachverhalte einbezogen. Beispielsweise ist *„Krankheit"* der leistungsauslösende Versicherungsfall in der Krankenhilfe der Krankenversicherung; Leistungen der Unfallversicherung werden bei einem *„Arbeitsunfall"* gewährt, zu dem begrifflich auch die Berufskrankheit gehört; die für die Leistungen der Rentenversicherung maßgeblichen Tatbestände *„Minderung der Erwerbsfähigkeit"*, *„Berufsunfähigkeit"* oder *„Erwerbsunfähigkeit"* werden kausal bestimmt durch Krankheit, körperliche, geistige oder seelische Behinderung, durch Gebrechen oder Schwächen der körperlichen oder geistigen Kräfte.

Bei der Formulierung einer Gesetzesbestimmung kommt es darauf an, einen Tatbestand und sich daraus ergebende Rechtsfolgen zu beschreiben. Dabei wendet der Gesetzgeber in der Regel die Form der begrifflichen Abstraktion an und regelt nicht den Einzelfall. Über diesen entscheiden die gesetzesausführende Verwaltung oder, wenn der Betroffene mit der Verwaltungsentscheidung nicht einverstanden ist, die Gerichte der zuständigen Gerichtsbarkeit. Lassen Sie mich dies am Beispiel des Krankengeldanspruchs verdeutlichen:

Der Gesetzgeber hat nicht gesagt, wer Fieber von mehr als 40° hat, bekommt Krankengeld. § 182 Abs. 1 Nr. 2 der Reichsversicherungsordnung (RVO) sagt vielmehr, daß Krankengeld gezahlt wird, wenn die Krankheit den Versicherten arbeitsunfähig macht. Diese Bestimmung enthält die 4 Begriffe „Krankengeld", „Krankheit", „Versicherter" und „arbeitsunfähig". Der Inhalt der Aussagen „Krankengeld" und „Versicherter" ergibt sich aus dem Kontext mit anderen Vorschriften des Rechts der gesetzlichen Krankenversicherung, die bestimmen, in welcher Höhe und für welche Zeit Krankengeld zu zahlen ist und wer als Versicherter Anspruch auf Leistungen hat. Die beiden anderen Begriffe „Krankheit" und „arbeitsunfähig" sind aus sich auslegungsfähig und haben eine medizinische Komponente. Der Inhalt beider Begriffe ist durch Verwaltungsübung und Rechtsprechung immer differenzierter interpretiert worden. In jedem Einzelfall ist aber darüber zu entscheiden, ob dieser unter die Vorschrift zu subsumieren ist. Als Krankheit wird ein regelwidriger Körper- oder Geisteszustand angesehen, dessen Eintritt die Notwendigkeit einer Heilbehandlung zur Folge hat. Damit ist aber noch nicht entschieden, ob ein Schnupfen eine Krankheit ist. Erst die medizinische Beurteilung des Einzelfalls führt zu der Erkenntnis, daß der Schnupfen des Versicherten A eine Krankheit im Sinne des Gesetzes ist. Als arbeitsunfähig ist entsprechend der Begründung zum Entwurf der Reichsversicherungsordnung ein Versicherter anzusehen, der wegen der Krankheit unfähig ist, seine bisher ausgeübte Erwerbstätigkeit zu verrichten. Der Sachverhalt ist also daraufhin zu überprüfen, ob beispielsweise das gebrochene Bein den Versicherten B, der als Bote beschäftigt ist, arbeitsunfähig macht. Zur Beurteilung von medizinisch implizierten Tatbeständen ist die Hilfe des Arztes erforderlich, der den medizinisch relevanten Sachverhalt beurteilt und seine Erkenntnis der entscheidenden Verwaltungsbehörde oder dem Gericht zur Verfügung stellt. Hierbei wird es vorkommen, daß ein fachlicher Beurteilungsspielraum für den begutachtenden Arzt vorhanden ist. Diesen wird er aufzeigen und seine Beurteilung darlegen. Der Gesetzgeber macht häufig keine Aussage über die Beurteilungskriterien. Er kann allerdings, wenn ihm dies notwendig scheint, eine Tendenz für die Beurteilung, z. B. durch Begriffe wie „erheblich" oder „strikt", angeben.

Für die Formulierung von Gesetzesbestimmungen ergibt sich die Notwendigkeit, nach Abklärung des normativen Willens den Tatbestand so zu beschreiben, daß er die denkbaren Fälle in richtiger Weise erfaßt und den Anwendern des Gesetzes die Ratio legis, also den Sinn der Vorschrift, verständlich macht. Die Gemeinsame Geschäftsordnung der Bundesministerien – Besonderer Teil – (GGO II) schreibt in § 35 vor, daß Gesetze sprachlich einwandfrei und soweit möglich für jedermann verständlich gefaßt sein müssen. In § 37 der GGO II ist außerdem geregelt, daß Gesetzentwürfe, bevor sie dem Kabinett zur Beschlußfassung vorgelegt werden, von Ausnahmen abgesehen, der Gesellschaft für deutsche Sprache vorzulegen sind. Diese Regelung soll dem Verfasser von gesetzlichen Bestimmungen bewußt machen, daß er mit der Formulierung Handlungsanweisungen beschreibt, die sich an die Bürger und die Angehörigen der Verwaltung wenden und von ihnen verstanden werden sollen. Die Gesetzessprache muß also klar und für die, an die sich die Bestimmung wendet oder die von ihr betroffen sind, verständlich sein. Das bedeutet in der Regel, daß eine fach- oder berufsspezifische Sprache zu vermeiden ist. Der Arzt sollte daher nicht erwarten, daß er im Gesetz seine Fachsprache wiederfindet. Mir selbst ist auch keine fachspezifische Formulierung in den wichtigen Sozialgesetzen bekannt. Durch sachkundige Beratung wird sich der Gesetzesschreiber auch davor bewahren müssen, daß er die Möglichkeiten der Medizin oder des handelnden Arztes überschätzt. So ist der Anspruch des Versicherten nach § 181 Abs. 1 RVO auf Maßnahmen zur Früherkennung von Krankheiten *„zur Sicherung der Gesundheit"* nicht eine Fehlleistung der Medizin, sondern des Gesetzesmachers.

Leider besteht weder für den behandelnden, noch für den begutachtenden Arzt ein dem § 35 GGO II vergleichbares Gebot, daß er sich soweit wie möglich für jedermann verständlich ausdrücken soll. Es wäre aber in einem demokratischen und sozialen Staat sehr wünschenswert, wenn der Bürger als Patient oder Versicherter eines öffentlichen Sozialleistungssystems die Mitteilungen des Arztes, die ihm oder über ihn gemacht werden, verstehen könnte. Aus Bevölkerungsumfragen läßt sich entnehmen, daß sich die Bürger zunehmend kritisch zur professionellen Medizin einstellen. Das mag auf verschiedenen Gründen beruhen. Nicht unwichtig hierfür ist aber die tradierte Haltung der Ärzte, durch die medizinische Fachsprache Distanz zum kranken Menschen zu wahren. Dadurch wird das Vertrauen zum Arzt beim sich kritisch interessierenden Patienten gestört. Daher halte ich es für notwendig, daß der Arzt es vermeidet, durch seine Fachsprache den Patienten über für seinen Gesundheitszustand wichtige Erkenntnisse und Befunde im Ungewissen zu lassen.

Neben der Möglichkeit, durch Abstraktion der Formulierung und Entwicklung der Rechtsauslegung dem Einzelfall gerecht zu werden, lassen sich Probleme der Umsetzung von Regelungen, an der Ärzte mitwirken, dadurch lösen, daß die Beteiligten ermächtigt werden, die näheren Einzelheiten zu bestimmen. Dies geschieht in der gesetzlichen Krankenversicherung durch eine Ermächtigung an die *Bundesausschüsse der Ärzte und Krankenkassen*. Diese beschließen z. B. für die Früherkennung von Krankheiten das Nähere über die Art der Untersuchung (§ 181 Abs. 2 Satz 2 RVO) oder die zur Sicherung der kassenärztlichen Versorgung erforderlichen Richtlinien über die Gewähr für eine ausreichende, zweckmäßige und wirtschaftliche Versorgung der Kranken (§ 368 p Abs. 1 RVO). Die Kompetenzverlagerung der Detailregelung in die Bundesausschüsse der Ärzte und Krankenkassen gewährleistet, daß der medizinische Sachverstand und die Bedürfnisse der Verwaltungspraxis durch die Vertreter der Ärzte und Krankenkassen, die als Mitglieder der Ausschüsse die Richtlinien im einzelnen beraten, zum Tragen kommen. Die Richtlinien haben insoweit normative Wirkung als sie für Kassenärzte und Krankenkassen verbindlich sind. In den Bundesausschüssen muß auch ein Konsens über die unterschiedlichen Interessen der beteiligten Gruppen herbeigeführt werden. Dadurch könnte zwar die Gefahr eintreten, daß für die Versicherten ungünstige Beschlüsse gefaßt werden. Durch die Pflicht zur Vorlage der beschlossenen Richtlinien an den Bundesminister für Arbeit und Sozialordnung ist aber sichergestellt, daß Verstöße gegen geltendes Recht beanstandet werden.

Bei den Gesetzgebungsvorhaben der Bundesregierung wirken an der Vorbereitung der Gesetzesfassung alle fachlich beteiligten Referate und Abteilungen des Ministeriums mit. So werden bei den medizinisch relevanten Vorschriften die für die medizinischen Fachbereiche zuständigen Referate eingeschaltet. Weitere Abstimmungsprozesse finden mit den Vertretern der betroffenen Fachverbände, den Länderreferenten und den Bundesressorts statt. Die beteiligten Fachkreise oder

Fachverbände werden entweder zu mündlicher oder zu schriftlicher Stellungnahme aufgefordert. Sie können auch - so sieht es § 24 Abs. 1 Satz 1 der Gemeinsamen Geschäftsordnung der Bundesministerien vor - um Überlassung von fachbezogenen Unterlagen gebeten werden.

Die Anhörung der Fachkreise und Verbände kann für ein Gesetzgebungsvorhaben und seine Einzelregelungen sehr fruchtbar sein, wenn durch Rückinformation in den Verbänden oder durch Beteiligung fachkompetenter Mitglieder an dem Anhörverfahren eine fundierte Stellungnahme abgegeben wird. Verbandspräsidenten, die nur die Verbandspolitik artikulieren, können dagegen nicht mehr viel zur Fachdiskussion beitragen.

§ 40 Abs. 2 der GGO II schreibt vor, daß in der Begründung zu Gesetzentwürfen die Auswirkung auf die Einnahmen und Ausgaben der öffentlichen Haushalte, besonders die voraussichtlichen Kosten der Ausführung des Gesetzes unter Hervorhebung der zu erwartenden Mehrausgaben oder Minderausgaben darzustellen sind. Außerdem ist in der Begründung anzugeben, ob und gegebenenfalls in welcher Höhe sich die Maßnahmen voraussichtlich auf Einzelpreise und auf das Preisniveau, besonders auf das Verbraucherpreisniveau, auswirken wird. Die Kostenschätzungen werden vom federführenden Ministerium vorgenommen, mit den beteiligten Verbänden erörtert und schließlich mit den betroffenen Bundesressorts abgestimmt.

Jeder von einem Fachministerium vorbereitete Gesetzentwurf muß vor seiner Zuleitung an das Bundeskabinett vom Bundesminister der Justiz rechtsförmlich geprüft werden (vgl. § 38 GGO II). Der Bundesminister der Justiz achtet selbstverständlich auch darauf, daß der Gesetzentwurf keine grundgesetzwidrigen Bestimmungen enthält und die Rechtmäßigkeit des Gesetzgebungsverfahrens (z. B. Notwendigkeit der Zustimmung durch den Bundesrat) gesichert ist.

Wie nun wird eine von der Bundesregierung beschlossene Gesetzesvorlage weiter behandelt?

Eine derartige Vorlage ist zunächst dem Bundesrat zuzuleiten, der innerhalb einer bestimmten Frist - die Regelfrist beträgt 6 Wochen - zu dieser Vorlage Stellung nehmen kann. Der *Gesetzentwurf* wird in den fachlich zuständigen Ausschüssen des Bundesrates beraten. Diese bereiten eine Stellungnahme für das Plenum vor. Im Plenum des Bundesrates wird über die Stellungnahme abgestimmt.

Die Bundesregierung leitet dann den Gesetzentwurf mit der Stellungnahme des Bundesrates und der eigenen Gegenäußerung dem Bundestag zur Beschlußfassung zu.

Hat der Bundesrat eine Gesetzesvorlage beschlossen, ist diese dem Bundestag durch die Bundesregierung innerhalb von 3 Monaten zuzuleiten. Die Bundesregierung hat hierbei auch ihre Auffassung zu der Gesetzesvorlage mitzuteilen.

Die beim Bundestag eingegangenen Gesetzesinitiativen der Bundesregierung oder des Bundesrates sowie die aus der Mitte des Bundestages eingebrachten Gesetzesvorlagen werden zunächst vom Plenum des Bundestages in 1. Lesung beraten und entsprechend dem Vorschlag des Ältestenrates des Bundestages an die fachlich zuständigen Ausschüsse zur Weiterberatung überwiesen. Bei wichtigen Gesetzen veranstaltet der federführende Ausschuß des Bundestages eine Anhörung von Sachverständigen und Vertretern der betroffenen Verbände. Danach finden in der Regel 2 Beratungsdurchgänge in den federführenden Ausschüssen statt, die in den

Arbeitskreisen der Fraktionen vorbereitet werden. Je nach der Problematik der Materie vergewissern sich die Abgeordneten oder die Arbeitskreise der Fraktionen durch weitere Gespräche mit Sachkundigen über die Einschätzung der Vorlage oder erörtern mit ihnen strittige Punkte. In den Arbeitskreisen werden unter Mitwirkung der Fraktionsassistenten Änderungsanträge für die Ausschußberatungen formuliert.

In den Ausschußberatungen des Bundestages wird über die Sachfragen der Gesetzesvorlage und deren Formulierung in der Regel letztlich entschieden. Die Annahme von Änderungsanträgen in der 2. Lesung des Plenums kommt zwar vor, bildet aber bei grundsätzlichen Regelungen die Ausnahme. Meinungsunterschiede innerhalb der Fraktionen werden in den Fraktionssitzungen, Auffassungsdifferenzen zwischen den Koalitionsfraktionen werden in Koalitionsgesprächen erörtert und ausgeglichen. In den Ausschußberatungen wird durch Abstimmung die Mehrheitsentscheidung zwischen den Abgeordneten der Koalitions- und der Oppositionsfraktionen festgestellt. Bei diesen Entscheidungsprozessen in den Fraktionen, Koalitionen oder Ausschüssen können sich Unschärfen oder Unklarheiten, eventuell sogar Widersprüche in den Gesetzesbestimmungen ergeben, die zu Auslegungs- oder Anwendungsproblemen führen können. Solche Probleme ergeben sich dann, wenn der politische Kompromiß in einer unklaren Formulierung zustandekommt oder wenn die Auffassungsunterschiede zwar überbrückt, aber nicht fachlich überprüft werden, oder wenn die Unklarheit oder der Widerspruch wegen des Zeitdrucks bei den Verhandlungen oder Beratungen nicht rechtzeitig erkannt werden.

Über den Gesetzentwurf und die Abänderungsanträge fertigt der federführende Ausschuß einen Bericht für das Plenum des Bundestages, in dem der Gesetzesvorschlag und die vom Ausschuß beschlossenen Änderungen dargestellt werden. *Der Ausschußbericht gehört neben der Begründung zum Gesetzentwurf zu den ergiebigsten Gesetzesmaterialien, die zur Auslegung von Vorschriften Hilfe leisten können.* Beide Dokumente sollen den Sinn und Zweck des Gesetzesvorhabens und der einzelnen Vorschriften oder der im Ausschuß beschlossenen Änderungen erkennbar machen. Nicht immer allerdings sind Begründung und Bericht hinreichend aussagefähig.

Nach Abschluß der Ausschußberatungen wird der Gesetzentwurf im Plenum des Bundestages in 2. Lesung beraten. Bei dieser Lesung wird nochmals jede selbständige Bestimmung beraten und zur Abstimmung gestellt. Dazu können Änderungsanträge gestellt werden. In der 3. Beratung des Gesetzentwurfes durch das Plenum können nur noch Änderungsanträge zu den Bestimmungen des Gesetzentwurfs gestellt werden, zu denen in 2. Beratung Änderungen beschlossen wurden. Die Einzelberatung ist auf diese Bestimmungen beschränkt. Schließlich wird nach Schluß der 3. Beratung über den Gesetzentwurf als Ganzes abgestimmt.

Nach Annahme des Gesetzes vom Bundestag ist es durch den Präsidenten des Bundestages unverzüglich dem Bundesrat zuzuleiten (Artikel 77 Abs. 1 Grundgesetz). Für die nun folgende Behandlung des Gesetzes im Bundesrat ist zu unterscheiden, ob das Gesetz der Zustimmung des Bundesrates bedarf oder nicht. Ob ein Gesetz zustimmungspflichtig ist, ergibt sich aus den Vorschriften des Grundgesetzes. Zustimmungsbedürftig sind beispielsweise Finanzgesetze, die Bund und Länder betreffen, oder Gesetze, die das Verwaltungsverfahren der Länder und die Einrichtung von Behörden regeln, wenn sie von den Ländern als eigene Angelegenheit ausgeführt werden. Derartige Gesetze kommen nur zustande, wenn der Bundesrat ausdrücklich zustimmt. Bei Meinungsverschiedenheiten zwischen Bundestag und Bundesrat kann dieser oder der Bundestag oder die Bundesregierung den sog. *Vermittlungsausschuß* anrufen. Dieser besteht aus Mitgliedern des Bundestages und des Bundesrates und kann einen Vermittlungsvorschlag machen, dem sowohl Bundestag als auch Bundesrat zustimmen müssen. Bei Gesetzen, die der Zustimmung des Bundesrates nicht bedürfen, kann der Bundesrat den Vermittlungsausschuß anrufen und, wenn im Vermittlungsausschuß keine Einigung erzielt wird, Einspruch gegen das Gesetz einlegen. Der Einspruch kann aber mit qualifizierter Mehrheit vom Bundestag überstimmt werden. Ein vom Bundestag beschlossenes Gesetz kommt nach Artikel 78 des Grundgesetzes zustande, wenn der Bundesrat zustimmt oder, soweit es der Zustimmung nicht bedarf, das Gesetz passieren läßt oder der Einspruch des Bundesrates vom Bundestag überstimmt wird.

Die nach den Vorschriften des Grundgesetzes zustande gekommenen Gesetze werden vom Bundespräsidenten nach Gegenzeichnung durch die beteiligten Minister und den Bundeskanzler oder, bei seiner Verhinderung durch seinen Stellvertreter, ausgefertigt und im *Bundesgesetzblatt* verkündet (Artikel 82 Abs. 1 Grundgesetz). Das Gesetz tritt dann an dem im Gesetz bestimmten Tag in Kraft. Fehlt eine solche Bestimmung über das Inkrafttreten, so tritt das Gesetz am 14. Tag nach Ablauf des Tages in Kraft, an dem das Bundesgesetzblatt ausgegeben worden ist (Artikel 82 Abs. 2 Grundgesetz).

Aus dieser Darstellung ist ersichtlich, daß ein Bundesgesetz, bevor es verkündet wird, vielfältig beraten und kritisch gewürdigt wird. In die endgültige Fassung fließen sowohl fachliche Stellungnahmen als auch politische oder interessengebundene Einflüsse ein. Diese Entwicklung beginnt mit den internen Beratungen und Anhörungen in den Ministerien, sie läuft durch die Ausschüsse des Bundesrates und des Bundestages, wo der Entwurf mehrfach behandelt wird, und kann noch beim zweiten Durchgang des Bundesrates zu Veränderungen der Vorschriften führen. Damit ist sichergestellt, daß sowohl die Fach- als auch die Interessenkompetenz hinreichend berücksichtigt werden. Allerdings bedarf jede Gesetzesbestimmung des Konsenses einer Mehrheit in dem jeweils abstimmenden parlamentarischen Gremium. Das kann auch dazu führen, daß der politische Konsens die Fachkompetenz überlagert. Es ist dann *Aufgabe der Verwaltung und gegebenenfalls der Rechtsprechung, einen sich bei Auslegung oder Anwendung der Vorschrift ergebenden Konflikt aus der Ratio legis und den Sachgegebenheiten aufzulösen.* Gelingt dies nicht, ist der Gesetzgeber aufgerufen, durch eine Gesetzesänderung die Vorschrift zu korrigieren, d.h. das Gesetz zu novellieren.

Nach dieser Schilderung über das Zustandekommen von Gesetzesrecht wird man fragen, wie denn der Souverän des demokratischen Staates, der Bürger, auf die Gesetzgebung Einfluß nimmt. Artikel 20 Absatz 2 des Grundgesetzes gibt die formale Antwort: Alle Staatsgewalt geht vom Volke aus. Sie wird vom Volke in Wahlen und Abstimmungen und durch besondere Organe der Gesetzgebung, der vollziehenden Gewalt und der Rechtsprechung ausgeübt. Nicht zu unterschätzen ist aber die praktische Möglichkeit des Bürgers zur direkten Beeinflussung der Gesetzgebung durch Eingaben und Petitionen an die Ministerien, den Petitionsausschuß des Bundestages und an die Fraktionen oder einzelne Abgeordnete. Viele Gesetzesinitiativen oder Gesetzesänderungen sind angestoßen oder veranlaßt worden durch derartige Eingaben einzelner Bürger, die auf Unzulänglichkeiten oder die Notwendigkeit einer gesetzlichen Regelung hingewiesen haben. Das Petitionsrecht ist in Artikel 17 des Grundgesetzes für jedermann verbrieft. Der Petitionsausschuß kann der Bundesregierung eine Petition zur Berücksichtigung – weil Abhilfe notwendig erscheint –, zur Erwägung – weil Anlaß besteht, nach Möglichkeiten der Abhilfe zu suchen, – oder als Material überweisen, damit das Anliegen in die Vorberatung von Gesetzentwürfen einbezogen wird. Der Ausschuß kann die Petition auch den Fraktionen zur Kenntnis geben, weil sie für eine parlamentarische Gesetzesinitiative geeignet erscheint. Es kommt allerdings auch vor, daß eine breite Meinungsäußerung in Eingaben vieler Bürger eine erwogene oder geplante Gesetzesregelung verhindert. Die Petitionen der Bürger und ihre Wirkungen sind Zeichen einer lebendigen Demokratie.

Lassen Sie mich abschließend noch auf ein Phänomen aufmerksam machen, das besonders im medizinisch-sozialen Bereich neben der normativen Gestaltung durch Gesetze, Verordnungen, Verwaltungsvorschriften und autonomes Recht Einfluß auf das Handeln der Beteiligten nimmt: Meinungstrends beeinflussen deutlich das Geschehen in der medizinischen Versorgung und in der Krankenversicherung. Beispielsweise hat die Reform- und Machbarkeitseuphorie Ende der 60er und Anfang der 70er Jahre auf die Großzügigkeit der Leistungsgewährung und der medizinischen Versorgung sowie auf die Ausweitung der Leistungsinanspruchnahme und die überbordende Ausgabenentwicklung entscheidenden Einfluß gehabt. Andererseits sind für das Abflachen der Kosten- und Ausgabenentwicklung seit Mitte der 70er Jahre nicht allein die Kostendämpfungsgesetze ursächlich; vielmehr haben Ankündigungseffekte, „Hirtenbriefe“ der Verbände und eine Bewußtseinsänderung bei Versicherten und Leistungserbringern entscheidenden Anteil an der Leistungs- und Ausgabenentwicklung in der Krankenversicherung gehabt. Das aufgezeigte Phänomen ist vielschichtig und z. B. auch zu beobachten bei Gesprächen der Rentner auf der Parkbank über Erfahrungen mit Ärzten, Apothekern, Medikamenten oder Krankenhäusern wie auch an dem Verhaltenanpassen von Ärzten nach Gesprächen im Kollegenkreis oder auch an dem Verschreibungstrend nach dem „Durchlauf“ eines Pharmaberaters.

Bei der nach meiner Ansicht hohen Bedeutung dieses Phänomens für unser Gesundheitswesen und seine Finanzierung sollte es vorurteilslos untersucht, seine Einflüsse und Wirkungen sollten eingehender erforscht werden.

Zu den Inhalten von Rechtsnormen für die Gewährung medizinischer Leistungen in der Sozialversicherung

B. Schulin

1. Die Sozialversicherung und damit auch die gesetzliche Krankenversicherung als Teil dieses Sozialleistungssystems ist ein Instrument der öffentlichen Daseinsvorsorge mit dem Ziel, gegen elementare Lebensrisiken wie Krankheit und/oder Arbeitsunfähigkeit vorzusorgen. Aus unserer heutigen Gesellschaftsordnung ist sie nicht mehr fortzudenken. Ihrem hohen Stellenwert im modernen Staatswesen entspricht ihre verfassungsrechtliche Absicherung im Grundgesetz. Danach ist das System der Sozialversicherung Ausfluß des dort verankerten *Sozialstaatsprinzips,* das zu den tragenden Verfassungsgrundsätzen zählt und nicht einmal vom verfassungsgebenden Organ selber außer Kraft gesetzt werden darf (Art. 20 Abs. 1, 28 Abs. 1 Satz 1, 79 Abs. 3 GG).

Soziale Sicherheit durch Sozialversicherung kann aber nur dann wirkliche Sicherung sein, wenn sie sich auch durch *Rechtssicherheit* auszeichnet. Eine Sozialstaatlichkeit ohne Rechtsstaatlichkeit wäre wegen der mangelnden Rechtssicherheit geradezu unsozial, würde mit dem Ziel der Sozialstaatlichkeit nicht in Einklang zu bringen sein, wäre ein Widerspruch in sich. Wenn sich der sozialversicherte Bürger nicht darauf verlassen kann, daß ihm z. B. seine Krankenkasse im Krankheitsfall den in Aussicht gestellten erforderlichen Schutz gewährt, so wäre er nicht gesichert, sondern in hohem Maße ungesichert. Wir leben nicht nur in einem Sozialstaat, sondern auch in einem Rechtsstaat, oder anders ausgedrückt: Wir leben in einem sozialen Rechtsstaat bzw. in einem rechtsstaatlichen Sozialstaat.

Daraus ergeben sich wichtige Konsequenzen auch für die Ausgestaltung der gesetzlichen Krankenversicherung und damit zugleich für die öffentliche Gesundheitsversorgung insgesamt, da ja heute fast 95% der Gesamtbevölkerung vom Schutz der gesetzlichen Krankenversicherung erfaßt wird. Der Schutz gegen die Risiken der Krankheit und der Arbeitsunfähigkeit kann nicht (mehr) nach Art einer Armenfürsorge in einem rechtsfreien Raum institutionalisiert sein, vielmehr ist ohne ein mehr oder weniger ausdifferenziertes Normengefüge nicht mehr auszukommen. Dieses Schicksal der zunehmenden Verrechtlichung teilt die Sozialversicherung im übrigen mit allen anderen Lebensbereichen auch [7], wobei nicht gesagt sein soll, daß eine gewisse Reduzierung der Normenfülle nicht möglich und wünschenswert sein könnte; darauf kann hier jedoch nicht näher eingegangen werden [5]. Es wäre freilich eine Illusion zu glauben, man könnte die mit dem Rechtsstaatsgebot unserer Verfassung verfolgten Ziele, insbesondere der Gleichheit und der Rechtssicherheit, mit ein paar wenigen Paragraphen verwirklichen, die jeder Bürger wie das kleine Einmaleins beherrscht.

Denn die Voraussetzungen für ein Normenwerk, das den grundsätzlichen Erfordernissen des Rechtsstaatsprinzips genügt, sind vielfältig: es hat die Rechte und Pflichten der beteiligten Rechtsträger hinreichend klar zu umschreiben, also die Rechte und Pflichten der versicherten Bürger, der Krankenkassen, der Leistungserbringer, wie etwa der Ärzte, der beteiligten Verbände usw. Das Regelungssystem muß hinreichend verläßlich für die Zukunft sein, da es um die Absicherung von langfristigen und existenziellen Lebensrisiken der (meistenteils zwangs-)versicherten Bürger geht. Weiter ist es erforderlich, daß das Normenwerk eine hinreichende Kontrolle durch die Gerichte erlaubt, deren Anrufung zum Zwecke des Rechtsschutzes der Bürger durch das Grundgesetz garantiert ist.

Naturgemäß müssen derartige Zielsetzungen mit Sachzwängen der Alltagspraxis kollidieren. So ist Sozialversicherung heute Massenverwaltung in ausgeprägtester Form. *Also muß auch das Sozialversicherungsrecht massenverwaltungsgerecht sein.* Dies erfordert eine Fassung der gesetzlichen Bestimmungen derart, daß ihre Anwendung keinen unverhältnismäßigen Verwaltungsaufwand, insbes. hinsichtlich der Sachverhaltsaufklärung, erforderlich macht.

2. Vor dem Hintergrund dieses soeben aufgezeigten, von der Verfassung vorgegebenen Rahmens möchte ich mich nun jenen Rechtsnormen zuwenden, die sich mit der Gewährung von medizinischen Leistungen in der Sozialversicherung befassen. Dabei beschränke ich mich auf das Recht der gesetzlichen Krankenversicherung, da die einschlägigen Parallelregelungen des Unfall- und Rentenversicherungsrechts keine spezifischen Besonderheiten aufweisen.

Das Regelungssystem der Krankenversicherung ist zweispurig strukturiert und dem kommt für sein Verständnis große Bedeutung zu [4]: Die Reichsversicherungsordnung (RVO) – also das immer noch maßgebliche Regelungswerk für die gesetzliche Krankenversicherung – enthält Bestimmungen, die sagen, auf welche Leistungen der Versicherte im Falle der Krankheit Anspruch gegen seine Krankenkasse hat (§§ 179ff. RVO). Dabei sagt das Gesetz – und dies ist ebenfalls von großer praktischer Bedeutung – nichts dazu, was unter anspruchsauslösender Krankheit, also unter dem krankenversicherungsrechtlichen Versicherungsfall, zu verstehen ist.

Da es zu den unangefochtenen Grundprinzipien des gesetzlichen Krankenversicherungsrechts zählt, daß der Versicherte gegen seine Krankenkasse Anspruch auf Gewährung unmittelbar der medizinischen Leistungen selbst und nicht nur – wie in der Privatversicherung – auf Kostenerstattung hat (Sachleistungsprinzip), muß das Gesetz einen 2. Regelungskomplex enthalten, der sich mit der *Leistungserbringung* befaßt. Soweit es um die hier interessierenden ärztlichen Maßnahmen geht, handelt es sich insbesondere um das sog. Kassenarztrecht.

Während der erste Rechtskomplex das Verhältnis zwischen Krankenversichertem und Krankenkasse regelt, geht es beim Kassenarztrecht, um das Rechtsverhältnis zwischen Arzt und Krankenversicherung. Im einzelnen handelt es sich dabei um vielfältige und komplexe Rechtsbeziehungen zwischen den vielen am Kassenarztwesen beteiligten Rechtsträgern, worauf hier nicht eingegangen zu werden braucht [6].

3. Beide Regelungskomplexe stehen nicht unverbunden nebeneinander, vielmehr ist zwischen ihnen ein funktionales Abhängigkeitsverhältnis gegeben: Das Kassenarztrecht hat die Aufgabe, die Erfüllung der Leistungsansprüche der Krankenversi-

cherten zu ermöglichen; d.h., die Ansprüche der Versicherten richten sich nicht nach Reichweite und Grenzen des Kassenarztrechts, sondern umgekehrt ist die Ausgestaltung der kassenarztrechtlichen Regelungen abhängig von Reichweite und Grenzen der Leistungsansprüche der Versicherten. Dies läßt sich am Beispiel der sog. Außenseitermethoden verdeutlichen [4]: unterstellt, die Reittherapie ist geeignet, die Krankheit eines Versicherten zu heilen, zu bessern oder zumindest, die Beschwerden zu lindern, so hätte der Versicherte einen Anspruch auf eine derartige Reittherapie, die ärztlich zu verordnen und zu überwachen wäre. Oder: unterstellt, einem Versicherten könnte eine Elektroneuraltherapie helfen, so bestünde ein entsprechender Leistungsanspruch gegen seine Krankenkasse auch auf diese Leistung, die (noch) nicht wissenschaftlich allgemein anerkannt ist. – Ob *kassenarztrechtlich* derartige Maßnahmen vorgesehen sind oder nicht, ist für den Anspruch des Versicherten gegen seine Krankenkasse ohne Belang.

Dieses nach wie vor gültige und wahrscheinlich kaum im grundsätzlichen änderbare System kollidiert, worauf hier nur am Rande hingewiesen sei, mit einer seit längerem zu beobachtenden sozialpolitischen Entwicklung, die auch bereits gewissen Niederschlag im Paragraphenwerk der RVO gefunden hat, nämlich mit der sog. *einnahmeorientierten Ausgabenpolitik* der gesetzlichen Krankenversicherung. Denn das soeben skizzierte, dem geltenden Recht im Prinzip nach wie vor zugrunde liegende Regelungssystem geht von *individualrechtlichen* Leistungsansprüchen der einzelnen Versicherten aus, unabhängig davon, wie es um die Finanzkraft der Krankenkassen bestellt ist. Erst seit einiger Zeit überlegt man, wie man zu einem stärker einnahmeorientierten Leistungssystem kommen kann. Darauf ist noch zurückzukommen.

4. Nach dieser Darstellung der grundlegenden Grobstruktur des krankenversicherungsrechtlichen Normensystems (*Leistungs*recht einerseits, Leistungs*erbringungs*recht andererseits) sind im folgenden einige Aspekte zur *Detailstruktur* der Inhalte dieser Regelungen zu erörtern.

Was das Leistungssystem angeht, also jene Bestimmungen, welche die Leistungsansprüche der Versicherten gegen die Krankenkasse betreffen, so handelt es sich nur um allgemein gehaltene Regelungen. § 182 Abs.1 RVO sagt, daß als Krankenhilfe Krankenpflege vom Beginn der Krankheit an gewährt wird. Was zur Krankenpflege gehört, wird nicht abschließend, sondern nur beispielhaft anhand eines Katalogs von Leistungsgruppen aufgeführt. Krankenpflege umfaßt danach „insbesondere": ärztliche und zahnärztliche Behandlung, Versorgung mit Arznei-, Verbands- und Heilmitteln sowie mit Brillen, Körperersatzstücken, Hilfsmitteln und anderem mehr.

Was im *einzelnen* an ärztlicher, also medizinischer Behandlung, an Medikamenten usw. zu leisten ist, sagt das Gesetz nicht und kann es auch nicht sagen, da dies von den individuellen Umständen jedes einzelnen Krankheitsfalles abhängt. Nur eine generelle Leitlinie für Reichweite und Grenzen der medizinischen Leistungen ist vorgesehen: nach § 182 Abs.2 RVO muß die Krankenpflege einerseits ausreichend und zweckmäßig sein – hierauf hat der Versicherte ein einklagbares Recht –, während sie andererseits das Maß des Notwendigen nicht überschreiten darf.

Es ist leicht erkennbar, daß diese leistungsrechtlichen Regelungen sich durch eine *fast schrankenlose Offenheit* auszeichnen. Weder sagt das Gesetz, was unter

Krankheit zu verstehen ist, noch sieht es einen abschließenden Katalog einzelner Leistungen vor, noch enthält es eine Aussage darüber, was bei medizinischen Leistungen als ausreichend, notwendig und zweckmäßig anzusehen ist. Die *Konkretisierung* dieser Normelemente ist mithin vollständig der *Rechtsanwendungspraxis* überlassen. Damit ist eine hohe Flexibilität verbunden, die Chancen und Risiken gleichermaßen mit sich bringt, wie die vergangenen Jahrzehnte hinreichend deutlich gemacht haben: große Fortschritte in der Krankenbehandlung einerseits, Kostenexplosion andererseits.

Im Zusammenhang mit der Frage nach möglichen *Änderungen* des Regelungssystems ist es wichtig, daran zu erinnern, daß der einzige Versuch, von Gesetzes wegen zu einer näheren Konkretisierung des Leistungsrechts zu gelangen, offensichtlich gescheitert ist. Ich meine jenen § 182 f RVO, der mit Wirkung vom 1.1. 1982 eingeführt wurde und mit dem Einsparungen im Arzneimittelbereich bei sog. Bagatellkrankheiten angestrebt wurden. In Abs. 2 dieser Vorschrift sind detailliert die vom Gesetzgeber vorgesehenen Fälle des Leistungsausschlusses beschrieben: erfaßt werden sollen Arzneimittel zur Anwendung bei Erkältungskrankheiten und grippalen Infekten einschl. bei diesen Krankheiten anzuwendender Schnupfenmittel, hustendämpfender und hustenlösender Mittel sowie Schmerzmittel usw.

Diese Regelung ist gescheitert [1, 2], weil sie offensichtlich nicht auf hinreichenden Konsens bei den betroffenen Versicherten und Ärzten gestoßen ist. So hört man, daß anstelle dieser sog. Bagatellmittel nun schärfere Munition – z. B. Antibiotika – verschrieben wird oder daß sich erwachsene Versicherte die für sich selbst gewünschten Medikamente für ihre Kinder verordnen lassen.

Ich will und kann hier nicht den Gründen für das Scheitern dieser Gesetzesregelung nachgehen. Ich möchte aber als These zur Diskussion stellen, daß Fehlentwicklungen im Bereich der medizinischen Leistungsgewährung mittels gesetzlicher Normkonkretisierung in sinvoller Weise kaum zu verhindern sein dürften.

5. Im folgenden ein Blick auf den Regelungskomplex der *Leistungserbringung*, insbesondere des Kassenarztrechts. Hier fällt auf, daß zwar auch insoweit die RVO nur ebenso allgemein gehaltene Bestimmungen enthält wie der angesprochene Bereich des Leistungsrechts. So ist an 2 Stellen die Rede davon, daß die ärztliche Versorgung dem jeweiligen Stand der medizinischen Wissenschaft und Technik zu entsprechen habe und daß die Regeln der ärztlichen Kunst einzuhalten seien (§§ 368 Abs. 3 Satz 1, 368 e Satz 1 RVO). Insoweit handelt es sich nur um etwas andere Formulierungen dessen, was bereits im Leistungsrecht Gegenstand der erwähnten Normen ist.

Detaillierte Bestimmungen enthalten demgegenüber die Gesamtverträge und nicht zuletzt der Bewertungsmaßstab für ärztliche Leistungen. Was etwa das schon oben angesprochene Problem der Außenseitermethoden angeht, so sieht das Kassenarztrecht vor (§ 368 p/Abs. 1 RVO), daß über die Einführung neuer Untersuchungs- und Heilmethoden Regelungen in Form von sog. *Richtlinien* zu treffen sind. Dies hat zur Einrichtung des *„Ausschuß für Untersuchungs- und Heilmethoden"* bei der Kassenärztlichen Bundesvereinigung geführt.

Stellungnahmen dieses Ausschusses sind für die Kassenärzte nach Kassenarztrecht – genauer: nach einer Bestimmung des Bundesmantelvertrags (Ärzte) – zwar rechtsverbindlich, § 23 Abs. 2 Satz 2 BMV-Ä. Doch kommt hier die schon erwähnte scharfe Trennung zwischen den beiden Regelungskomplexen des Leistungs- und des Leistungserbringungsrechts zum Tragen. Das Kassenarztrecht gilt eben nur im Verhältnis des einzelnen Kassenarztes zu seiner Kassenärztlichen Vereinigung bzw. zur Krankenversicherung, nicht dagegen im Verhältnis zwischen Kassenpatient und Krankenkasse, der gegenüber der Versicherte unabhängig davon Anspruch auf ausreichende ärztliche Leistungen hat, ggf. auch auf solche, die weder im Bewertungsmaßstab enthalten noch wissenschaftlich allgemein anerkannt sind.

Als *Zwischenergebnis* ist festzuhalten: Dort, wo es um die Rechte der Versicherten gegen die Krankenkassen geht, findet sich ein nur sehr pauschal umschriebener Leistungsrahmen. Dort, wo es detailliertere Regelungen hinsichtlich der medizinischen Versorgung in der gesetzlichen Krankenversicherung gibt, handelt es sich um kassenarztrechtliche Bestimmungen, die im Konfliktfall für die versicherten Kassenpatienten in ihrem Verhältnis zur Krankenkasse keine rechtliche Bedeutung haben.

6. Das hier zu behandelnde Thema innerhalb des Rahmenthemas „*Sozialmedizin – Sozialrecht – Gesundheitsökonomie*" zielt naturgemäß auch auf die Frage, ob durch eine Einflußnahme auf die Inhalte der Rechtsnormen für die Gewährung medizinischer Leistungen in der Krankenversicherung das aktuelle sozialpolitische Ziel einer Leistungssteuerung, verbunden mit einer Kostendämpfung, erreicht werden kann. Hierzu zum Abschluß einige Bemerkungen.

Vorweg meine Antwort: Ich glaube, daß auf diesem Wege nur *mittelbare* Schritte in Richtung auf das Leistungssteuerungs- und Kostendämpfungsziel möglich sind.

So wie die Ursachen der Kostenexplosion in Bereichen liegen, die der rechtlichen, jedenfalls der sozialrechtlichen Steuerbarkeit fast völlig entzogen sind – nämlich im Bereich der medizinischen Wissenschaft und Technik einerseits sowie im Bereich der verfassungsrechtlich verbürgten freiheitlichen Struktur von Wirtschaft und Gesellschaft andererseits –, so werden auch über die Frage einer Begrenzung oder Lenkung des medizinischen Leistungssektors zunächst die sozialpolitischen Zielvorstellungen der Gesellschaft entscheiden müssen. Erst wenn sich hier ein Grundkonsens herausschält, läßt sich ein entsprechender Weg auch rechtlich instrumentalisieren. Dann wäre es vielleicht möglich, z. B. den Versicherungsfall der Krankheit oder den Begriff der medizinischen Notwendigkeit (von Leistungen der Krankenpflege) enger und gezielter zu verstehen und anzuwenden.

Die heutige Situation der medizinischen Versorgung unterscheidet sich von der früherer Zeiten u. a. in einem wesentlichen Punkt: War noch bis vor wenigen Jahren das Ziel einer optimalen medizinischen Versorgung nicht prinzipiell unerreichbar, so ist heute diese optimale Versorgung gerade durch den medizinischen Fortschritt absolut unmöglich geworden [3]. Optimale Versorgung meint in diesem Zusammenhang: die Gewährung aller medizinisch-technisch möglichen Leistungen in sämtlichen Krankheitsfällen.

Was in Zukunft ausschließlich möglich bleibt, ist eine lediglich „*relativ* optimale" Versorgung; relativ meint dabei: bezogen auf den von Staat und Gesellschaft gezogenen Finanzrahmen. Innerhalb dieses Finanzrahmens muß es dann zu einer optimalen Ausnutzung der medizinischen Möglichkeiten kommen. War es bis vor einiger Zeit noch denkbar, daß der einzelne Versicherte Anspruch auf grundsätzlich *alles* Machbare an medizinischer Behandlung hatte, wird man heute nur noch einen Anspruch auf das *relativ* Machbare anerkennen können.

Ich glaube nicht, daß wegen dieser veränderten Situation – so grundsätzlich und tiefgreifend sie auch ist – die Normen des Leistungsrechts der Reichsversicherungsordnung umgeschrieben werden müßten, also jene Bestimmungen, die besagen, daß der einzelne Versicherte einen klagbaren Anspruch auf die erforderliche, nämlich ausreichende und zweckmäßige Krankenpflege hat. Es handelt sich insoweit um einen Sachzwang, der zu berücksichtigen ist, unabhängig davon, ob und wie deutlich er im Gesetz Ausdruck gefunden hat oder nicht.

Die große Herausforderung für die Zukunft besteht für das Krankenversicherungsrecht darin, diesem Kriterium des relativ Optimalen der medizinischen Leistungen im Recht der Leistungs*erbringung,* also insbesondere im Kassenarztrecht, in Form entsprechender Regelungen Normgeltung zu verschaffen – ein Problem, für das bislang keine Patentlösung in Sicht ist.

Literatur

1. Epping H (1984) Vertrauen auf Selbstheilungskräfte der Vertragsvernunft. Negativliste ist ein „Rohrkrepierer". Niedersächsisches Ärztebl 20: 843 f
2. Hartmann-Besche W, Reichelt H (1984) „Bagatellarzneimittel". Eine Analyse der Entwicklung solcher Arzneimittelgruppen, die unter § 182 f RVO fallen. Ortskrankenkasse 18: 675 ff
4. Krämer W (1983) Die Bedarfsexplosion im Gesundheitswesen und die gesetzliche Krankenversicherung. Ortskrankenkasse 18: 797 ff
4. Schulin B (1984) Die Leistungspflicht der gesetzlichen Krankenkassen bei Anwendung von Außenseiter-Methoden. Sozialgerichtsbarkeit 2: 45 ff
5. Schulin B (1984) Möglichkeiten der Fortentwicklung des Rechts der sozialen Sicherheit zwischen Anpassungszwang und Bestandsschutz. NJW 35: 1936 ff
6. Schulin B, Düe W (1984) Einführung in das Kassenarztrecht. Jur Schulung 12: 920 ff
7. Vogel HJ (1979) Zur Diskussion um die Normenflut. Juristenzeitung 10: 321 ff

Sozialmedizin, Sozialrecht und Gesundheitsökonomie in ihrer Bedeutung für die Sozialleistungsträger

W. Schmeinck

Im Jahr 1983 hat das System der sozialen Sicherung rd. 390 Mrd. DM bewegt. Die beiden wichtigsten Ausgabenblöcke sind die Altersversorgung mit rd. 160 Mrd. DM und Leistungen der gesetzlichen Krankenversicherung mit 100 Mrd. DM. Dies sind erhebliche Beträge, die auch dann noch stattlich bleiben, wenn man sie in Beziehung setzt zu volkswirtschaftlichen Gesamtgrößen, etwa dem Bruttosozialprodukt: 1983 wurde rd. jede 4. Mark unseres Wirtschaftskreislaufs für Leistungen der sozialen Sicherung ausgegeben.

Neben sozial- und ordnungspolitischen Gründen macht es auch diese finanzielle Größenordnung erforderlich, das System der sozialen Sicherung nach festen Regeln und Prinzipien zu führen. Ich möchte – ohne Anspruch auf Vollständigkeit – auf einige dieser Regeln eingehen, weil sich mit ihnen – wenn auch sehr allgemein – der Einfluß von Sozialmedizin, Sozialrecht und Gesundheitsökonomie auf die Arbeit von Sozialleistungsträgern andeuten läßt.

Von den formalen Prinzipien nenne ich 3:

- gerechte Lastenverteilung bei der Aufbringung der Mittel,
- Leistungsgerechtigkeit,
- Wirtschaftlichkeit und Sparsamkeit.

Die Aufbringung der Mittel und das Leistungsgeschehen der einzelnen Sparten der sozialen Sicherung werden durch differenzierte beitrags-, mitgliedschafts- und leistungsrechtliche Bestimmungen geregelt. Auf Einzelheiten brauche ich hier nicht einzugehen. Der Aspekt der Gerechtigkeit manifestiert sich insbesondere dort, wo das Gewähren von Sachleistungen überwiegt, also z.B. bei der gesetzlichen Krankenversicherung, im Solidaritätsprinzip. Dies ist bekanntlich der Grundsatz, die Beiträge des Einzelnen nach seiner wirtschaftlichen Belastungsfähigkeit festzusetzen, jedem Versicherten jedoch unabhängig von seiner Beitragslast einen gleichmäßigen Leistungsanspruch zuzubilligen. Daneben gibt es insbesondere für die gesetzliche Krankenversicherung eine Fülle von vertragsrechtlichen Bestimmungen, die das Verhältnis zu den Erbringern der Sachleistungen regeln.

Die Träger der Krankenversicherung unterhalten im wesentlichen 2 Gruppen von Rechtsbeziehungen: Zum einen wird durch das Mitgliedschaftsverhältnis der Anspruch des Versicherten gegenüber seiner Krankenkasse auf Leistungen begründet, zum anderen sind die Erbringer von Gesundheitsleistungen dem Versicherten gegenüber verpflichtet, die Leistungen zu erbringen, die die Krankenkasse ihm (dem Versicherten) schuldet.

Die Einhaltung des Wirtschaftlichkeitsgebotes – des 3. von mir angeführten Prinzips – ist auf beiden genannten Ebenen gesetzlich vorgeschrieben. Es gibt die leistungsrechtliche Bestimmung des § 182 Abs. 2 RVO, wonach Krankenpflege ausreichend und zweckmäßig sein muß, dabei aber das Maß des Notwendigen nicht übersteigen darf. Zum anderen gibt es innerhalb des Kassenarztrechtes die Bestimmung des § 368 e, demzufolge der Versicherte Anspruch auf die ärztliche Versorgung hat, die zur Heilung oder Linderung nach den Regeln der ärztlichen Kunst zweckmäßig und ausreichend ist. Umgekehrt können Leistungen, die für die Erzielung des Heilerfolgs nicht notwendig oder unwirtschaftlich sind, weder vom Versicherten beansprucht werden noch darf der Kassenarzt sie bewirken oder verordnen noch die Kasse sie nachträglich bewilligen.

Die ökonomische Forderung, die Effizienz des Gesundheitswesens nicht außer acht zu lassen, findet also ihren Niederschlag in den einschlägigen sozialrechtlichen Vorschriften, was allerdings nicht bedeutet, daß die Vertragsbeziehungen der gesetzlichen Krankenversicherung immer und grundsätzlich geeignet sind, das Erreichen dieses Ziels zu fördern. Die aktuelle Entwicklung der Leistungsausgaben der gesetzlichen Krankenversicherung im ersten Halbjahr 1984 gibt – um nur ein Beispiel zu nennen – zu Zweifeln Anlaß.

Seit relativ kurzer Zeit wird der Gedanke, soziale und insbesondere gesundheitliche Risiken, wann immer es geht, erst gar nicht entstehen zu lassen, aufgegriffen. Das Bewußtsein für den Zusammenhang zwischen Gesellschaft, Krankheit und Gesundheit wächst und spiegelt sich im Leistungsgeschehen der Sozialversicherungsträger wider: Dem Entstehen von Krankheit wird individuell und/oder kollektiv vorgebeugt und insofern im Sinne des Wortes Gesundheitssicherung betrieben. Diese Entwicklung ist unverkennbar; gleichwohl muß man sehen, daß sich die gesetzliche Krankenversicherung auch heute noch in weiten Bereichen auf die Bereitstellung und Finanzierung kurativer und z. T. rehabilitativer Leistungen beschränkt und das Durchführen von Präventionsmaßnahmen erst seit einigen Jahren mehr oder weniger vereinzelt aufgekommen ist. Dabei ist nicht einmal alles Gold was glänzt; Maßnahmen, die unter dem Begriff „Prävention" durchgeführt werden, dienen gelegentlich ganz anderen Zielen – wie z. B. der Öffentlichkeitsarbeit des Sozialleistungsträgers – und sind dann präventiv nur wenig oder überhaupt nicht wirksam.

Nur am Rande sei vermerkt, daß Prävention durchaus der Effizienzsteigerung des Gesundheitswesens dient, insbesondere dann, wenn in den Kosten-Nutzen-Vergleich nicht nur finanzielle Aspekte, sondern auch andere Bewertungen einfließen.

Spätestens in diesem Zusammenhang wird die Bedeutung der Sozialmedizin für das System der sozialen Sicherung sichtbar. Diese Bedeutung wird in dem Maße wachsen, in dem sich die soziale Sicherung immer weniger als autonomes System erweist und immer stärker von gesellschaftspolitischen und ökonomischen Veränderungen abhängig wird.

Weil ich bislang nur eine kleine Auswahl eher formaler Grundsätze sozialer Sicherung angeführt habe, möchte ich zumindest einen qualitativen Aspekt nachschieben: Das System der sozialen Sicherung besteht nicht um seiner selbst willen; es findet seinen Sinn nur insoweit, als es ihm gelingt, dem Bürger, dem Versicherten, in einer bestimmten Situation, die auch eine persönliche Notlage sein kann, die für ihn bestmögliche Hilfe zukommen zu lassen. Das Gebot, auf die individuelle Situation des einzelnen einzugehen, betrifft in besonderem Maße die gesetzliche Krankenversicherung, weil der Betroffene, der sich vielleicht sogar in einer ernsten körperlichen, psychischen oder sozialen Krise befindet, in aller Regel zuerst zur Krankenkasse kommt und dort baldige Hilfe sucht.

Das Thema dieses kurzen allgemeinen Abrisses hat sicherlich eine systematische Aufbereitung und dann wohl auch eine Gewichtung der 3 Disziplinen hinsichtlich ihrer Bedeutung für das System der sozialen Sicherung verdient. Erörtert werden müßten vor allem auch *Zielkonflikte,* wie sie zwischen *sozialmedizinisch wünschenswertem, sozialrechtlich gebotenem und im ökonomischen Sinne richtigem Handeln von Sozialleistungsträgern* bestehen können.

Ich möchte mich deshalb eines konkreten Beispiels bedienen, auch auf die Gefahr hin, daß ich den speziellen sozialmedizinischen Aspekt dabei etwas vernachlässigen muß. Ich meine den *Einsatz medizinisch-technischer Großgeräte,* den ich aus Sicht der gesetzlichen Krankenversicherung betrachten möchte.

Der Markt für medizinisch-technische Großgeräte gilt derzeit als ausgesprochen wachstumsträchtig; Analysen, die die Verkaufschancen verschiedener Gerätetypen untersuchen, fallen z. T. euphorisch aus. „Renner" sind derzeit:

- Nierenlithotripter z. Z. 20 im stationären Einsatz, oder im ambulanten Einsatz 1
- DSA-Geräte Anfang 84 45 im stationären Einsatz, oder im ambulanten Einsatz
- Kernspintomographen z. Z. 7 im stationären Einsatz, oder im ambulanten Einsatz

Der Markt für *Computertomographen* dagegen gilt als gesättigt mit 248 Geräten im stationären Einsatz und 113 Geräten in der ambulanten Praxis. *Scanner* sind vor etwa 6 Jahren eingeführt worden. Ihre Verbreitung bis heute macht deutlich, wie schnell und umfassend sich Großgerätetechnik in der medizinischen Praxis durchzusetzen vermag und welche finanziellen Mittel dabei bewegt werden können. Veranschlagt man die Investitionskosten für einen Computertomographen mit 2 Millionen DM, so ist für die ca. 360 installierten Geräte fast eine dreiviertel Milliarde DM ausgegeben worden.

Was in diesem Zusammenhang aber vor allem erstaunen muß, ist die Nutzungsintensität der *Scanner* insbesondere in der ambulanten Praxis. Jedes der 113 Geräte wird Schätzungen zufolge im Durchschnitt 4000mal pro Jahr benutzt. Die Frage muß erlaubt sein, wie ein Bedarf von ca. 450 000 ambulant erstellten Computertomogrammen in so kurzer Zeit entstehen konnte und ob den rd. 150 Millionen DM, die die gesetzlichen Krankenkassen im Jahr 1983 hierfür bezahlt haben, auch ein einigermaßen adäquater Nutzen gegenübersteht. Einen solchen Nutzen würde ich dann als gegeben unterstellen, wenn sich mit Hilfe des Diagnoseinstruments Computertomogramm hinreichend oft ein erfolgversprechender Therapievorschlag ergibt, der ohne diesen Technikeinsatz nicht möglich gewesen wäre [2].

Nun soll sich aber herausgestellt haben, daß in 6 von 7 Fällen die mit herkömmlichen Methoden gefundene Diagnose und Therapieplanung auch durch CT-gestützte Diagnostik nicht umgestoßen werden; nur in einem von 7 Fällen soll es zu einem Wechsel der Therapieplanung kommen.

Kann man unter diesen Umständen noch davon ausgehen, daß der Scannereinsatz effektiv und effizient im Sinne einer Gesamtoptimierung erfolgt? Ohne auf

Evaluationsprobleme medizinisch-technischer Leistungen hier eingehen zu können, möchte ich sagen: Vermutlich nicht.

Ich schließe nicht aus, daß hier die ökonomischen Interessen einzelner Betreiber solcher Geräte möglicherweise die Oberhand gewonnen haben über das medizinisch Gebotene und für das Gesamtsystem der sozialen Sicherung Optimale.

Der Arzt nämlich, der sich entschließt, ein technisches Großgerät in seiner Praxis aufzustellen, trifft im Grunde eine unternehmerische Entscheidung. Er hat eine Bewertung des Investitionsprojekts vorgenommen oder von seinem Berater vornehmen lassen, hat die steuerlichen Aspekte geprüft bzw. prüfen lassen und sich um eine Finanzierung bemüht. Ist die Investition dann getätigt, ist ihr der Zwang zur einnahmenbringenden Nutzung immanent [3].

Konkret heißt dies, daß die Rentabilitätsberechnung eine bestimmte Anzahl von Gerätenutzungen pro Periode (bei gegebenem Preis) ergeben hat, die erforderlich ist, um die entstehenden Kosten zu decken. Wird diese Nutzungsintensität nicht erreicht, entsteht ein wirtschaftlicher Verlust, der den Arzt trifft. Unter wirtschaftlichen Aspekten muß der Arzt also für eine möglichst gute Auslastung seines Gerätes sorgen. Insbesondere der hohe Anteil fixer Kosten an derartigen Investitionen und die Chance, deren Degression bei steigender Nutzungsintensität zu erreichen, legt ein solches Verhalten nahe.

Der Arzt kann die erforderliche Auslastung seiner Geräte, im Gegensatz zu anderen Trägern unternehmerischer Entscheidungen, relativ einfach erreichen, weil die ökonomischen Marktgesetze für seine Tätigkeit nicht gelten: Er ist zugleich Anbieter der Leistungen des technischen Geräts und ihr Nachfrager; bezahlen muß die Leistungen aber weder er noch der Patient als Empfänger, sondern dessen Krankenkasse. Der Patient wird sich gegen die an ihm verrichtete technische Leistung in aller Regel nicht wehren. So kann der Arzt im Prinzip – wenn er sich aus medizinischen oder anderen Gründen nicht gehindert fühlt – die Nutzung seines Geräts selbst soweit steigern, daß es nicht nur die Kosten deckt, sondern einen fühlbaren Überschuß abwirft. Dieser Überschuß wird für einen Computertomographen in ambulanter Praxis gegenwärtig auf durchschnittlich ca. 270000 DM jährlich geschätzt.

Damit ich nicht falsch verstanden werde: Das Erzielen von Überschüssen aus Investitionen ist anerkanntermaßen der Zweck unternehmerischen Handelns; ich gestehe es grundsätzlich auch dem Arzt zu. Ob Überschüsse in der genannten Größenordnung allerdings gerechtfertigt sind, wenn sie überwiegend aus dem System der sozialen Sicherung finanziert und mit Hilfe einer Technologie erzielt werden, deren Breiteneinsatz dem Patienten möglicherweise nur sehr eingeschränkten Nutzen bringt, muß jedoch in Frage gestellt werden. Es scheint, als habe die Medizintechnik, die ja eigentlich nur ein Hilfsmittel für die ärztliche Tätigkeit sein sollte, inzwischen wegen der mit ihrem Einsatz verbundenen ökonomischen Zwänge einen starken, gelegentlich bestimmenden Einfluß auf ärztliches Handeln erlangt.

Eine Entwicklung, wie ich sie hier am Beispiel des Computertomographen geschildert habe, ist im übrigen auch für den *Kernspintomographen* zu erwarten. Obwohl man diese Technologie noch nicht als „ein routinemäßig einsetzbares Diagnoseverfahren für die medizinische Versorgung auf breiter Basis" ansehen kann – so jedenfalls die Beurteilung durch ein Symposium, das bei der Deutschen Klinik für Diagnostik abgehalten wurde – befinden sich heute bereits mehr Kernspintomographen in kassenärztlichen Praxen, als voraussichtlich für den stationären und ambulanten Einsatz insgesamt erforderlich sind.

Aus Sicht des zuständigen Kostenträgers, also in aller Regel der gesetzlichen Krankenversicherung, ist es ein gravierender Fehler des Systems, daß jeder Betreiber von medizinisch-technischen Großgeräten – dies gilt insbesondere für die ambulante Praxis – deren Auslastung maximieren und damit sein individuelles ökonomisches Ergebnis optimieren kann, ohne Rücksicht darauf nehmen zu müssen, ob regional Bedarf für sein Gerät vorhanden oder aber durch anderweitige Installationen bereits gedeckt ist. Bezogen auf das Gesundheitswesen insgesamt liegt in der dezentralen Entscheidungshoheit über den Großgeräteeinsatz die Gefahr von Fehlallokationen der personellen und finanziellen Ressourcen.

Die einschlägigen kassenarztrechtlichen Bestimmungen geben der gesetzlichen Krankenversicherung bislang keine Möglichkeit, auf den Einsatz von Großgeräten in der kassenärztlichen Praxis direkt Einfluß zu nehmen. Für den Kassenarzt, der die Anschaffung, Nutzung oder Mitbenutzung medizinisch-technischer Großgeräte beabsichtigt, besteht gem. § 368n Zf. 8 RVO zwar eine Anzeigepflicht gegenüber seiner Kassenärztlichen Vereinigung. Diese hat nach der geltenden Rechtslage zwar auf die Berücksichtigung regionaler Versorgungsbedürfnisse und -möglichkeiten hinzuwirken, aber keine Möglichkeit, Investitionen, die diesen Kriterien zuwiderlaufen, zu verhindern.

Günstiger – aus der Sicht der gesetzlichen Krankenversicherung – sieht es für den stationären Sektor aus: Die Anschaffung und Nutzung bzw. Mitnutzung von Großgeräten im Krankenhaus ist unter Berücksichtigung regionaler Versorgungsbedürfnisse und der Situation im ambulanten Bereich mit den Kassen abzustimmen. Findet eine solche Abstimmung nicht statt, dürfen die Folgekosten nicht in den Pflegesatz eingehen.

Angesichts dieser unbefriedigenden Rechtslage hat die gesetzliche Krankenversicherung hinsichtlich des *Nierenlithotripters* übrigens ein Kuriosum geschaffen: Sie hat, um einen unkoordinierten Einsatz zu verhindern, den Markt vorübergehend leergekauft und ihrerseits die Standorte ausgewählt. In Ermangelung vertragsrechtlicher Instrumente hat sich die Krankenversicherung in diesem Fall unternehmerisch verhalten, um ihre Interessen zu wahren.

Seit einiger Zeit versucht die gesetzliche Krankenversicherung im übrigen, über honorarpolitische Maßnahmen im Rahmen des Kassenarztrechts indirekt Einfluß auf den Einsatz von Medizintechnik in der ambulanten Versorgung zu nehmen, indem technische Leistungen relativ geringer vergütet werden als persönliche ärztliche Leistungen. Diese Tendenz wird sich aller Voraussicht nach fortsetzen.

Es hat in jüngster Zeit mehrere gesetzgeberische Initiativen gegeben, der Krankenversicherung mehr direkten Einfluß auf den Einsatz medizinisch-technischer Großgeräte in der Kassenarztpraxis zu verschaffen und eine Verknüpfung des ambulanten mit dem stationären Einsatz zu gewährleisten. Ein Gesetzentwurf des Bundesrates sieht eine Verschärfung des § 368n Zf. 8 RVO dergestalt vor, daß der Großgeräteeinsatz der Kassenärztlichen Vereinigung nicht mehr nur anzuzeigen, sondern mit ihr abzustimmen ist.

Das Schicksal des Gesetzentwurfs möchte ich zum gegenwärtigen Zeitpunkt als ungewiß bezeichnen. Seine Kritiker, insbesondere aus dem Lager ärztlicher Standesvertretungen, sehen in ihm ein Stück Investitionslenkung und den Versuch, freie ärztliche Berufsausübung zu reglementieren. Sie übersehen, daß das Wirtschaftlichkeitsgebot der gesetzlichen Krankenversicherung auferlegt, Kosten und Nutzen medizinischer Versorgung – auch mit technischem Großgerät – flächendeckend und insgesamt in eine vertretbare Relation zu bringen und nicht etwa Überschüsse einzelner Ärzte aus dem Geräteeinsatz zu maximieren. Eine „invisible hand", die, klassischer Bestandteil reiner ökonomischer Lehre, die Nutzenmaximierung des einzelnen Arztes mit der Maximierung des Gesamtwohls in Einklang bringen könnte, arbeitet nur unter modellhaften Marktbedingungen, die im Gesundheitswesen nicht gegeben sind.

Schlußfolgerung

Der Einsatz medizinisch-technischer Großgeräte im System der kassenärztlichen Versorgung zeigt, zu welch einander widerstrebenden Ergebnissen die Wirtschaftlichkeitsüberlegungen der Beteiligten führen können. Aus Sicht des Sozialleistungsträgers Krankenversicherung fehlt bislang die sozialrechtliche Grundlage für eine bedarfsgerechte Planung des Geräteeinsatzes in der kassenärztlichen Praxis und eine Abstimmung zwischen dem ambulanten und dem stationären Bereich. Es bleibt zu hoffen, daß sich dies ändert. Dem Krankenhaus gebührt m. E. der Vorzug als Aufstellungsort von Großgeräten, und zwar u. a. deshalb, weil dort die technischen und meist auch personellen Voraussetzungen schon bestehen, die beim Einsatz in der ambulanten Praxis häufig erst noch geschaffen werden müssen; folgt man dieser Vorstellung, gibt es dann verschiedene Möglichkeiten, Großgeräte im Krankenhaus auch für die ambulante Versorgung nutzbar zu machen.

Medizinische Aspekte scheinen manchmal beim Einsatz technischer Großgeräte eine geringere Rolle zu spielen, als ihnen doch wohl zukäme. Die Anschaffung und der Einsatz solcher Geräte lösen offenbar organisatorische und ökonomische Folgen aus, die in starkem Maße das ärztliche Handeln beeinflussen können.

Ist es denkbar, daß solche Zwänge zunehmen und eines Tages Diagnosecomputer die sonst kaum noch zu bewältigende Zahl ermittelter Parameter automatisch an einen Rechner weiterleiten, der den daraufhin erfolgversprechendsten Therapievorschlag auswirft, einen Therapievorschlag, der auch schon am noch weiter vernormten Leistungsrecht des zuständigen Leistungsträgers geprüft ist? Ich halte dies für eine beängstigende Perspektive; gerade weil sie technisch umsetzbar wäre, möchte ich sagen: sie darf nicht Wirklichkeit werden. Der Einsatz von Technik darf bei allen unbestrittenen Fortschritten, die er in Diagnose und Therapie gebracht hat, die eigenständige ärztliche Leistung nicht verdrängen und ersetzen; es wäre allerdings wünschenswert, wenn die Technik den Arzt entlastet und er dadurch mehr Zeit für den einzelnen Patienten zur Verfügung hätte. Dann läge in der Technisierung sogar die Chance zu einem Stück sozialer Medizin.

Literatur

1. Bruckenberger E (1979) Investitionslenkung für medizinische Großgeräte – Kostendämpfung oder bloßer Planungsfetischismus. *Selecta* 22: 1979 ff (teilweise aktualisiert durch eigene Erhebung)
2. Silomon H (1983) Technologie in der Medizin – Folgen und Probleme. In: Silomon H (Hrsg) Technologie in der Medizin – Folgen und Probleme. Hippokrates, Stuttgart, S 9 ff, hier besonders S 26
3. Thome R (1983) Die Ökonomie von Technologie in der Medizin. In: Silomon H (Hrsg) Technologie in der Medizin – Folgen und Probleme. Hippokrates, Stuttgart, S 142 ff

Ärztliche Überlegungen zur Praktikabilität des Begriffs „medizinische Notwendigkeit"

K. E. v. Mühlendahl

In unserem Staat haben die Bürger im Krankheitsfall grundsätzlich ein Recht auf Behandlung und Hilfe. Voraussetzung dafür, daß dabei Leistungen aus der gesetzlichen Krankenversicherung erbracht werden, sind ärztliche Urteile über die Diagnose, die Art und den Umfang der erforderlichen medizinischen Leistungen und über die Leistungsminderung. Bei diesen Entscheidungen spielt der Begriff der *medizinischen Notwendigkeit* eine zentrale Rolle. Die Schwierigkeiten im Umgang mit diesem undefinierten Begriff sind Thema dieses Beitrages.

Die entstehenden Probleme werden zunächst an einigen Beispielen aufgezeigt werden.

Insulinpumpen bei Diabetes mellitus

Unzureichende Einstellung bei der Zuckerkrankheit bedeutet:

Rascheres Fortschreiten der Gefäßveränderungen und damit früheres Eintreten von Nierenversagen, Erblindung und Herzinfarkten, von Krankheit, Invalidität und Tod. Vor einigen Wochen erschien im *Lancet* eine Übersichtsarbeit in Form eines Leitartikels [3] über die Probleme von Diabetikern mit stark schwankenden nächtlichen Blutzuckerwerten. Der Autor schließt daraus, daß in diesen Fällen die einzige Hoffnung auf eine gute Einstellung in der Nacht in der Anwendung einer blutzuckergesteuerten, implantierbaren Insulinpumpe bestehe, die, wenn sie weitere Verbreitung in Großbritannien fände, für das nationale Gesundheitswesen wahrscheinlich den Bankrott bedeuten würde.

Damit ist der Hintergrund dieses Vortrages aufgezeigt:

Die Fortschritte der Pharmazeutik und der Medizintechnik haben eine enorme Erweiterung der diagnostischen und therapeutischen Möglichkeiten gebracht. Diese Entwicklung hält in voller Stärke an.

Es ist vielleicht nicht alles bezahlbar, was machbar ist.

Im selben Heft des *Lancet* wird an anderer Stelle [2] gefragt, ob der behandelnde Arzt in solchen Konflikten Entscheidungen fällen solle. Wenn ein billiges Medikament bei 80% der Patienten mit einer Gelenkentzündung hilft, und wenn ein sehr teures Medikament bei 100% wirksam ist: kann man dann vom behandelnden Arzt verlangen, daß er aus wirtschaftlichen Überlegungen heraus die Behandlung mit dem preiswerten Arzneimittel beginnt? 20% seiner Patienten müßten damit eine längere Krankheitsdauer in Kauf nehmen. Der Autor verneint dies, denn der behandelnde Arzt sei in erster Linie dem Wohle des Patienten verpflichtet, nicht dem Budget des Staates. Derartige Entscheidungen sollten in der Verwaltung tätige Ärzte treffen.

Damit ist das Thema des Vortrages angesprochen:

Wer entscheidet darüber, was nötig ist? Was bedeutet „medizinisch notwendig?"

Notarztrettungswesen

Wiederholt kommen in den letzten Jahren aus ländlichen Gebieten Klagen darüber, daß keine Notarztwagen bereit stünden. Deshalb sei dort das Risiko, wegen zu später ärztlicher Hilfe bei Notfällen zu sterben, größer. Das ist richtig, und man kann überlegen, ob man in Deutschland nicht ein flächendeckendes Notarztwagensystem einrichten soll. Für den Osnabrücker Notarztwagen werden bei rund 1200 Einsätzen jährlich 700 DM pro Fahrt kalkuliert, also Kosten von 850 000 DM pro Jahr. Für ein flächendeckendes System, das für jede 400 km² einen Notarztwagen bereitstellte, benötigte man 600 Notarztwagen oder 500 Mill. DM jährlich. Die Entscheidung darüber wäre eine politische. Die Betroffenen selbst müßten befinden, ob sie diese zusätzliche Sicherung für notwendig halten und bezahlen wollen.

Flugrettungswesen

Ähnlich ist es mit den Rettungsflügen. Der Flugtransport aus medizinisch schlecht versorgten Gebieten kann bei schwerer Krankheit für einen Urlauber sehr wichtig sein. Wieviele Flugtransporte wir aus unserem System der gesetzlichen Krankenversicherung bezahlen wollen, muß wiederum grundsätzlich entschieden werden. Dem hinzugezogenen Arzt, der über die medizinische Notwendigkeit entscheiden soll, ist es sonst nicht möglich, diese für einen Einzelfall zu verneinen.

Screeninguntersuchung auf Hörstörungen beim Neugeborenen

Es wird von Pädaudiologen und von Kinderärzten die Forderung nach einer generellen Neugeborenenuntersuchung erhoben [7] mit der man frühzeitig Hörschäden erfassen könnte. Eine rechtzeitig einsetzende Rehabilitation kann für die gesamte Entwicklung eines Kindes sehr segensreich sein. Das dazu erforderliche Audiogramm mit EEG-Ableitung würde mit ca. 100 DM zu honorieren sein, das Programm würde demnach etwa 60 Mill. DM jährlich kosten.

Bei den bisher gewählten Beispielen ist es weniger die individuelle, auf den Patienten abgestimmte Beurteilung des behandelnden Arztes, die gefragt wird. Die Entscheidungen müssen von der Legislative, den zuständigen Ministerien und den Versicherungsträgern gefällt werden, also von Gremien, über deren Zusammensetzung und Willensbildung im Grunde genommen die Versicherungsnehmer und die Patienten selbst bestimmen können.

Wachstumsbehandlung bei konstitutionellem Kleinwuchs

Menschen mit Wachstumshormonmangel bleiben oft kleiner als 140 cm. Substituiert man das fehlende Hormon, dann ist das Wachstum normal. Es muß Hormon verwendet werden, das aus menschlichen Hirnanhangdrüsen extrahiert wird. Eine Hypophyse liefert Substrat für 2 Spritzen, eine 1wöchige Behandlung. Man kann leicht nachvollziehen, warum es von diesem Hormon nur begrenzte Mengen gibt. Die Behandlung kostet ca. 20 000 DM pro Jahr. Sie muß in der Regel über 5–10 Jahre hinweg durchgeführt werden. Die Behandlungskosten werden – zu Recht – von allen Kassen übernommen.

Viele Kinder sind aber deshalb nicht groß, weil die Eltern klein sind. Man spricht von familiärem oder konstitutionellem Klein- oder Minderwuchs. Messen die Mutter 152 cm und der Vater 165 cm, dann gehören die Kinder zu den kleinsten ihrer Altersklasse. Das kann natürlich psychische Störungen induzieren. Diese Kinder haben keinen Wachstumshormonmangel. Wollte man sie dennoch mit Hormongaben zu etwas schnellerem Wachstum anregen, dann müßte man ihnen wesentlich höhere Dosen verabreichen, Hormone etwa für 60 000 DM pro Jahr, und das ebenfalls über mehrere Jahre hinweg. Es resultierte dann ein Plus für die Endgröße von vielleicht 5 cm. Bislang gab es nicht genügend Hormon, womit sich eine breite Anwendung von selbst verbot. Anfang nächsten Jahres wird aber Dank der Fortschritte in der Gentechnologie biosynthetisch hergestelltes Wachstumshormon auf den Markt kommen, in nicht mehr begrenzten Mengen, wahrscheinlich zu etwa den bisherigen Preisen. Es gibt an einigen Universitäten Kinderärzte, die eine Hormonbehandlung bei solchen konstitutionell familiär minderwüchsigen Kindern befürworten und bereits durchführen. Es ist abzusehen, daß in Zukunft viele Eltern mit einem derartigen Behandlungswunsch auf uns Pädiater zukommen werden. 3% aller Männer in Deutschland bleiben unter 165 cm, 3% aller Frauen unter 157 cm. Welcher behandelnde Arzt will in dieser Sache gegen den einzelnen Patienten entscheiden und behaupten, daß die jeweiligen resultierten oder befürchteten psychischen Störungen nicht so schwerwiegend seien, daß sie nicht eine Wachstumshormonbehandlung rechtfertigten?

Behandelte man 1% der Kinder jeweils 5 Jahre lang, dann ergäben sich bei den augenblicklichen Preisen Therapiekosten von 1,8 Milliarden DM pro Geburtsjahrgang.

Elternmitaufnahme in Kinderkliniken

Wir haben im Kinderhospital in Osnabrück bei etwa 40 000 Pflegetagen rund 3000 Elternmitaufnahmen pro Jahr. Wir berechnen den Eltern dafür 17 DM pro Nacht und verzichten darauf nur, wenn eine der in der folgenden Übersicht aufgeführten Bedingungen eintritt.

Versuch einer Festlegung der medizinischen Notwendigkeit für die Mitaufnahme der Mutter oder einer anderen Begleitperson bei stationär behandelten Kindern. Richtlinien des Kinderhospitals Osnabrück. Eine medizinische Indikation liegt in folgenden Fällen vor:

1. Die Mutter stillt ihr Kind.
2. Das Kind ist zerebral so schwer geschädigt, daß die Mutter die einzige Kontaktperson zur Außenwelt darstellt.
3. Mitaufnahme der Mutter bei einem Kind mit einer bösartigen Erkrankung, wobei sich das Kind in einer intensiven Behandlungsphase oder in einem lebensbedrohlichen Zustand befindet.
4. Ein Kind befindet sich im Rahmen einer akuten Krankheit in einem lebensbedrohlichen Zustand.
5. Ein Kind befindet sich nach einem Schädel-Hirn-Trauma oder bei einer Hirnhautentzündung in einem Zustand der Bewußtlosigkeit oder des langsamen Aufwachens aus der Bewußtlosigkeit. Hier kann den besten Kontakt zum Kind die Mutter finden.
6. Bei Kindern bis zum vollendeten 5. Lebensjahr, bei denen sich der Krankenhausaufenthalt besonders lang hinzieht und die Gefahr des Hospitalismus besteht.

7. Für eine bestimmte Therapiephase ist die Aufnahme der Mutter Bestandteil der psychiatrischen oder psychologischen Therapie eines Kindes. Hierdurch soll die Mutter-Kind-Beziehung normalisiert und die spätere Eingliederung des Kindes ins häusliche Milieu gefördert werden.
8. Mitaufnahme der Mutter zum Erlernen therapeutischer Techniken: z. B. Insulin spritzen, Atemgymnastik, Inhalationsbehandlung. Führung von Magensonden, Erlernen spezieller krankengymnastischer Behandlungen. (Für die meisten dieser Dinge ist es allerdings aus medizinischer Sicht ausreichend, wenn die Mutter tagsüber anwesend ist.)

Würden wir von dem relativ bescheidenen Beitrag absehen, dann würde unser Pflegesatz um 1 DM oder 0,3% steigen. Die Diskussionen und auch Streitereien um diese Selbstbeteiligung drehen sich auch hier wieder um die Frage der *medizinischen* Notwendigkeit der Anwesenheit der Eltern bei der stationären Behandlung von Kleinkindern. Bejahte man sie, dann müßte man nicht nur für die Unterbringungskosten aufkommen. Einem Urteil des Bundessozialgerichtes zufolge[1] müßte auch die Verpflegung gestellt werden. Sinngemäß wären dann auch die Reisekosten bei täglichen Besuchen der Eltern zu vergüten. Sie wären, sofern sie für medizinisch notwendig erachtet würden, mit dem Pflegesatz abgegolten und müßten von den Krankenhausträgern den Eltern erstattet werden. Bei rund 5,5 Mio. Pflegetagen in der Kinderheilkunde jährlich in der Bundesrepublik könnten damit auf die Versicherungsträger Kosten von 40 Mio. DM zukommen [4].

Es lohnt sich, an dieser Stelle einen kurzen Nebengedanken darauf zu verwenden, wer bei den genannten Beispielen von der Anerkennung des Vorliegens einer

Tabelle 1. Interessengruppen, die von einer breiten Einführung bestimmter medizinischer Maßnahmen profitieren würden

Maßnahme	Würde begrüßt durch
Flächendeckendes Notarztwagenrettungssystem	Manche Patienten DRK, Malteser-Hilfsdienst Rettungssanitäter, Fahrer Ärzte Kfz-Hersteller
Flugrettungsdienst	Sehr wenige Patienten 20 Fluggesellschaften, die bereits heute ihre Hilfe andienen
Hörscreening	Wenige Patienten Ärzte, Pädaudiologen EEG-Hersteller
Wachstumshormonbehandlung	Relativ viele Patienten Pharmaindustrie, Apotheken Ärzte
Elternmitaufnahme	Kranke Kinder Betroffene Familien (Geldersparnis)

---

[1] Urteil des BSG v. 26.3.1980 – 3 RK 32/79.

medizinischen Notwendigkeit profitieren würde. Wo lägen also die Interessen, die steuernd eingreifen? In der Tabelle 1 sind einige dieser Interessengruppen aufgeführt. Man sieht, daß die Entscheidungen sicherlich von vielen Fremdeinflüssen mitgesteuert werden.

Wir sind nach dieser Illustration der Problematik jetzt wieder bei unserer Fragestellung: *Wie praktikabel ist der Begriff der medizinischen Notwendigkeit?*

Man kann als medizinisch notwendig die Maßnahmen ansehen, die zur Heilung, Linderung oder Verhinderung von Krankheiten notwendig sind. Was aber ist Krankheit?

Der Gesetzgeber hat in die Reichsversicherungsordnung keine Festlegung dessen aufgenommen, was unter Krankheit verstanden werden soll. Die Rechtsprechung hingegen ist wiederholt zu Stellungnahmen genötigt worden.

Krankheit sei *ein „regelwidriger Körper- oder Geisteszustand, der eine Heilbehandlung erforderlich macht oder Arbeitsunfähigkeit zur Folge hat"* [6].

„Die Regelwidrigkeit eines Körper- oder Geisteszustandes ist bereits mit der Abweichung der von der durch das Leitbild des gesunden Menschen geprägten Norm gegeben."[2]

Eine Behandlung ist angezeigt bei Zuständen, bei denen durch ärztliche Therapie *„eine wesentliche Besserung oder gar Beseitigung des Leidens und damit eine günstige Wirkung auf die spätere Erwerbsfähigkeit erreicht werden kann."*[3]

Im Rahmen der gesetzlichen Krankenversicherung bezeichnet *„Krankheit"* also die Zustände *und Vorgänge,* bei denen der Kranke ein Recht auf Leistungen durch die gesetzlichen Krankenversicherungen hat; und Leistungen durch die gesetzlichen Krankenversicherungen sind angezeigt, wenn behandelbare Krankheiten vorliegen. Diese Art zu definieren entspricht dem Versuch, sich an den eigenen Haaren aus dem Sumpf zu ziehen.

Es gibt in den für die gesetzlichen Krankenversicherungen relevanten Bestimmungen auch lediglich die Alternativen „krank" oder „nichtkrank". „Etwas krank" ist nicht vorgesehen. Die Medizin hingegen kennt selbstverständlich eine reiche Palette von feinen Nuancierungen, die sich medizinisch mehr oder weniger exakt beschreiben lassen (Tabelle 2). Es gibt nicht nur Jungen mit einer Prognose für die Erwachsenengröße von 150 und solche mit einer Prognose von 175 cm, sondern auch Kinder, bei denen die zu erwartende Endlänge z. B. 155 oder 160 cm beträgt, es gibt also sehr wohl auch „ein bißchen kleinwüchsige" Jungen. Im Krankenhaus werden

Tabelle 2. Behandlung und Größenzunahme bei Kindern mit Wachstumshormonmangel und mit familiär bedingtem Kleinwuchs

Störung	Behandlung
Kleinwuchs, der durch Wachstumshormon*mangel* bedingt wird	2·2 mg Wachstumshormon wöchentlich. Behandlungsbedingter Größengewinn: z. B. 20 cm
Familiärer Kleinwuchs, der *nicht* durch Hormonmangel bedingt wird	3·4 mg Wachstumshormon wöchentlich. Behandlungsbedingter Größengewinn: z. B. 5 cm

---

[2] BSG-Urteil v. 28. 4. 67 – 3 RK 16/65, BSGE 26/40.
[3] BSG-Urteil v. 28. 10. 60 – 3 RK 29/95 BSGE 13/134.

nicht nur 2jährige Kinder mit Leukämie aufgenommen, die ihrer Eltern sehr bedürfen, und 12jährige Kinder mit einem Knochenbruch, die eine Trennung ohne weiteres vertragen können, sondern auch 4- und 6jährige Kinder sehr verschiedener seelischer Konstitution und Robustheit.

Wenn der Begriff „*Krankheit*" undefiniert bleibt, dann verwundert es nicht, daß in der RVO auch keine Festlegung dessen existiert, was als medizinische Notwendigkeit angesehen werden muß, und daß die Rechtsprechung sich zu dieser Frage nur punktuell äußert:

„Die medizinische Notwendigkeit einer stationären Krankenhausbehandlung ist nach objektiven Gesichtspunkten zu beurteilen".[4]

Zur Frage der Elternmitaufnahme bei der stationären Behandlung eines kranken Kleinkindes hat das Amtsgericht Mainz[5] entschieden: *„daß bei der Frage der medizinischen Notwendigkeit die Aufnahme einer Begleitperson nicht allein auf die rein „technische" Seite der Behandlung abgestellt werden kann, sondern daß insgesamt das leiblich-seelische Wohl des Patienten zu berücksichtigen ist."* Die Mitaufnahme könne *„nicht pauschal unter Berufung auf eine Richtlinie entschieden werden, sondern muß von Fall zu Fall geprüft werden."*

Nehmen wir noch einmal das in der Einleitung gebrachte Beispiel der Insulinpumpe auf, erinnern wir uns an das Transportwesen, die Screeninguntersuchungen, die Wachstumshormonbehandlung und die Elternmitaufnahme, und führen diese Gedankengänge weiter fort: Dann stoßen wir auf alptraumartige Visionen, die in den nächsten Jahren Wirklichkeit zu werden drohen. *Bücherl* implantiert in Berlin bei Kälbern Kunstherzen, die über Monate hinweg arbeiten. Ein mechanisches Herz ist im letzten Jahr in Salt Lake City einem Patienten eingepflanzt worden. Es hängt sicherlich nur noch von Detailfragen ab, wann diese Apparate in Serie hergestellt werden können. Welcher Arzt wird in Zukunft seinem alten, dekompensiert herzinsuffizienten Patienten die Notwendigkeit einer erfolgversprechenden Behandlung verneinen können, die ihn vielleicht noch weitere erfüllte und produktive Jahre hinweg am Leben halten könnte. Es werden Zehntausende von jüngeren und alten Menschen jährlich danach fragen. Derartige Präzisionsmaschinen, die viele Jahre fehler- und ermüdungsfrei funktionieren müssen, werden enorm teuer, und die Folgekosten durch die notwendige ärztliche Überwachung werden ebenfalls hoch sein. Der behandelnde Arzt wird über die Anwendung des Begriffes „*medizinische Notwendigkeit*" nicht bremsen können [2]. Die Definitionen fehlen, das Werkzeug ist ohne Konturen und stumpf. Die Antwort auf die im Thema gestellte Frage lautet: *Derzeit ist der Begriff „medizinische Notwendigkeit" nicht praktikabel, wenn es darum geht, strittige Grenzfälle zu entscheiden.* Im übrigen sollen die behandelnden Ärzte Sachwalter vor allem der Interessen ihrer Patienten sein dürfen.

An den Verteilerstellen sitzen bislang die behandelnden und gutachterlich tätigen Ärzte. Ob das gut ist, mag bezweifelt werden. „Dem Arzt (ist) eine Verteilerfunktion (zugewachsen), die ihm nicht immer gut ansteht. Es fragt sich, ob das Mindern von tatsächlichem oder vermeintlichem sozialen Leid gleichbedeutend mit einem medizinischen Erfordernis ist. Die Ärzte in ihrer Gesamtheit und ihre maßgebenden Repräsentanten hätten sich besser um die Erlangung dieser Verteiler-

---

[4] Urteil des OLG Bamberg vom 1. 7. 1980 – AZ 34 160-76.
[5] Urteil des Amtsgerichts Mainz v. 27. 8. 1982 – AZ 8 C 359/82.

funktion nicht bemüht". Dieser Äußerung von Silomon [5] möchte ich weitgehend zustimmen.

Dessen ungeachtet wird man in diesem Kontext bei der Beantwortung der zentralen Fragen auf ärztlichen Sachverstand und medizinisches Fachwissen nicht verzichten dürfen. Man wird gut daran tun, qualifizierte, klinisch tätige Mediziner zu Rate zu ziehen, wenn in Zukunft für eine Reihe von Problemen die notwendigen generellen Regelungen getroffen werden. Dieses könnte dadurch geschehen, daß der Gesetzgeber und die Träger der gesetzlichen Krankenversicherung oder in deren Auftrag die Bundesausschüsse der Ärzte und Krankenkassen die Fälle definieren, in denen solche Maschinen oder Medikamente oder Maßnahmen zu Lasten der gesetzlichen Krankenversicherungen eingesetzt werden können. Gesetzliche Regelungen können jedoch ihrer Natur nach nur in Gestalt eines relativ groben Rasters bestimmte Rahmenvorschriften beinhalten, die wegen ihrer notwendigerweise erheblichen Rigidität hier nur wenig hilfreich bei der Abwicklung des Einzelfalles sein können. Nach der Rechtsordnung unseres Staates ist es Aufgabe der Verwaltung und der Rechtsprechung, die hierdurch vorgegebenen Normen auf den Einzelfall anwendbar, d. h. soweit wie möglich praktikabel zu machen und so wird auch verfahren. Man könnte sich alternativ natürlich auch darauf einigen, wesentlich mehr vom Einkommen für das Gesundheitswesen zu reservieren. In bestimmten Fällen ließe sich vielleicht auch eine Selbstbeteiligung einführen, deren Höhe sich an dem jeweiligen Einkommen orientieren könnte.

Dabei wird es nicht zu vermeiden sein, daß willkürliche Richtlinien gezogen werden. Zum Beispiel ließe sich sagen, daß ein konstituioneller Minderwuchs bei Jungen ohne Wachstumshormonmangel zu Lasten der gesetzlichen Krankenversicherer behandelt werden kann, wenn die voraussichtliche Endgröße unter 150 oder 160 oder 165 cm liegt. Hinsichtlich der Mitaufnahme von Eltern ließe sich beispielsweise entscheiden, daß bei allen Kleinkindern von 6 Monaten bis 5 Jahren die Elternmitaufnahme medizinisch notwendig ist. Reichte das Geld für die Realisation solcher Projekte nicht aus, dann müßten die Grenzen anders gezogen werden.

Erst auf dem Boden solcher Richtlinien könnte der Umgang mit dem Begriff *„Medizinische Notwendigkeit"* für den behandelnden Arzt, der ihn dann innerhalb vorzugebender Grenzen modifzieren und anpassen müßte, praktikabel werden.

Ich möchte abschließend meine persönliche Meinung zu den zur Illustration gewählten Beispielen sagen.

Über die Indikation zur Implantation von glukosegesteuerten Insulinpumpen möchte ich nicht befinden müssen.

Wem die bestmögliche Feiung gegen plötzlichen Tod ein sehr wesentliches Anliegen ist, der möge in die Nachbarschaft eines Krankenhauses ziehen. Ein flächendeckendes Notarztwagensystem möchte ich nicht angestrebt sehen.

Wer aus dem Urlaub im Krankheitsfalle nach Hause geflogen werden möchte, der möge sich auf seine Kosten entsprechend versichern.

Ein Neugeborenenscreening auf Hörschäden ist diskutabel. Die Häufigkeit stärkerer frühkindlicher Schallempfindungsstörungen wird mit 0,1% angegeben [1]. Bis zur Diagnosestellung vergehen heute im Durchschnitt noch 2–3 Jahre.

Die Grenze, ab der eine Wachstumshormonbehandlung bei nicht hormonbedingtem Minderwuchs zugestanden werden kann, möchte ich nicht festsetzen müssen, ich hielte es für vertretbar, angesichts der hohen Kosten diese Behandlung überhaupt aus der Leistungspflicht der gesetzlichen Krankenversicherung herauszunehmen, oder eine wie auch immer geartete Sonderregelung vorzusehen.

Besuche und Betreuung von kranken Kindern gehören zu den grundsätzlichen, natürlichen Pflichten der Eltern; die dadurch entstehenden Kosten müssen nicht erstattet werden. Sie sollten jedoch von der gesetzlichen Krankenversicherung dann übernommen werden, wenn Eltern aus wirtschaftlichen Gründen diesen Pflichten nicht nachkommen können.

Literatur

1. Arentschild O von (1984) Risikofaktoren und Probleme der Erfassung. In: Biesalski P (Hrsg) Pädaudiologie aktuell. Krach, Mainz, S 29–35
2. Chant AD (1984) Practising doctors should not manage. Lancet I: 1398–1399
3. Editorial (1984) Dawn phenomena in diabetes. Lancet I: 1333–1334
4. Mühlendahl KE von, Trappe H, Silomon H (1983) Die Kostenfrage beim Rooming-in in Kinderkliniken. Kinderarzt 14: 662–666
5. Silomon H (1983) Überlegungen zum Leistungsrecht der GKV aus ärztlicher Sicht. Krankenversicherung 35: 63–68
6. Silomon H (1984) Arbeitsunfähigkeit. In: Rauschelbach HH, Jochheim KA (Hrsg) Das neurologische Gutachten. Thieme, Stuttgart, S 71–87
7. Sinz R (1983) Notwendigkeit eines Neugeborenen-Screenings zur Früherkennung von Hörstörungen. Sozialpädiatrie 5: 243–249

Kann man mit Kuren der Gefährdung einer normalen Entwicklung eines Kindes entgegenwirken – gemäß § 187 RVO?

Erläutert am Beispiel der bronchopulmonalen Erkrankung des Kindes- und Jugendalter*

R. Szczepanski

Kinderkuren werden geregelt durch § 187 Abs. 1, Zf. 1b RVO und werden von den Krankenkassen bezuschußt, wenn sie nach vertrauensärztlicher Begutachtung erforderlich und geeignet sind, „einer Gefährdung der normalen Entwicklung eines Kindes entgegenzuwirken" [70]. In Ermangelung einer allgemein verbindlichen Definition möchte ich die Begriffe *Gefährdung* und *normale Entwicklung* bei bronchopulmonalen Erkrankungen kurz umreißen.

Zu einer *„normalen Entwicklung"* eines Kindes gehört die Auseinandersetzung mit Keimen in Form von Infekten. Diese spielen sich zum größten Teil in den Luftwegen ab. Laut Wenner [83] sind 4 bis 6 Luftweginfekte pro Jahr im Vorschulalter normal; nach amerikanischen Angaben [21] sogar bis zu 12 Infekte pro Jahr im Kleinkindesalter. Die Hälfte dieser Infekte geht mit Husten einher. Üblicherweise spielen sich diese Infekte im Winter ab und dauern etwa 1 bis 2 Wochen. Aus diesem Grunde kann eine Häufigkeit von einem Luftweginfekt pro Monat je Winterhalbjahr durchaus einer normalen Entwicklung entsprechen. Eine *„Gefährdung"* kann somit nur gegeben sein in einer Überschreitung der Häufigkeit und/oder Intensität dieser als normal erklärten Frequenz [73]. Hier gibt es sicher keine scharfen Grenzen zwischen normaler und gefährdeter Entwicklung.

Für die Beurteilung präventiver Effekte ist es nötig, einige *Zahlen* über Erkrankungen der Atemwege zu wissen. 2 bis 10% der Bevölkerung haben eine chronische Atemwegkrankheit mit stärkeren Beschwerden [6, 17, 27, 88]. Bei 9 Millionen Pfichtversicherten der Ortskrankenkassen wurden 1980 als Folge von Atemwegerkrankungen ca. 30 Millionen Arbeitsunfähigkeitstage registriert, davon 80% durch Asthma, chronische Bronchitis und Emphysem [82]. In vorzeitige Rente gingen 1980 13 800 Lungenkranke [82]. 1981 wurden bei 55 000 Patienten mit Atemwegerkrankungen Rehabilitationsmaßnahmen zur Verhütung der vorzeitigen Invalidität durchgeführt [82]. Rund 18 000 Kinderheilverfahren bei Kindern zwischen 5 und 14 Jahren erfolgten durch RVO- und Angestelltenversicherungen 1977 [59]. Durch

---

* Bei der Sichtung der Literatur finden sich erstaunlich wenig Daten über Langzeiterfolge und Prognosen durch Kuren, jedoch viele griffige Slogans, wie z. B. „Die Kur schaffts".
  Ich erhielt viele skeptische und ablehnende Beurteilungen. Keine Unterlagen konnten mir insbesondere zusenden das Bundesgesundheitsministerium, das Bundesministerium für Arbeit, die Bundesvereinigung für Gesundheitserziehung, die Bundesversicherungsanstalt für Angestellte, der Landesverband der Ortskrankenkassen Niedersachen sowie der Bundesverband der Ortskrankenkassen, die LVA-Hannover, der Bäderverband sowie viele renommierte Kinderkurkliniken.

Arbeitsunfähigkeit, Rehabilitationsmaßnahmen und vorzeitige Berentung entstehen jährlich Kosten von ça. 20 Milliarden DM ohne weitere Kosten, wie Medikamente usw. [59, 77, 82, 88].

Aufgrund verschiedener Untersuchungen läßt sich sagen, daß mindestens ⅓ der erwachsenen Asthmatiker bereits als Kind oder sogar als Kleinkind Asthma hatte [30, 31]. Dabei gilt es zu berücksichtigen, daß Asthma häufig nach einem beschwerdefreien Intervall im Alter von 30–40 Jahren erneut beginnt [63]. Exakte Daten sind bisher nicht erhoben. Bei einer Rate von 5% Asthmakranken [6, 17, 88] ergeben sich ca. 700 000 Kinder und Jugendliche mit Asthma in der BRD. Bei einer geschätzten Todesrate von 1 auf 20 000 (amerikanische Angaben [21, 76, 85]) sterben in der BRD pro Jahr 35 bis 50 Kinder an ihrem Asthma. Aufgrund der amtlichen Todesstatistik waren es sogar im Schnitt 200 Kinder pro Jahr (v. d. Hardt, mündl. Mitteilung). Ein Abwarten auf das oft zitierte „Auswachsen in der Pubertät" ist riskant, da nur bei ca. ⅓ der Patienten damit zu rechnen ist.

Es gibt keine einheitliche Definition der chronischen Bronchitis [21, 25, 66]. Genaue Zahlen zur *Bronchitis* im Kindesalter existieren daher nicht.

Fast alle Kuren sind *Klimakuren*. Was beinhaltet der Begriff Klima?

A. v. Humboldt definierte bereits vor mehr als 100 Jahren Klima als: „Alle Veränderungen in der Atmosphäre, die unsere Sinne merklich affizieren, nämlich Temperatur, Feuchtigkeit, Veränderung des barometrischen Luftdrucks, Wind, die Größe der elektrischen Spannung, die Reinheit der Atmosphäre oder ihre Vermengung mit mehr oder weniger schädlichen Exhalationen, endlich der Grad habitueller Durchsichtigkeit und Heiterkeit des Himmels, welcher nicht bloß wichtig ist für die vermehrte Wärmestrahlung des Bodens, die organische Entwicklung der Gewächse und die Reifung der Früchte, sondern auch die Gefühle und ganze Seelenstimmung des Menschen" [22].

Kuren werden meist in einem der sog. Heilklimata durchgeführt. Von Klimakuren darf man laut Menger [37] nur sprechen, wenn Klimafaktoren nach ärztlicher Verordnung systematisch angewendet werden. Dabei wird in aller Regel neben dem zu dosierenden Faktor Klima auch ein großes Spektrum anderer Maßnahmen durchgeführt [33–37, 59, 81].

Abgesehen von den allgemein üblichen *Kontraindikationen* [45] wird interessanterweise von einigen Kurkliniken insbesondere das schwere Krankheitsbild des Asthma bronchiale als Kontraindikation angesehen.

Bisherige Methoden der *Objektivierung eines Kurerfolges* bei Erwachsenen sind [59, 69, 81]:

1. Untersuchung des Patienten vor und nach der Kur (die medizinisch-physiologische Methode).
2. Befragung des Patienten nach erfolgter Kur, nach seinem Befinden (die psychologische Methode).
3. Vergleich der Fehlzeit vor und nach der Kur (soziologische Methode).

Die Methoden der *Erfolgsbewertung bei Kindern* werden analog dazu angewandt bei Kriterien wie z. B. Schulfehlzeiten, Lernleistung, Konzentration beim Lernen und Spielen, Medikamentenverbrauch, Beschwerdebild [59]. Dabei muß man unterscheiden zwischen sofortigen Effekten und Langzeiteffekten. Da fast jeder Autor bei seiner Bewertung andere Kriterien verwendet hat, ist eine zusammenfassende Schau der verfügbaren Daten schwierig.

Zunächst einige *akute Effekte* bei gesunden Kindern: In einer Untersuchung *gesunder* englischer Kinder [8], die privat, also nicht in einer Kurklinik, in 1400 m Höhe untergebracht waren, fanden sich an wesentlichen Klimaeffekten: Gewichtszunahme, Zunahme der Erythrozyten und des Hämoglobins, Zunahme der Vitalkapazität aller Kinder. *Nach 3 Monaten* in England noch weitere Besserung, *nach 6 Monaten* in England wieder Zunahme der Zeichen Schulmüdigkeit, Nervosität sowie Abnahme der Konzentrationsfähigkeit.

In anderen Arbeiten wurden als wichtige akute Effekte angegeben: Verbesserung der Thermoregulation, Stimulation der Nebennierenrindenfunktion, psychische Stabilisierung und durch verringertes Allergenangebot verringerte Antigen-Antikörper-Reaktion [22, 23, 37, 44, 50, 51, 52, 59, 78, 86]. Die Stimulation der Nebennierenrinde hält allerdings nur für 6–7 Wochen an [51]. Alle Autoren sind sich einig darin, daß für diese Effekte ein Klimawechsel die Voraussetzung darstellt [37, 50, 51].

Welche *Langzeiterfolge* werden der Kur zugeschrieben? Die wenigen von mir recherchierten Zahlen sind praktisch die einzigen aufzutreibenden und meist 10–20 Jahre alt. Kleinschmidt [22, 23, 24] berichtet über Besserung, bzw. Normalisierung der Vitalkapazität während einer Kur im *Mittelgebirgsbereich*. 35% seien beschwerdefrei geworden. Allerdings fehlt die Zeitangabe dieser Beschwerdefreiheit nach der Kur. Die von ihm registrierten Kureffekte entsprechen großenteils den Beobachtungen bei der englischen Kindergruppe.

Für das Gebirge gibt Wissler [86, 87] als Dauerresultat 25% Beschwerdefreiheit, 50% Besserung und 25% unverändertes Krankheitsbild an. Es fehlen auch hier Korrelation des Schweregrades zum Erfolg sowie die Zeitdauer dieser Beschwerdefreiheit. Außerdem wird der Begriff der Besserung, wie auch bei Kleinschmidt, nicht klar definiert. Deschwanden u. Deschwanden [8] berichten über 70% Erfolg 6 Monate nach einer Kur im Gebirge. Die Infekthäufigkeit war bei ⅔ der Kinder herabgesetzt.

Papaioannou [59] hat in seiner *Dissertation* 1982 zur Frage der Effektivität von Kinderkuren in einer Mittelgebirgs- und einer Gebirgsklinik eine retrospektive Befragung bei Eltern und Hausärzten durchgeführt, wobei der Zeitraum der Nachkontrolle mindestens 9 Monate betrug. Erfragt wurden die Beurteilungen der Eltern, bzw. der Ärzte sowie nur summarisch die Therapie vor, jedoch nicht nach der Kur. Angaben zur konsequenten Therapiedurchführung fehlen. Desgleichen fehlen objektive Daten zum Gesundheitszustand und zu den Lungenfunktionen. Schulleistungen, Fehlzeiten, Konzentrationsfähigkeit und Ermüdbarkeit beim Spiel wurden erfragt und nicht getestet.

Papaionannou kommt zu folgenden Ergebnissen: *Eine Besserung der Gesundheit* sofort nach der Kur fanden Eltern bei 55,9%, Ärzte bei 74,6%; 6 Wochen nach der Kur 51,2% der Eltern sowie 63,3% der Ärzte und mindestens 9 Monate nach der Kur 49,2% der Eltern sowie 56,1% der Ärzte. *Die schulischen Leistungen* in Deutsch, Mathematik und Sport wurden in rund 20% als besser und in rund 6–14% als schlechter nach einer Kur eingestuft. *Die Fehlzeiten* nach der Kur waren in 4% häufiger, in 37,5% unverändert und in 43,2% seltener.

Zu den *Fehlzeiten* fehlt allerdings die Angabe, wie oft Kinder trotz ihrer Beschwerden zur Schule geschickt wurden. Wenn man die Daten für *Konzentration* und *Schulleistung* mit den zitierten Daten der englischen Kindergruppe vergleicht, ergeben sich keine wesentlichen Unterschiede.

Am wirksamsten wurden Luftveränderungen und Kuranwendungen zusammen eingeschätzt. Bei Papaioannou bleibt die Frage offen, welcher Effekt durch das Klima allein gegeben ist. Bemängelt wurde von vielen Eltern die *Information* in der Kurklinik. Dieses ist ein schlechtes Ergebnis hinsichtlich eines gesundheitserzieherischen Effektes. Schlecht ist auch das Ergebnis bezüglich der Einhaltung der Ratschläge nach der Kur.

Neben den Klimaeffekten des Seeklimas, wie insbesondere Abhärtung [38, 49], sehen Menger, auf den sich viele Kurkliniker beziehen, und andere Autoren insbesondere in der s. g. „Parentektomie" einen wichtigen Effekt, somit also einer Trennung von den Eltern [3, 5, 34, 43, 57, 62]. In einer retrospektiven Studie von 1965 [34] wurden bei 32% aller Kinder mit Asthma bronchiale mindestens 6 Monate Beschwerdefreiheit nach einer Kur ermittelt, 23,8% waren 1 Jahr danach anfallsfrei. Nach Menger sind „Störungen in Form von mehr oder weniger häufiger asthmatischer Dyspnoe oder von nächtlichen Anfällen kein Zeichen dafür, daß ein guter oder befriedigender Erfolg durch die Klimakur an der Nordsee nicht erwartet werden könne" [34]. Für diese Beurteilung finden sich jedoch weder bei Menger selbst noch bei anderen Autoren entsprechende Daten. Die Rückfälle wurden nicht korreliert mit den Symptomen und der Schwere der Erkrankung vor der Kur. Eine Differenzierung des Kurerfolges zu *unterschiedlichen Jahreszeiten* läßt sich aus der Arbeit von Menger meines Erachtens nicht entnehmen [32, 33, 34].

Debsi [7] untersuchte *die Lungenfunktion* bei Kindern an der See. Er fand eine deutliche Besserung der Lungenfunktion von lungengesunden Kindern aus dem Ruhrgebiet im Vergleich zu praktisch unveränderten Lungenfunktionswerten einer gesunden Gruppe von Inselkindern; außerdem fand er einen guten Effekt bei Asthmatikern innerhalb einer Kur. Es handelt sich hierbei jedoch um Daten während einer Kur, Langzeitkontrollen fehlen.

Menger [23] gibt an, „daß jede *Klimawirkung* sich in etwa 8 Monaten erschöpfe, wenn sie nicht durch intensive physikalische Therapie stabilisiert werde". Untersuchungen zu dieser Aussage der Stabilisierung habe ich nicht finden können.

Ebenfalls ließen sich keine Daten zu dem Erfolg einer *Kurwiederholung* und einer *längeren Kur als 8 Wochen* finden. Kurwiederholung und längere Kurdauer sind Forderungen mehrerer Autoren, um sogar eine angebliche Heilung einer chronischen Atemwegerkrankung durch das Klima zu erreichen.

Erfolgsdaten der *Internate,* z. B. auf Norderney oder in Wangen sind mir nicht bekannt. Daten für einen Langzeiterfolg der Solebadkuren, Kneippkuren [55, 67] oder der auch durchgeführten Kur in der israelischen Wüste waren ebenfalls nicht zu finden.

Der Begriff der Kinderkur wird nur in der deutschsprachigen Literatur gebraucht. In der übrigen pädiatrischen, bzw. Rehabilitationsliteratur gibt es Langzeitkonzepte, die bei uns zumindestens nicht nach § 187 RVO durchführbar sind [58, 85].

Aas [1] relativiert den Einfluß des Klimas und bezieht Erfolge auf das Mikroklima des Hauses.

Phelan [85] berichtet von *Feriencamps* und sieht den Haupteffekt in einer intensiven Patientenschulung. Hohe Prozentzahlen guter Langzeiterfolge einer Klimatherapie sieht er nur bei milden, jedoch nicht bei schweren Asthmaformen. Mit ähnlichen Camps, teilweise auch in Wohnortnähe, arbeiten auch Asthmazentren in anderen Ländern [3, 12, 13, 58]. Wichtig ist allen Autoren ein Programm mit Krankheitsschulung, gezieltem körperlichen Training, psychologischen sowie psychosozialen Rehabilitationsmaßnahmen. Dabei wird häufig die Familie mit einbezogen. Der Langzeiterfolg wird unterschiedlich, aber oft positiv beurteilt, ohne daß vergleichbare Daten zu der deutlichen Kurliteratur vorhanden sind. Als Grund für die Langzeiterfolge geben die Autoren Abhärtungsmaßnahmen sowie Verbesserung des Managements der Krankheit durch die Familie und verbessertes körperliches Training an. Unterschiede in den Erfolgen zwischen wohnortnaher oder wohnortferner Betreuung scheinen nicht zu existieren.

Der Effekt der *Abhärtung* zieht sich wie ein roter Faden durch alle zitierten Literaturstellen. Bei Asthmatikern funktioniert die Thermoregulation deutlich schlechter [78], so daß eine Abhärtung sinnvoll ist. Abhärtende Maßnahmen wie Sauna, Luft- und Seebäder bewirken ähnliche Effekte wie die erwähnten Klimaeffekte [28, 38, 40, 44, 49, 51–54, 60]. Welche kritischen *Anmerkungen* ergeben sich bei der Betrachtung des prophylaktischen Effektes von Kuren?

1. Die Langzeiterfolge der Kur sind nur ungenügend differenziert von allgemeinen Klimaeinflüssen, insbesondere Abhärtungsmaßnahmen [85]. Der alleinige *Wert des Klimas* scheint mir in der Behandlung von Atemwegerkrankungen überschätzt. Klimaeffekte, Abhärtung und auch die übrigen nachweisbaren Wirkungen bei Klimawechsel sind großenteils ohne Kur erreichbar [28, 44, 80].

2. Es gibt selten Situationen, die eine sog. *Parentektomie* erforderlich erscheinen lassen. Ob die Herausnahme einen prophylaktischen Effekt gemäß § 187 RVO hat, möchte ich bezweifeln. Das Problem einer Overprotection ist nicht durch eine Kur zu lösen. Psychosomatische Störungen bei einzelnen Familienmitgliedern drücken häufig etwas aus, oder weisen auf etwas hin, was nicht das Problem des einzelnen ist, sondern mit der gesamten Familie zu tun hat und in der Familie etwas bewirkt. Es ist deshalb nicht wichtig, den „identifizierten", als solchen „signierten" Patienten allein zu behandeln. Im Gegenteil: Der Patient eröffnet für die Familie eine Chance, in Familiengesprächen zu Veränderungen zu kommen, die für die Familie wichtig sind und zu einer psychosomatischen Entlastung aller und auch des Patienten beitragen. Dieser Therapieeinsatz verlangt ein gemeinsames Erleben der Familie und läßt eine Kur des „identifizierten" Patienten nicht als sinnvoll erscheinen [3, 16, 56, 58, 75, 85].

3. *Schulfehlzeiten, Schulleistungen, bzw. Spielverhalten,* spielen keine entscheidende Rolle in den mitgeteilten Ergebnissen. Es fehlt in allen Konzepten die Berücksichtigung einer Schulrehabilitation am Wohnort. Zu einer Prophylaxe und somit auch Rehabilitation gehören analog zur Erwachsenenrehabilitation die Einbeziehung von Schulen und Lehrern am Wohnort, um die Effizienz der Maßnahmen zu verbessern [3, 58, 64, 70].

4. *Umstimmung und Abhärtung halten begrenzt vor,* wobei Exazerbationen einer Erkrankung während und nach der Kur nicht selten sind [28, 59, 66]. Die zitierten Daten sind Ergebnisse schlecht *randomisierter* sowie *retrospektiver* Untersuchungen. Die begleitenden oder nicht durchgeführten, jedoch erforderlichen therapeutischen Maßnahmen *außerhalb einer Kur* werden nicht erfaßt.
Im Verhältnis zu den durchgeführten Kuren existieren erstaunlich wenig Langzeitdaten, überhaupt keine bei Wiederholungskuren.

5. Die *Kur kann* nach Inhalt, Ziel und Finanzierung *nicht* ein *Langzeitkonzept vor und nach einer Kur ersetzen* [70, 71]. Es dürfen nicht erst in einer Kur Weichen für Diagnostik, Therapie und Überwachung des Therapieerfolges gestellt werden [19]. Es müssen hierfür effiziente Möglichkeiten in Wohnortnähe geschaffen und genutzt werden. Nur so ist die Einhaltung einer Langzeittherapie bei Kindern mit chronischen Atemwegserkrankungen zu bessern [64, 65, 71, 74].
6. Der Wert der *Gesundheitserziehung* der Kinder während einer Kur ist rasch vertan, wenn nicht die Eltern mit einbezogen werden [59]. Wenn sich am häuslichen Mikroklima und an der Akzeptanz der Krankheit nichts ändert, wird auch eine Kur eine Gefährdung nicht verhindern [3, 25, 58, 68, 80]. Zudem fördert ein reglementierender, alles organisierender Zeitablauf während der Kur u. U. nicht die notwendige Selbständigkeit im Umgang mit einer chronischen Krankheit. Der Heilungserfolg muß vom Patienten und der Familie ständig erarbeitet werden [4, 69].
7. Schwere chronische Erkrankungen der Atemwege, die auch häufig schlechte Langzeiterfolge vorweisen, dürfen – sollte einmal eine Kur indiziert sein – nicht von den Kliniken als Ausschlußkriterium für eine Kur genommen werden [58, 64, 69, 70]. Gerade bei schweren Formen muß eine Spezialklinik zu *der* Versorgung in der Lage sein, die wohnortnah *nicht* mehr möglich sein sollte [64, 65]. Insbesondere denke ich an Internatseinrichtungen. Allerdings müssen auch hier entsprechende Erfahrungsdaten erarbeitet werden.

Ergebnis

Kuren im Sinne des § 187 RVO erscheinen sinnvoll, wenn konsequente Diagnostik und Therapie keinen Erfolg bringen und aus Gründen der Krankheit, des sozialen Umfeldes oder des sog. häuslichen Klimas eine Bedrohung der normalen Entwicklung erwächst. Sie können dann dazu dienen, über einen kontrollierten Zeitraum eine umfassende Behandlung und Schulung sowie Abhärtung zu gewährleisten, wenn dies anders nicht realisiert werden kann. Häufigkeit und Indikationen sollten sich dabei bemessen an Erfahrungen, wie sie beispielsweise bei der Mukoviszidose und beim juvenilen Diabetes mellitus vorliegen. Diese Krankheitsbilder stehen für ein hohes Maß an Rehabilitation im Kindes- und Jugendlichenalter mit komplexen, wohnortnahen Maßnahmen. Diese Erkrankungen fehlen interessanterweise fast vollständig in den Einweisungsdiagnosen von Kurkliniken.

Der *Langzeiterfolg von Kuren* ist unzureichend erforscht, um in einem derartigen Ausmaß dieses kostenintensive Instrument einzusetzen. Es gilt, bessere Daten als bisher zu erheben unter Berücksichtigung aller therapeutischer und diagnostischer Maßnahmen mit exakter Definition der Krankheitsbilder und des Schweregrades. Funktionsdaten sowie die Parameter Schulleistung, Fehltage, Konzentration, Spielverhalten müssen ggf. erweitert und registriert werden unter Zuhilfenahme standardisierter Tests. Die Daten müssen prospektiv erfaßt, mit Kontrollkollektiven verglichen und in Relation zu der spontanen Entwicklung von Kindern gesetzt werden. Nur so sind exaktere Aussagen über Kuren möglich.

Einen entscheidenden *Aspekt der Prävention* sehe ich in frühzeitiger Diagnostik, Therapie und konstanter sowie konsequenter Langzeitbetreuung im wohnortnahen

Bereich. Es erscheint mir gefährlich und unzureichend für die normale Entwicklung der Kinder, wenn Kinderrehabilitation sich überwiegend auf Kuren stützt. Ich meine, daß insbesondere auf Erfahrung mit Langzeitkonzepten, wie sie z.B. in den USA und in den skandinavischen Ländern existieren, zurückgegriffen werden sollte.

Ich wollte mit diesen Ausführungen nicht einer völligen Abschaffung der Kuren das Wort reden. Ich meine jedoch, daß bei der Betrachtung des präventiven Effekts von Kuren bessere Argumente als die bisherigen und zudem nicht die für die Wirtschaftlichkeit der Kurorte üblichen eine Rolle spielen müssen.

Literatur

1. Aas K (1974) Das allergische Kind. Thieme, Stuttgart New York
2. Abramson H (1970) Reserved parentectomy. J Asthma Res 7: 109–111
3. Andrasch RH, Strunk RC (1982) Die umfassende Betreuung des asthmakranken Kindes im National Jewisch Hospital. Wangener Tage 1982
4. Angermeyer M (1981) Chronisch kranke Kinder und Jugendliche in der Familie. Enke, Stuttgart
5. Bentley J (1975) Asthmatic children away from home: A comparative physiological study. J Asthma Res 13: 17–25
6. Burghard G et al. (1979) Evaluation de la fréquence de l'asthma chez les adolescents scolarisés du bas-rhin. Rev Fr Mal Respir 7: 175–1980
7. Debsi S (1975) Spirographische Untersuchungen über die Wirkung der Klimabehandlung an der Nordsee bei Kindern mit Asthma bronchiale und Neurodermitis. Z Phys Med 1: 29–46
8. Deschwanden J, Deschwanden B (1965) Klimakuren im schweizerischen Kurgebiet, speziell in den Hochalpen. Z Angew Bäder Klimaheilkd 12: 337–348
9. Deutscher Bäderkalender (1984) Flöttmann, Gütersloh
10. Fritz U (1964) Untersuchungen über den Einfluß von Seeklimakuren auf die Lungenfunktion. Z Angew Bäder Klimaheilkd 11: 433–451
11. Gesundheit für unsere Kinder, Weltgesundheitstag 1984. Bundesvereinigung für Gesundheitserziehung
12. Geubelle F et al (1971) Working capacity and physical training in asthmatic children at 1800 M altitud. Acta Pädiatr Scand [Suppl] 217: 93–98
13. Götz M (1978) Therapielager für asthmakranke Kinder – Versuch einer Analyse. Wiener Klin Wochenschr 19: 699–702
14. Grimm V (1925) Das Asthma. Fischer, Jena
15. Hartung K (1982) Zur Aufnahme in Kurkliniken und Rehabilitationseinrichtungen für Kinder. Sozialpädiatr Prax Klin 4: 273–277, 328–332, 395–398
16. Hoffmann L (1982) Grundlagen der Familientherapie. Isko-Press, Hamburg
17. Holgate S (1984) Differences and similarities of asthma in children and adults. Internationale Konferenz. Medicine publistudy foundation, Oxford
18. Jahresbericht (1983) Deutscher Bäderverband Bonn
19. Karg F (1978) Kinderkuren bei allergischen Atemwegserkrankungen. Allergologie 1: 44–49
20. Keineburg C (1982) Asthma bronchiale im Kindesalter. Z Allg Med 58: 172–175
21. Kendig EL, Shernick V (1983) Disorders of the respiratory tract in children, 5th edn. Saunders, Philadelphia
22. Kleinschmidt H (1965) Über die Wirkung von Sole- und Klimakuren im Kindesalter. Z Angew Bäder Klimaheilkd 12: 318–336
23. Kleinschmidt H et al (1967) Untersuchungen über die Vitalkapazität und Atemstoß bei Kindern. Z Angew Bäder Klimaheilkd 14: 240–251
24. Kleinschmidt H, Menger W (1980) Balneo- und Klimatherapie bei Erkrankungen im Kindesalter. Deutscher Bäderverband, Bonn
25. Knol K (1985) Epidemiologie, obstruktive Atemwegserkrankungen bei Kindern. In: 6. Tagung der Gesellschaft für päd. Pheumologie, Bad Lippspringe. Atmungs- und Lungenkrankheiten 11: 188–192

26. Knorre G von (1959) Asthma bronchiale und Lokalklima. Z Meteorol 13: 31 f
27. Langloh P et al (1982) Überlebenswahrscheinlichkeit und prognostische Faktoren der chronisch-obstruktiven Lungenkrankheit. Schweiz Med Wochenschr 112: 1141–1146
28. Lindemann H (1985) Ergänzende Therapie und Prophylaxe der Bronchitis. In: 6. Tagung der Gesellschaft für päd. Pneumologie, Bad Lippspringe. Atmungs- und Lungenkrankheiten 11: 193–199
29. Maier E, Menger W, Wenner J (1975) Zur Beurteilung und Begutachtung des klinischen Asthmas. Öff Gesundheitswes 37: 243–246
30. Martin AJ et al (1980) The natural history of childhood asthma to aduld life. Br Med J I: 1397–1400
31. Martin AJ et al (1982) Asthma from childhood at age 21: The patient and his disease. Br Med J 284: 380–382
32. Menger W (1962) Dokumentation über Behandlung und Kurerfolge in einer Kinderheilstätte an der Nordsee. Arch Phys Ther 14: 295–300
33. Menger W (1962) Indikation und Erfolgsaussichten der Thalassotherapie bei Kindern. Ärztl Mitt 59: 1351–1360
34. Menger W (1965) Erfolgsaussichten der Thalassotherapie bei Asthma bronchiale im Kindesalter. Kinderärztl Prax 33: 247–260
35. Menger W (1969) Therapie mit maritimen Aerosolen. Z Angew Bäder Klimaheilkd 16: 486–498
36. Menger W (1975) Klimatherapie an der Nordsee bei Kindern mit Asthma bronchiale. Heilbad Kurort 5: 132–136
37. Menger W (1976) Klimatherapie bei Asthma bronchiale im Kindesalter. Atemweg Lungenkrankh 2: 65–75
38. Menger W (1978) Kalte Luftbäder bei Kindern mit Asthma bronchiale. Z Phys Med 7: 195–205
39. Menger W (1979) Thesen zu einer modernen Kur- und Erholungsfürsorge. Kinderarzt 10: 753–754
40. Menger W (1980) Wirkungen der Saunabäder mit/ohne Aufguß bei Kindern mit Asthma bronchiale. Z Phys Med 3: 159–165
41. Menger W (1980) Hilfen für Kinder mit Asthma bronchiale, Neurodermitis constitutionalis und Pollinosis. Kinderarzt 11: 53–58
42. Menger W (1980) Sonderkrankenhäuser und Kurkliniken zur Behandlung von Kindern mit Krankheiten der Atemwege. Kinderarzt 11: 1704–1711
43. Menger W (1982) Thalassotherapie bei Kindern. Heilbad Kurort 34: 19–26
44. Menger W (1982) Wirkung der Klimafaktoren an der See. Sozialpädiatr Prax Klin 3: 494–998
45. Menger W (1982) Indikationen für Klimakuren an der See im Kindesalter. Sozialpädiatr Prax Klin 4: 554–561
46. Menger W (1982) Hinweise zur Durchführung von Klimakuren an der See im Kindesalter. Sozialpädiatr Prax Klin 4: 618–619
47. Menger W (1982) Das Klima an der deutschen Nordsee- und Ostseeküste. Sozialpädiatr Prax Klin 9: 453–455
48. Menger W (1983) Klimatherapie und physikalische Therapie des kindlichen Asthma bronchiale. Ärztez Naturheilverfahren 24: 171–177
49. Menger W (im Druck) Kälteadaptation bei jugendlichen Asthmatikern. In: Symposium für Chronobiologie u. Adaptation, Januar 84, Mahrburg/Lahn
50. Menger W, Doelp R (1968) Der Einfluß von Gebirge und See auf die 17-Ketosteroidausscheidung im Harn. Int J Biometeorol 12: 277–282
51. Menger W, Doelp R (1968) Über die Beziehung zwischen Euphorie an der Nordsee und erhöhter 17-Ketosteroidausscheidung. Z Angew Bäder Klimaheilkd 15: 318–327
52. Menger W, Unger W (1965) Messungen der Hautdurchblutung bei Kindern während der Klimatherapie an der Nordsee. Arch Phys Ther 17: 225–235
53. Menger W et al (1983) Saunabäder zur Rehabilitation bei chronisch kranken Kindern. Sozialpädiatr Prax Klin 5: 454–464
54. Menger W et al (1983) Der Einfluß von Saunabädern auf die Atemfunktion bei Kindern mit Asthmasyndrom. Prax Klin Pneumonol 37: 295–334
55. Messler R (1957) Die Praxis der Kneipp-Behandlung im Kindesalter. Hippokrates, Stuttgart
56. Minuchin S (1982) Familie und psychosomatische Krankheiten. Klett, Stuttgart
57. Nolte D (1980) Asthma. Urban & Schwarzenberg, München Wien Baltimore

58. Oseid S, Edwards A (1983) The asthmatic child. Pitman, London
59. Papaioannou I (1982) Effektivität von Kinderheilkuren, Kinder mit Erkrankungen der Atmungsorgane. Med Dissertation Universität Frankfurt/Main
60. Pekkarinen A, Kinnunen O (1951) On the physiological effects of the finnish steam-bath. The exkretion of 17-ketosteroids and the reaktions of eosinophils. Acta Endocrinol (Copenh) 7: 282–287
61. Postma DS et al (1979) Prognosis in severt chron obstr pulmonary disease. Am Res Respir Dis 119: 357
62. Purcell K et al (1969) The effect on asthma in children of expirmental seperation from the family. Psychosom Med 31: 144–164
63. Rackemann FM et al (1952) Asthma in children. A follow-up study of 688 patients after an interval of twenty years. N Engl J Med 246: 815–822
64. Die Rehabilitation Behinderter (1984) Deutscher Ärzteverlag, Köln
65. Rieger C (1983) Asthma bronchiale, Langzeittherapie u. Prognose. Monatsschr Kinderheilkd 131: 128–131
66. Rieger C (1984) Chronische Bronchitis im Kindesalter. Sozialpädiatrie 6: 312–321
67. Ring J, Teichmann W (1978) Immunologische Aspekte der komplexen Allgemeintherapie nach Kneipp. Z Phys Med 7: 55–70
68. Schilling R et al (1977) Lungfunction, respiratory disease and smoking in families. Am J Epidemiol 106: 274–283
69. Schmidt OP (1981) Rehabilitationsschwerpunkt Pulmologie. Dtsch Ärztebl 52: 2485–2489
70. Schmidt OP (1981) Rehabilitations bronchopulmonaler Erkrankungen. Witzstrock, Baden Baden
71. Schmidt OP (1984) Häufige Fehler bei der Therapie chronisch-obstruktiver Atemwegserkrankungen. Prax Pneumol 8: 329–338
72. Sill V (1983) Rehabilitation bei Atemwegserkrankungen. MMW 125: 111–112
73. Silomon H (1984) Der medizinische Sachverständige in der Sozialversicherung. Sachverständ 80: 9–11
74. Stemmann E (1981) Arzneitherapie obstruktiver Atemwegserkrankungen im Kindesalter: Das Problem der elterlichen und kindlichen Compliance. Pharmakotherapie 4: 202–205
75. Stirlin H et al (1977) Das erste Familiengespräch. Klett-Cotta, Stuttgart
76. Sybrecht GW (1980) Respiratorische Insuffizienz durch akute Bronchialobstruktion. Notfallmedizin 7: 3–20
77. Thiemann H (1981) Zur volkswirtschaftlichen Bedeutung des Arbeitsausfalls berufstätiger Mütter in Folge von Erkrankungen der Atemorgane ihrer Kinder im Krippen- und Kindergartenalter. Ärztl. Jugendkd 72: 189–194
78. Tromp S, Bouma JJ (1982) Wirkungen des Wetters und des Klimas auf Asthma und Bronchitis. Atemwegs Lungenkrankh 8: 87–90
79. Ulmer T et al (1983) Die Lungenfunktion. Thieme, Stuttgart New York
80. Verband katholischer Kurheime und Kliniken (1984) Dokumentation der Bundeskonferenz Fulda 84: Stellenwert der vorbeugenden Gesundheitshilfe für Kinder und Jugendliche im sozial- und gesundheitspolitischen Handeln heute
81. Vorträge auf dem 78. deutschen Bädertag in Bad Orb (1983) Flöttmann, Gütersloh
82. Was Sie über Atemwegserkrankungen wissen sollten (1983) Dt Liga zur Bekämpfung der Atemwegserkrankungen, Frankfurt
83. Wenner J (1975) Asthma bei Kindern. Therapiewoche 25/24: 3379
84. Werhahn P (1980) Kinderkuren. Kinderarzt 11: 239
85. Williams E, Phelan P (1975) Resipratory illness in children. Blackwell, Oxford
86. Wissler H (1965) Behandlung kranker Kinder im Hochgebirge. Z Angew. Bäder Klimaheilkd 12: 349–352
87. Wissler H (1972) Erkrankungen der Lungen und Bronchien im Kindesalter. Thieme, Stuttgart New York
88. Zega UH (1981) Sozialmedizinische Behandlung des allergischen Asthma bronchiale unter besonderer Berücksichtigung des berufsbedingten Asthma. Pharmakotherapie 4: 139–146

Der § 1236 RVO im Jahre 1984 aus der Sicht des kardiologischen Rehabilitationsklinikers

M.J. Halhuber

Der ursprüngliche Arbeitstitel meines Kurzreferats lautete:

„Kritische Anmerkungen zur Gefährdung und Minderung der Erwerbsfähigkeit und den Möglichkeiten, diese durch Heilmaßnahmen wesentlich zu bessern oder wiederherzustellen – gemäß § 1236 RVO."[1]

Der Unterschied besteht nur in einer *Einschränkung* des Themas auf mein engeres Fachgebiet der Kardiologie und auf die Situation in der Gegenwart, also 1984.

Bezugnehmend auf die Einführung in die Thematik der Tagung durch den Präsidenten möchte ich mein Referat auch in deren Rahmen lokalisieren: Es handelt sich bei der Rehabilitation um eine relativ neue Strategie im Leistungskatalog der Sozialversicherung, bei welcher heute die *medizinische* Kategorie umfassender medizinischer Nachsorge nicht ohne weiteres kompatibel erscheint mit der vorgegebenen Rechtsnorm, die im § 1236 RVO niedergelegt ist, wobei die Norm: *Besserung der Erwerbsfähigkeit* ärztlich heute kaum definierbar wird. Dazu werde ich 2 mir vom Vorsitzenden dankenswerterweise genannten Einzelfragen als Wegweisung für meine Erörterungen im folgenden konkretisieren:

1. In wieweit ist die Norm „Gefährdung oder Minderung der Erwerbsfähigkeit" durch eine Herz-Kreislauf-Erkrankung für uns Ärzte 1984 handhabbar? Dazu meine Antwort in Form von Thesen:

---

[1] § 1236 RVO (Verpflichtung und Zuständigkeit) (§ 13 AVG). Ist die Erwerbsfähigkeit eines Versicherten wegen Krankheit oder körperlicher, geistiger oder seelischer Behinderung erheblich gefährdet oder ist sie gemindert, kann der Träger der Rentenversicherung Leistungen zur Rehabilitation erbringen, wenn die Erwerbsfähigkeit durch diese Leistungen wesentlich gebessert oder wiederhergestellt werden kann oder wenn bei einer bereits geminderten Erwerbsfähigkeit durch diese Leistungen der Eintritt von Berufsunfähigkeit oder Erwerbsunfähigkeit abgewendet werden kann. Einem Versicherten, der das 63. Lebensjahr vollendet hat, kann unter den Voraussetzungen des Satzes 1 eine medizinische Maßnahme zur Rehabilitation in einer Kur- oder Spezialeinrichtung erbracht werden, wenn er berufsunfähig oder erwerbsunfähig ist oder dies in absehbarer Zeit zu erwarten ist. Dies gilt auch für die Durchführung einer weiteren medizinischen Maßnahme zur Rehabilitation vor Ablauf von drei Jahren nach Durchführung einer solchen oder ähnlichen Maßnahme, deren Kosten auf Grund öffentlich-rechtlicher Vorschriften getragen oder bezuschußt worden sind, es sei denn, daß eine vorzeitige Maßnahme aus gesundheitlichen Gründen dringend erforderlich ist. Der Umfang der Leistungen zur Rehabilitation richtet sich nach den §§ 1237 bis 1237b. Der Träger der Rentenversicherung bestimmt im Einzelfall Art, Umfang und Durchführung der Leistungen zur Rehabilitation sowie die Rehabilitationseinrichtung unter Beachtung der Grundsätze der Wirtschaftlichkeit und Sparsamkeit nach pflichtgemäßem Ermessen.

Ärzte können heute weniger denn je die Erwerbsfähigkeit auf dem allgemeinen Arbeitsmarkt beurteilen, weil deren ökonomische Bedingungen heute weit wichtiger sind als die medizinischen Kriterien. Bestenfalls kann ein Arzt die Leistungsfähigkeit an einem gegebenen Arbeitsplatz einschätzen.

Auch eine Differenzierung, ob vollschichtig oder halbschichtig ist in einer Phase der Rezession unergiebig, weil halbschichtig Erwerbsfähige nicht mehr zu vermitteln sind.

Manche Zielsetzungen des Gesetzgebers, die im § 1236 RVO niedergelegt sind (wie sie z.B. im Hinweis ausgedrückt werden, daß 63jährige noch unter Reha-Maßnahmen fallen), sind durch die Verkürzung der Lebensarbeitszeit so relativiert, daß für über 55jährige die Maxime *„Rehabilitation geht vor Rente"* nicht mehr realisiert wird.

Ich bezweifle, daß seit dem Rehabilitationsangleichungsgesetz vom 1. Oktober 1974 die Zielsetzungen des Gesetzgebers die gleichen geblieben sind wie 1957 zur Zeit der sog. Rentenreform. Seit der Gesetzgeber auch für die *Rentner* Reha-Maßnahmen über die *Krankenversicherung* sichergestellt hat, kann doch nicht mehr die Besserung oder Wiederherstellung der Erwerbsfähigkeit als Zielsetzung im Vordergrund stehen, sondern ein umfassenderes Ziel, das auch für Rentner gilt, z.B. Wiedereingliederung in die Gesellschaft.

Ich möchte dieses Ziel definieren als *Daseinsbewältigung,* als Verbesserung der qualitativen und quantitativen Lebenserwartung, die natürlich vor der Berentung auch die Erwerbs- und Berufsfähigkeit umfaßt, nach der Berentung aber andere Aktivitäten z.B. als Hausmann, als Hobbyhandwerker usw. Hier kommen wir um Definitionsversuche der Rehabilitation nicht herum:

- Definition der internationalen Arbeitsorganisation 1955: „Die Wiederherstellung eines Behinderten zum höchstmöglichen Grad seiner Möglichkeiten in physischer, geistiger, sozialer, beruflicher und wirtschaftlicher Hinsicht."
- Definition der WHO 1967 (zitiert nach [4]: „Rehabilitation ist die Gesamtheit der Aktivitäten, die nötig sind, um dem Behinderten bestmögliche körperliche, geistige und soziale Bedingungen zu sichern, die es ihm erlauben, mit seinen eigenen Mitteln einen möglichst normalen Platz in der Gesellschaft einzunehmen."
- Aus der Freizeitpädagogik habe ich folgende Definition „entliehen": Rehabilitation ist die bestmögliche Personalisation (Menschwerdung, Selbstverwirklichung) und Sozialisation (Mit-Menschwerdung) des Behinderten.
- Für den nationalen Gebrauch hat die DDR folgende Definition in Benutzung: „Rehabilitation ist die zweckgerichtete Tätigkeit eines Kollektivs in medizinischer, pädagogischer, sozialer und ökonomischer Hinsicht zur Erhaltung, Wiederherstellung und Pflege der Fähigkeiten des Menschen, aktiv am gesellschaftlichen Leben teilzunehmen." (Renker, persönliche Mitteilung)

Meine Definition: *„Leben lernen mit einer chronischen Krankheit".*

Die psychosozialen Aspekte der koronaren Herzkrankheit, aber auch aller anderen chronischen Herzleiden, bekommen heute für unsere Fragestellung einen höheren Stellenwert als bisher. Ich verweise auf die Untersuchungen von Badura, Bauer und Lehmann [2] und weitere aus dem Buch von Hermann Weidemann „Leitfaden zur beruflichen Wiedereingliederung und Berentung des Koronarkranken [7]: Der Weg eines erwerbsunfähig gewordenen Koronarkranken in die Frührente ist einer der schwersten seines Lebens." Dabei scheint nach Untersuchungsergebnissen über die psychosoziale Situation von Frührentnern nach Herzinfarkt von Kerekjarto et al. [5] die wirtschaftliche Situation des Rentners nicht das größte Problem zu sein, da die soziale Sicherung heute so weit fortgeschritten ist, daß Notlagen nicht mehr so häufig entstehen. Zu dem schlechten körperlichen Befinden kommen psychosoziale Probleme hinzu, deren Ausmaß zu vermuten war, jedoch durch die Untersuchung von Kerekjarto et al. [5] erstmals nachgewiesen wurde. Als wichtigste Aussage der nachuntersuchten 178 Frührentner empfinde ich die Angaben, daß zwar 89,4% sich zu recht berentet sehen, daß aber 50% lieber wieder arbeiten möchten. Die Arbeitsgruppe hatte u. a. die Hypothesen aufgestellt, daß sich der Frührentner verstärkt seiner Familie zuwendet, was zu einer Verbesserung der familiären Beziehungen führen könne und daß er seine Hobbies und Nebentätigkeiten ausweitet, was zu einer sinnvolleren Gestaltung der vermehrten Freizeit führen könne.

Die Untersuchung zeigt jedoch, daß genau das Gegenteil eintritt. Die Männer werden aus ihrem vertrauten, ihnen Schutz und Selbstsicherheit gebenden Arbeitsmilieu plötzlich herausgerissen und können ihre vertraute Rolle nicht mehr weiterspielen. Die Trennung vom gewohnten sozialen Milieu führt zu starker Verunsicherung, zu sozialer Vereinsamung und zu starken Einbußen des Selbstwertgefühls. Verstärkte Zuwendung zum häuslichen Bereich und zur Familie führt keineswegs zu einer Verbesserung der Beziehungen. Bei 64,4% kommt es nach der Berentung zu einer Verschlechterung der Eheverhältnisse, bei 80,1% zu erheblicher Abnahme der sexuellen Beziehungen. Bei der Befragung über Freizeitaktivitäten fielen die negativen Darstellungen über Vereinsamung, Sinnlosigkeit und Ausweglosigkeit der Situation sehr stark auf. Die Frührentner fühlen sich zurückgesetzt und von der Gesellschaft im Stich gelassen. Selten schaffte es ein Frührentner durch Hobbies und durch verstärktes Engagement im persönlichen und sozialen Bereich seinen Tag in befriedigender Weise zu strukturieren. Möglicherweise schichtenspezifisch bedingt hatten die Befragten meist gar keine eigentlichen Hobbies. Sehr zu denken gibt schließlich die Aussage der Autoren, daß sich die Frührentner, die einen Herzinfarkt erlitten hatten, auch in geistiger Hinsicht schlecht fühlen. Ohne Hoffnung und resigniert haben sie sich selbst aufgegeben und erwarten keine rechte Hilfe mehr. Sie warten regelrecht auf den Tod [5].

... Nach einem Herzinfarkt sind mehr Probleme im „Hirn" als im Herzen.

Aus den bisherigen allgemeinen Überlegungen, die ich in Form von 6 Thesen als Antwort auf die *1.* Frage zusammenzufassen versucht habe, ergibt sich folgerichtig die *2.* mehr praktische Frage: Welche sind die *medizinischen Kriterien,* an denen zu messen ist, ob die *rechtlichen Voraussetzungen* zur Gewährung von Heilmaßnahmen erfüllt sind?

2. Die *medizinischen Kriterien,* an denen zu messen ist, ob die rechtlichen Voraussetzungen zur Gewährung gegeben sind, müssen nach dem derzeitigen Stand unseres Wissens weitgefaßt werden. Sie müssen somatische *und* psychosoziale Kriterien und Gründe für eine Behinderung und Einschränkung der Daseinsbewältigung, d. h. auch der Erwerbs- und Berufsfähigkeit *vor* dem Rentenalter in gleicher

Weise mit umfassen und berücksichtigen. Bei Annahme meiner Definition der Rehabilitation gibt es logischerweise *keine* Rehabilitations*unfähigkeit*. „Leben lernen mit einer chronischen Krankheit" ist jedem Betroffenen und seinen Therapeuten aufgegeben und ist stationär und ambulant durch allerdings sehr unterschiedliche Heilmaßnahmen möglich. An mehreren konkreten Beispielen soll diese Aussage wenigstens skizzenhaft verständlich gemacht werden:

- an der Situation *nach Bypass*operationen,
- an der Situation nach *Herzklappenersatz,*
- an der Situation von *Risikoträgern,* deren Erwerbsfähigkeit im Sinne des § 1236 RVO *gefährdet* erscheint.

Die „Arbeitswiederaufnahme" (auch z. B. als Hausmann!) nach einer *Bypassoperation* – sie war Gegenstand eines speziellen interdisziplinären Symposions in Rotenburg/Fulda [6] in diesem Jahr – hängt von folgenden Faktoren und Kriterien ab:

Somatisch:
a) Alter des Patienten,
b) Angina-pectoris-Symptomatik nach Operation und objektive Belastbarkeit,
c) Ausmaß körperlicher Belastung am Arbeitsplatz.

Psychosozial:
d) Krankheitsdauer vor der Operation,
e) jeweilige psychosoziale Konstellation in Beruf und Familie,
f) sozioökonomische Verhältnisse am Wohnort (Arbeitsmarkt),
g) Information und Motivation durch die Therapeuten und Gutachter,
h) Einstellung der Öffentlichkeit und des Arbeitgebers im besonderen.

Warum sind die Arbeitswiederaufnahmen nach Bypassoperationen geringer als nach Infarkt? Erhebungen von G. Blümchen [3] sprechen für die Bedeutung des Faktors Gutachter- und Therapeutenteam. 25% seiner Patienten nahmen eine Arbeit wieder auf, 25% wurden berentet, 50% wußten 1 Jahr nach der Operation noch nicht, wie sie begutachtet würden. Die Unsicherheit der Gutachter ist verständlich gewesen in den Anfangsphasen der Herzchirurgie, heute ist sie nicht mehr berechtigt.

Patienten mit *Klappenersatz* scheinen derzeit Stiefkinder der kardiologischen Rehabilitation zu sein, jedenfalls im Vergleich mit Koronarkranken. Ich kenne auch keine umfassenden Erhebungen zur Frage der Arbeitswiederaufnahme. Slany [7] ist 1984 für die *Zweiphasenheilverfahren* eingetreten, die mir auch am ergiebigsten erscheinen: *Anschlußheilbehandlung* zur Entängstigung und vorsichtigem Aufbau und *Wiederholungsheilverfahren* nach 6 Monaten, wenn schon ein besserer Überblick über die Entwicklung möglich geworden ist.

Für die *Prävention* einer KHK bei Menschen mit erhöhtem Infarkt*risiko* durch mehrere Risikofaktoren, für die sicher nach § 1236 eine Gefährdung der Erwerbsfähigkeit gegeben ist, sind wir zur Gewährung von Heilmaßnahmen als Gutachter auf die Prüfung ihrer Motivation zur Lebensstiländerung angewiesen. Sie ist m. E. nur durch die Bereitschaft zur Selbstbeteiligung durch ein „Urlaubsopfer" zu erkennen.

Zum Schluß nenne ich nochmals die beiden wichtigen Fragen, die mir gestellt worden sind, um sie zusammenfassend zu beantworten:

- Inwieweit sind die Normen, die uns Ärzten seitens der Juristen, entweder in Form von Gesetzestexten oder aufgrund von Sozialgerichtsurteilen vorgegeben werden, überhaupt medizinisch handhabbar?

Im kardiologischen Bereich ist 1984 die Norm „Minderung der Erwerbsfähigkeit" medizinisch *nicht* handhabbar. Wenn wir, analog den Thermometern, an denen man ablesen kann, wieviel Grad Celsius wieviel Grad Reaumur entsprechen nach einer Meßlatte suchen, auf der man links die medizinischen Meßdaten abliest und rechts den zugehörigen Grad der Erwerbsminderung, ausgedrückt in der Fähigkeit, Geld zu verdienen, dann müssen wir feststellen, daß es eine solche Meßlatte nicht nur 1984 nicht gibt, sondern in Zukunft nicht geben kann. Ich wundere mich, wie Gutachter damit leben können. Beim Nachdenken über mein Thema bin ich nur zu der banalen Konsequenz gelangt, daß Sozialmediziner und erfahrene Juristen mehr miteinander diskutieren sollten.

Es ist in unserem Zusammenhang vielleicht auch bezeichnend, daß es nicht möglich war, bei der Datenbank des Bundessozialgerichts Sozialgerichtsurteile zur medizinischen Definition der Erwerbsunfähigkeit zu erfragen. Juristen betrachten es eben mit Recht nicht als ihre Aufgabe, Teilaspekte von Krankheiten zu beschreiben, sondern nur aus medizinisch vorgegebenen solche Merkmale herauszusuchen, an die sich Rechtsfolgen anknüpfen [Silomon, persönliche Mitteilung).

Und damit bin ich nochmals bei der *2.* Frage, die mir gestellt worden ist:

- Welches sind die medizinischen Kriterien, an denen zu messen ist, ob die rechtlichen Voraussetzungen zur Gewährung von Heilmaßnahmen (oder zur Berentung) erfüllt sind?

Nach meiner, aufgrund des derzeitigen Wissensstandes sehr *weitgefaßten* Definition von „Rehabilitation": „Leben lernen mit einer chronischen Krankheit" sind die somatischen *und* psychosozialen Kriterien gleichwertig und nach dem Reha-Angleichungsgesetz des § 1236 *nicht restriktiv* (auch 1984 nicht!) auszulegen. Der „Ökokardiologe" ist sich der Provokation in dieser Aussage bewußt.

Literatur

1. Badura B, Waltz M (1984) Social support and the quality of life following myocardial infarction. Social indicators 14: 294–311
2. Badura B (1981) Soziale Unterstützung u. chronische Krankheit - zum Stand sozialepidemiologischer Forschung. Edition Suhrkamp. Neue Folge, Band 63. Suhrkamp Frankfurt/M
3. Blümchen G, Scharf-Bornhofen E, Brandt D, van den Berg C, Bierck G (1979) Clinical results and social implications in Patients after coronary bypass surgery. In: Roskamm H, Schmutziger M (eds) Coronary Heart Surgery. Springer, Berlin, Heidelberg, New York
4. Denolin H (1978) Bulletin de l'organisation mondiale de la santé 56,6: 833–840

48   M.J. Halhuber

5. Kerekjarto M, Krasemann EO, Maas G (1983) Wie leben Frührentner nach Herzinfarkt? Münchner Med Wochenschr 125: 722–726
6. Walter J (1985) Return to work after coronary bypass surgery. Springer, Berlin Heidelberg New York Tokyo
7. Slany R (im Druck) Sport in der Therapie und Prävention
8. Weidemann H (1984) Leitfaden zur beruflichen Wiedereingliederung und Berentung des Koronarkranken. Arbeitsphysiologie – Kardiologie – Sozialmedizin. Steinkopff, Darmstadt

Die Diskordanz zwischen rechtlichen und medizinischen Normen als Problem für die Sozialgerichtsbarkeit

G. Hennies

Mein Thema befaßt sich nicht nur mit einem spezifischen Problem der Sozialgerichtsbarkeit, sondern mit einem allgemeinen Problemkreis, der auch den Verwaltungsbereich und sogar die tägliche Praxis der Ärzte berührt. „Diskordanz" in seiner musikalischen Bedeutung übersetzt, lautet ganz einfach „Mißklang". Damit aber ist zugleich herausgestellt, welches Ziel ich mit meinem Referat nicht zu erreichen trachte. Ich möchte nicht über Mißtöne sprechen, auch wenn ich keinen Gleichklang zwischen rechtlichen und medizinischen Normen heraushören kann. Gleichklang läßt sich bei derart unterschiedlichen Instrumenten wohl kaum herstellen, doch werde ich mich bemühen, den Klang beider Instrumente zu einer wenigstens leidlichen Harmonie zusammenzuführen.

Sicherlich ließe sich mancher Mißklang im Zusammenspiel von Medizinern und Juristen vermeiden, wenn beide Disziplinen sich – stärker als es bisweilen geschieht – *Unterschiede in der für jede typischen Denk- und Arbeitsweise* bewußt machen würden. Juristen und Mediziner dürfen nicht jeweils in die Rolle des anderen schlüpfen wollen. So müßte ich auch die Frage, was denn eigentlich medizinische Normen sind, an die Ärzte weitergeben. Ich will trotzdem einen kurzen Versuch wagen, herauszufinden, was Mediziner unter Norm verstehen. Das medizinische Schrifttum und auch Gespräche mit Ärzten haben wenig Aufschluß ergeben. Offenbar spielen Normbegriffe in der Medizin eine untergeordnete Rolle. Sucht man nach Maßstäben für medizinische Normen, gerät man an problematische Begriffe wie „normal" und „abnorm", „regelrecht" und „regelwidrig". Gleichzeitig werden auch Schwierigkeiten offenbar, Grenzen zwischen „gesund" und „krank" zu ziehen. Man erfährt, daß die Abnormität bestimmter Werte nicht unbedingt Krankheit bedeuten muß, und daß dies besonders für Normen geistigen Lebens und menschlichen Verhaltens zutrifft. Dabei fällt dem Juristen auf, wie stark in der Medizin Normen aus Erfahrungen gewonnen werden, sich an durchschnittlichen, an meßbaren Werten orientieren oder im psychischen Bereich an „üblichem" oder „gewöhnlichem" Verhalten oder gar am „Konventionellen" ausrichten, ohne daß sich das Abnorme näher definieren läßt. Norm wird aber auch gleichgesetzt mit „Gesetzmäßigkeit". Mediziner sagen: als gesetzmäßig gilt eine anerkannte Therapie, die mit der Mehrheit der im Schrifttum niedergelegten Erfahrungen übereinstimmt [3]; indes werden Abweichungen von sog. Schulmedizin nicht etwa als ungesetzmäßig abgewertet. Prognostik wird sehr wesentlich auf gesetzmäßige Verläufe gestützt, Naturgesetze dienen als Orientierungshilfe. Bei allem sind Empirie, eng verknüpft mit Intuition, Quellen ärztlicher Urteilsbildung. Sie lassen dem Arzt einen beträchtlichen

Spielraum, häufig fließen rational nicht begründbare Erwägungen in ärztliche Urteile und Handlungen ein [3].

Im Unterschied zur *Medizin als Erfahrungswissenschaft* par excellence ist *Jurisprudenz normative Wissenschaft*. Für den Juristen spielen Normbegriffe die ausschlaggebende Rolle. Er lernt schon während seines Studiums im ersten Semester: Rechtsnorm ist die Gesamtheit aller Rechtsvorschriften, durch die das Verhältnis der Bürger zueinander oder zu Hoheitsträgern oder zwischen diesen geregelt wird. Zu den Rechtsquellen gehören an erster Stelle Gesetze und Verordnungen als staatlich gesetztes Recht, ungeschriebenes Gewohnheitsrecht und die jeder Rechtsordnung zugrundeliegenden allgemeinen Rechtsgedanken. An diese Normen legt der Jurist bei der Rechtsanwendung im Einzelfall bestimmte Auslegungsregeln an, die nicht vom Gesetzgeber, sondern von Rechtswissenschaft und Rechtsprechung in langer Entwicklung erarbeitet worden sind. Rechtlich gibt es keine Auslegungsregel etwa des Inhalts, daß in Zeiten angespannter Haushaltslage Sozialgesetze restriktiv, d.h. Leistungsansprüche einengend auszulegen seien. Übermäßige Anspruchshaltungen lassen sich nur durch allgemeinen Bewußtseinswandel verändern. Und letzten Endes ist der Gesetzgeber aufgerufen, Grenzen von Leistungsansprüchen anders zu setzen.

Die Bindung an ein vorgegebenes Normgefüge ist ärztlichem Handeln fremd. Abstrakte Definitionen, was Begriffe wie „Gesundheit" und „Krankheit" bedeuten, führen bei ärztlichem Handeln nicht weiter. Der Arzt weiß, daß innerhalb der Spannweite von normalen über fraglich normale zu anormalen und krankhaften Befunden keine sicheren Grenzen verlaufen. Häufig bleibt es dem Gutdünken von Arzt und Patient überlassen, wer für gesund und wer für krank gehalten wird. Daher entzieht sich das Begriffspaar „gesund" und „krank" einer medizinisch allgemeingültigen Definition. Was Juristen und Mediziner unter Norm verstehen, ist grundverschieden [5].

Fragen nach dem Normalen und Regelwidrigen, nach Grenzen zwischen *Gesundheit und Krankheit* tauchen erst auf, wenn *außermedizinische Maßstäbe an medizinisches Geschehen herangetragen werden* [10]. So etwas ereignet sich besonders, wenn rechtlich zu entscheiden ist, ob aus einem Krankheitszustand Ansprüche auf Sozialleistungen oder soziale Vergünstigungen gegen den Staat oder staatliche Institutionen, die Versicherungsträger, hergeleitet werden können. Sozialrechtlich wird Krankheit niemals als solche definiert, sondern – eingebunden in eine Rechtsnorm – als Merkmal eines gesetzlichen Tatbestandes, an den bestimmte Rechtsfolgen geknüpft sind. Der Jurist erläutert Krankheit final, ausgerichtet auf den sozialen Zweck, dem die jeweilige Rechtsnorm dient. Bildlich gesprochen ordnet der Jurist Krankheit in Fächer ein, die das Gesetz für die einzelnen Leistungsansprüche geschaffen hat. So kommt es zur Krankheit im Rechtssinn, genauer: im Sinne der jeweiligen Vorschrift, aus der ein Leistungsanspruch abgeleitet wird. Für den Juristen ist Krankheit immer nur eine von mehreren Voraussetzungen gesetzlicher Tatbestände. Ansprüche und Rechte entstehen erst, wenn auch die übrigen Voraussetzungen der Rechtsnorm erfüllt sind. Nur so ist der Satz zu begreifen, nicht jede Krankheit im medizinischen Sinn habe rechtlich „Krankheitswert" [4]. Beispielsweise muß in der Krankenversicherung für den Anspruch auf Krankengeld hinzukommen, daß der Versicherte arbeitsunfähig ist. Oder in der Rentenversicherung steht

Rente nur zu, wenn Krankheit im gesetzlich bestimmten Ausmaß zur Einbuße an Erwerbsfähigkeit geführt hat.

Wegen solcher Verschiedenheit juristischer und medizinischer Krankheitsbegriffe ist es müßig, sich um gemeinsame Definitionen zu bemühen. Wann ein Mensch anfängt, wirklich krank zu sein, richtet sich bekanntlich nicht nach irgendwelchen medizinischen Normen. Der Arzt weiß nicht einmal, „ob er dem Patienten, der ihn um Hilfe bittet, auch wirklich wird helfen können", ob er den Patienten wirklich verstehen, sein Leiden hinreichend durchschauen und Ursachen erkennen wird [11]. Dieser spezifische Interaktionsprozeß verlangt immer wieder aufs neue, sich auf die individuelle Wirklichkeit des Patienten einzustellen. Der Arzt darf sich niemals zu sicher fühlen, er soll sich eine gewisse Unsicherheit bewahren. Er muß sich offen halten für andere, besser wirksame Lösungen des diagnostischen oder therapeutischen Problems. Immer wieder gelangt er an Grenzen medizinischer Erkenntnis, er kennt die Mangelhaftigkeit naturwissenschaftlicher Einsichten, die voreilige Schlüsse, Irrtümer und Irrgänge begünstigt. Es gibt kein Normgefüge, das ihm Sicherheit verschafft.

Dieser Mensch nun, der die Unsicherheit menschlichen Erkennens in seinem täglichen Handeln erlebt und erfährt, wird als medizinischer Sachverständiger in einen Prozeß einbezogen, in dem der Richter auf möglichst vollkommene Gewißheit aus ist.

Juristische Sachaufklärung hat einen so hohen Grad von Wahrscheinlichkeit zum Ziel, daß nach der Lebenserfahrung vernünftige Zweifel ausscheiden. Bei Sachverhalten, die nicht sicher sind, geraten Juristen in Schwierigkeiten, weil ihnen verfahrensrechtlich aufgegeben ist, Urteile auf Überzeugung aufzubauen. Daher widerstrebt es ihnen auch, fließende Übergänge anzuerkennen. Sie helfen sich, indem sie, wenn irgend möglich, normativ verbindlich Grenzen setzen. Besonders für den Richter, der unausweichbar die Entscheidungslast trägt, gibt es letzten Endes nur ein striktes Entweder/Oder:

Entweder läßt der Streitfall sich unter bestimmte Rechtsnormen subsumieren oder nicht, entweder sind die gesetzlichen Voraussetzungen für einen Leistungsanspruch erfüllt oder nicht. Dieser Entscheidung kann der Richter niemals ausweichen.

Ein derart strenges *Entweder/Oder* ist medizinischem Denken fremd. Unsicherheiten und Ungewißheiten medizinischer Normen haben den Arzt dazu gebracht, mehr „*Sowohl-als-auch*" zu denken, für ihn könnte es so, aber auch anders sein. Daher ist es nur natürlich, daß Reibungen und Spannungen zwischen Juristen und Medizinern nicht ausbleiben. Ein Beispiel sind die verfahrensrechtlichen Anforderungen der Rechtsprechung an die Sachaufklärung bei Problemen der Neurose. Da erwarten Richter von medizinischen Sachverständigen möglichst eindeutig Antwort auf die Beweisfrage, ob es sich um neurotische Störungen oder bloß um Simulation oder Aggravation handelt. Dem Juristen erscheint eine möglichst reinliche Trennung notwendig, welcher Anteil von Beschwerden durch ein organisches Leiden bedingt, welcher auf eine neurotische Symptomverstärkung zurückzuführen und welcher nur als Aggravation oder gar Simulation zu bezeichnen ist[1]. Hier tritt typisch juristisches Grenzwertdenken zutage.

---

[1] Vgl. dazu die Darstellung von Silomon [8].

Hier stoßen auch formaljuristisches und medizinisch-naturwissenschaftliches Denken hart aufeinander. Die Frage drängt sich auf, wer muß zurückweichen? Ich meine, der Jurist. Er muß es hinnehmen, wenn der medizinische Sachverständige nach gewissenhafter Prüfung erklärt, daß die Erkenntnisse seiner Wissenschaft zur genauen, eindeutig abgegrenzten Antwort nicht ausreichen.

Mit Recht hat sich der Rechtsmediziner Witter [12] dagegen gewandt, daß die Erkenntnisse, die der Arzt aus Forschungsergebnissen und mehr noch aus dem täglichen Umgang mit leidenden Menschen gewinnt, „durch lebensfremde, abstrakte, logisch-rationale Konstruktionen am grünen Tisch völlig erstickt werden". In der Tat gerät der Jurist, gewohnt von abstrakten Normen und Rechtsbegriffen auszugehen, leicht in Versuchung, an die Stelle von Realität Rechtskonstruktionen zu setzen. In seinem Bestreben, die Wahrheit für diesen Einzelfall zu finden, erwartet er vom Sachverständigen Antwort auf alle Fragen, die er für rechtserheblich hält. Und dabei geschieht es gelegentlich, daß er etwas verlangt, was ihm der Mediziner unmöglich geben kann.

Diese Spannung läßt sich nur so lösen, daß der Mediziner *Grenzen seiner Wissenschaft* offenlegt. Der Sachverständige darf sich nicht, nur weil er vom Juristen befragt wird, Antworten abringen, die wissenschaftlich nicht stichhaltig sind [9]. Er soll sich seiner Aufgabe, Beweisfragen zu beantworten, nicht entziehen, muß alle Möglichkeiten zur Klärung ausschöpfen, er darf aber nicht seine Wissenschaft beugen. Es wäre häufig ehrlicher, wenn Sachverständige offen zugeben würden, diese oder jene Frage beim besten Willen mit gutem Gewissen nicht oder nicht genau beantworten zu können. Solche Aussage muß der Jurist hinnehmen und seine rechtlichen Schlüsse daraus ziehen. Wenn der Sachverständige erklären muß, daß die Erkenntnisse seiner Wissenschaft zur Antwort auf die Beweisfrage nicht ausreichen, dann sind die Grenzen juristischer Sachaufklärung erreicht.

Für die Fälle, in denen sich trotz aller Beweiserhebungen Zweifel nicht beseitigen lassen, haben Juristen sich verfahrensrechtlich bestimmte Normen erarbeitet. Sie helfen sich mit typisch *juristischen Kunstgriffen* aus dem Dilemma. Im Strafrecht wendet der Richter den Grundsatz „in dubio pro reo" an und spricht den Angeklagten frei. Im Verwaltungsverfahren und in Prozessen vor den Verwaltungs- und Sozialgerichten, wo dieser Grundsatz nicht gilt, wird Beweislast unter die Beteiligten verteilt. Welchem Beteiligten, ob dem Kläger oder dem Beklagten, das Risiko lückenhafter Tatsachenfeststellung aufgebürdet wird, entscheidet im Streitfall allein der Richter; die Aufgabe des Sachverständigen beschränkt sich darauf, Lücken offenzulegen. Erkennt er freilich, daß er Antwort geben könnte, wenn ihm die Beweisfrage anders gestellt wird, so sollte er darauf in seinem Gutachten hinweisen.

Genau an dieser Stelle liegt eine *Crux der Sozialgerichtsbarkeit.* Zugleich haben wir einen der Gründe aufgedeckt, warum in Sozialrechtsstreitigkeiten so viele Gutachten eingeholt werden. Um der gesetzlichen Pflicht zu genügen, den Sachverhalt vollständig zu ermitteln, neigen Richter dazu, über die Instanzen hinweg mit Hilfe immer wieder neuer Gutachten so lange zu suchen, bis sie Sachverständige finden, die sie mit Worten wie „zur Gewißheit" oder „mit an Sicherheit grenzender Wahrscheinlichkeit" abspeisen und zufrieden stellen. Der Sachverständige darf sich jedoch nicht zu Präzisierungen und zu gutachtlichen Aussagen drängen lassen, die er mit gutem Gewissen nicht machen kann. Er muß darauf achten, die Grenzen der medizinischen Wissenschaft, seiner medizinischen Fachkunde und seiner eigenen medizinischen Erfahrungen einzuhalten. Daher muß er sich auch hüten, seine Beurteilungen für sicherer hinzustellen, als sie nach medizinischer Erkenntnis sein können.

Bei allem Bemühen um Objektivität entspringen gutachterliche Beurteilungen – mehr als Juristen es wahr haben wollen – subjektiven Kenntnis- und Erkenntnisgrenzen des Sachverständigen. Bewußt überspitzt spricht der Sozialmediziner Schaefer [7] nicht nur vom *„beträchtlichen Ermessensspielraum"* und *„viel Subjektivität",* vielmehr von einem *„hohen Maß an Willkür";* dafür nennt er 3 Gründe:

1. die Ungewißheit von Begriffen wie Krankheit, Leistung und Leistungsfähigkeit;
2. den Ganzheitscharakter menschlicher Funktionen; und
3. das Fehlen einer als Vergleichsobjekt geeigneten Standardleistung eines Gesunden.

Ein Durchschnittsmensch mit einem Standardmaß an Leistungsfähigkeit oder, wie sich das Bundessozialgericht[2] ausdrückt, eine „durch das Leitbild des gesunden Menschen geprägte Norm" existiert wohl in der Vorstellung abstrakt denkender Juristen, jedoch nicht in Wirklichkeit.

Diese Schwierigkeiten, die Sachverständige auf dem ihnen eigenen Gebiet der Medizin zu bewältigen haben, sind groß genug. Sie sollten sich daher nicht noch zusätzlich Aufgaben aufbürden lassen, die nicht sie, sondern Juristen lösen müssen. Sachverständige dürfen ihre Aussage auch nicht mit einem Anstrich von Gewißheit versehen, wo sie exakt eigentlich gar nicht antworten können, wie z. B. auf Fragen nach der zeitlichen Belastbarkeit in bestimmten, vielleicht sogar unbekannten Berufen. Der Arzt wird als Sachverständiger überfordert, ja mißbraucht, wenn von ihm Aussagen zu Sachverhalten erwartet werden, zu deren Klärung er mit seinem medizinischen Fachwissen und seinen medizinischen Erfahrungen nichts beitragen kann.

So ist es allein Aufgabe der *Verwaltung,* im Rechtsstreit des *Richters,* die vom Sachverständigen festgestellten krankheitsbedingten Funktionsausfälle an der Elle rechtlicher Maßstäbe zu messen. Bei der schwierigen Aufgabe, medizinisch festgestellte Leistungsprofile auf berufliche Anforderungsprofile zu übertragen, vermischen sich Kompetenzen. Wer Leistungsanforderungen bestimmter Berufstätigkeiten verläßlich beurteilen möchte, muß aktuelle Kenntnis von all den Anforderungen haben, die in der realen Arbeitswelt der heutigen Industriegesellschaft gestellt werden. Hier jedoch versagen medizinische und juristische Normen gleichermaßen. Mediziner dürfen es sich nicht gefallen lassen, auf außermedizinisches Gebiet gedrängt zu werden, wo eigene Kenntnisse und Erfahrungen sie im Stich lassen, wo sie auch nur als Laien sprechen können. Der Sachverständige sollte vielmehr beim Auftraggeber des Gutachtens anregen, offene außermedizinische Tatfragen selbst zu klären, namentlich zum Beruf, zu bestimmten Berufstätigkeiten, zu Leistungsanforderungen, die sie stellen, und dergleichen mehr. Hier breitet sich ein weites Feld, auf dem Verwaltungen, im Rechtsstreit Richter, allzu gerne eigene Aufgaben auf den Mediziner abzuwälzen suchen. Der medizinische Sachverständige darf getrost den „Schwarzen Peter", den der Jurist versucht ihm zuzuschieben, zurückgeben, ja er muß es sogar!

---

[2] (BSGE 26, 240; 32, 245; 35, 10).

Sich auf das eigene Gebiet medizinischer Wissenschaft zu beschränken, ist um so notwendiger, als der Gesetzgeber mehr und mehr dazu übergeht, Kompetenzgrenzen zu verwischen und zu versuchen, Mediziner mit einer Verantwortung zu belasten, die nicht sie zu tragen haben. *Mediziner müssen sich – möglichst schon im Vorfeld von Gesetzesentwürfen – dagegen wehren, Aufgaben zugewiesen zu erhalten, die sie nach den für sie maßgebenden medizinischen Normen nicht oder nicht richtig erfüllen können* [2].

In der Rechtswissenschaft ist einmal vor der „Flucht des Gesetzgebers in Generalklauseln" gewarnt worden. Diese Warnung ist vergeblich geblieben, obwohl sie von Juristen in Wissenschaft und Praxis in seltener Einmütigkeit immer wieder und zunehmend eindringlicher vorgebracht worden ist. Mehr als je zuvor versieht der moderne Gesetzgeber in der Hast einer übereilt produzierenden Gesetzesmaschinerie Vorschriften mit neuen unbestimmten Rechtsbegriffen. Damit zieht der Gesetzgeber sich aus der Verantwortung klarer Gesetzesvorschriften zurück. Aber der Preis für solchen Rückzug ist hoch. Die Gesetzesflut, von der das Sozialrecht überschwemmt wird, hat zu einem komplizierten und schwerfälligen Recht geführt, das von Fachjuristen nur noch schwer, *vom Bürger überhaupt nicht mehr begriffen werden kann.*

Der Fernsehjournalist Altmann [1] hat kürzlich bei einem Pressegespräch des Bundessozialgerichts die „Haushaltsstruktur- oder -begleitgesetze" und all jene Gesetze glossiert, die unter unauffälligen Bezeichnungen „zum Wohle des Haushalts das Wohl der Menschen beschneiden". Sie liefern reichlich Beweis für eine erschreckende „Sprachunmündigkeit der Bürokratie". Ein Musterbeispiel ist die im Zuge wiederholter Spargesetze mehrmals neu und immer komplizierter gefaßte Grundvorschrift für Rehabilitation in der Rentenversicherung (§§ 1236 RVO, 13 AVG), für einen Bereich also, in dem Rechtsklarheit herrschen muß, weil oft schnelles Verwaltungshandeln notwendig ist, in dem auch Gefahr besteht, daß bürokratische Hürden notwendige Hilfe erschweren, wenn nicht vereiteln. Mit einer Vielzahl unbestimmter Rechtsbegriffe überfrachtet, ist die Vorschrift mit der Zeit länger und länger geworden. Sie trifft zu viele Unterscheidungen, zeichnet sich – wie manche andere im Sozialrecht auch – durch pedantische Ausführlichkeit und einen Mangel an Konzentration auf das Grundsätzliche aus; sie ist Ausfluß einer Gesetzgebung mit ungezügeltem Hang zum Perfektionismus [6].

Ich möchte es Ihnen und mir ersparen, Kostproben juristischer Auslegungskunststücke zu bieten. Die gesetzliche Begriffsverwirrung, die Juristen zu Kapriolen bei der Gesetzesauslegung verleitet, ist schlimm. Eine Rechtsauslegung, die nicht mehr erreicht als unbestimmte Gesetzesbegriffe durch andere kaum bestimmtere, kaum besser verständlichere, ebensowenig praktikable Begriffe zu ersetzen, dreht sich im Kreis, hilft in der Praxis auch nicht weiter. Wenn so etwas geschieht, ist die Kapitulation vor einer unpraktikablen Gesetzesvorschrift nahe.

Mediziner können mit solcher Begriffsreiterei nichts anfangen. Doch wie sollen sie sich demgegenüber verhalten?

Sie sollten sich darauf besinnen, daß es ureigene juristische Aufgabe ist, Beweisfragen zu formulieren. Führt juristische Rechtsauslegung dahin, daß der Sachverständige außerstande ist, Beweisfragen zu begreifen und so differenziert zu beantworten, wie es der Jurist wünscht, dann bleibt nichts anderes übrig, als die gutachterliche Aussage auf das zu beschränken, was der Sachverständige mit gutem

Gewissen erklären kann. Antwort auf unklare, unverständliche Fragen kann und muß er verweigern. Nur auf diese Weise, durch Verweigerung kann er den Juristen dahin bringen, seine Auslegungsergebnisse zu überdenken, kann auch der Gesetzgeber bewegt werden, unpraktikable Gesetzesvorschriften zu ändern.

Unter solcher Verwirrung darf freilich der hilfesuchende Bürger nicht leiden. Wenn der Arzt – sei es als behandelnder Arzt, sei es als Sachverständiger – Hilfe durch medizinische Maßnahmen zur Rehabilitation aus gesundheitlichen Gründen für erforderlich hält, dann muß er das sagen und medizinisch begründen, gleichgültig wie verworren die Gesetzesvorschrift lautet. Nur etwas darf er nicht: *sich selbst an Gesetzesinterpretation wagen,* denn damit begäbe er sich auf das Glatteis juristischer Gebiete.

Bei einem verkomplizierten Gesetzeswortlaut, der zu einer weniger klärenden als eher verwirrenden Gesetzesauslegung verführt, muß es unweigerlich zu Mißklängen kommen, doch nicht unbedingt auch zu Diskordanzen im Zusammenspiel zwischen Medizinern und Juristen. Diskordanzen lassen sich vermeiden, wenn beide nur auf ihren eigenen Instrumenten spielen, dabei aber auf den Klang des anderen hören, oder anders ausgedrückt: wenn beide Disziplinen Grenzen ihrer Wissenschaft erkennen, beachten und einhalten, sich also selbst vor Grenzüberschreitungen hüten und sie auch nicht dem anderen zumuten.

Literatur

 1. Altmann K (1984) Die elektronische Pythia oder die Schwierigkeiten, Sozialpolitisches über den Bildschirm zu bringen. Sozialgerichtsbarkeit 31: 243
 2. Goetz E (1984) Der Sachverstand des Arztes bei der Planung und Gesetzgebung in der Gesundheitspolitik. Med Sachverstand 80: 6–8
 3. Gross R (1973) Einige logische Grundlagen und Grundfragen der Medizin. Dtsch Ärztebl 70: 2319, 2392, 2462, 2538, 2605
 4. Hennies G (1981) Rechtsgrundlagen der Begutachtung im System der sozialen Sicherung. In: Marx HH (Hrsg) Medizinische Begutachtung, 4. Aufl. Thieme, Stuttgart, S 7–69
 5. Hennies G (1983) Rechtliche Aspekte des technischen Wandels in der Medizin. In: Silomon H (Hrsg) Technologie in der Medizin. Hippokrates, Stuttgart, S 201–228
 6. Noll P (1973) Gesetzgebungslehre. Rowohlt, Reinbek/Hamburg
 7. Schaefer H, Blohmke M (1972) Sozialmedizin. Thieme, Stuttgart, S 340
 8. Silomon H (1978) Simulation und Aggravation – Begehrlichkeit und Kontrolle. In: Silomon H (Hrsg) Sozialmedizin. Asgard, St. Augustin, S 199–205
 9. Silomon H (1984) Der medizinische Sachverständige in der Sozialversicherung. Med Sachverstand 80: 9–11
10. Viefhus H (1976) Der medizinische Krankheitsbegriff. Z Sozialreform 22: 385
11. Wesiack W (1982) Das ärztliche Gespräch und das ärztliche Handeln. In: Heuser-Schreiber H (Hrsg) Arzt und Patient im Gespräch. Aesopus, Basel, S 9–20
12. Witter H (1958) Die Neurose im bürgerlichen Schadensrecht und im Sozialversicherungsrecht. NJW 11: 245

Steuerungsdefizite in der Gesundheitsökonomie – Ursachen und Möglichkeiten ihrer Überwindung

J. Metze

Reform als politisches Problem

Eine Reform der GKV ist notwendig. Ich bin mir sicher, daß viele, die sich mit Gesundheitspolitik befassen, dieser These nicht beipflichten würden. Zwar gibt es sicherlich viele, welche die negativen Folgen der Reformpolitik in der Zeit bis zur Wende unmittelbar am eigenen Leib gespürt haben. Aber auch unter diesen werden die meisten sich vermutlich eher für die These „Ruhe an der Front", statt für neue grundlegende Reformen aussprechen. Sie wären unter Hinweis auf das bis in die 70er Jahre ausgezeichnet funktionierende System der gesetzlichen Krankenversicherung vollends zufrieden, wenn ein Teil der in den letzten 10 Jahren vorgenommenen Reformen rückgängig gemacht würde.

Die Erinnerung an die „goldenen Zeiten", also die Zeiten ohne Staatsintervention, ohne Honorardeckel, ohne konzertierte Aktion und ohne Negativliste ist noch so lebendig, daß die meisten von ihnen zufrieden wären, wenn der von der damaligen Bundesregierung eingeschlagene Weg nicht fortgesetzt und ein Teil der in dieser Zeit beschlossenen Maßnahmen rückgängig gemacht würde.

Diese Haltung ist zwar verständlich, sie ist jedoch ausgesprochen kurzsichtig. Mit einem Vertragsgeflecht, wie es bis 1970 bestand, wird das System der Gesundheitssicherung niemals wieder zur vollen Zufriedenheit funktionieren. Zu vieles hat sich in der Zwischenzeit verändert, und damit die Verhaltensweisen und Reaktionen der Betroffenen beeinflußt.

Fehlentwicklungen der Vergangenheit

Für die in den letzten 15 Jahren eingetretenen Fehlentwicklungen können vereinfachend 2 Gründe angeführt werden. Der *erste Grund* liegt in den von *Politik und Rechtsprechung ausgelösten Tendenzen,* durch die sich die gesetzliche Krankenversicherung zunehmend von einer Institution zur Sicherung gegen finanzielle Folgen von Krankheit zu einer *Institution der allgemeinen Daseinsfürsorge* entwickelte. So wurde in dem betrachteten Zeitraum nicht nur das Leistungsspektrum durch Entscheidungen der Politiker beträchtlich ausgedehnt. Hinzu kam eine wesentlich *erweiterte Interpretation des Krankheitsbegriffes* durch die Rechtsprechung.

Beeinflußt durch den Gesundheitsbegriff der *WHO,* wonach Gesundheit als Zustand des völligen physischen und psychischen Wohlbefindens eines Individuums bezeichnet wird, wurde die Behandlung von Drogenabhängigkeit, Alkoholismus, Nikotinabhängigkeit, ebenso wie die Behandlung psychischer Probleme mehr und mehr zu einer Aufgabe der GKV. Zusätzlich wurden durch Entscheidungen des Gesetzgebers immer mehr Aufgaben in den finanziellen Verantwortungsbereich der GKV verlagert, die nur bedingt mit den Aufgaben einer Krankenversicherung in Zusammenhang gebracht werden können. Beispiele hierfür sind die Zuständigkeit der Krankenkassen für die Gesundheitsaufklärung, für Schwangerschaftsabbruch sowie für nichtkrankheitsbedingte Pflegefälle. Die einzelnen Kassen wurden dadurch mit Aufgaben belastet, die über ihre ökonomische Funktion als Versicherung, die ihren Mitgliedern Schutz vor Folgen von Krankheit bereitstellt, weit hinausgehen.

Der *zweite Grund,* durch den Fehlentwicklungen ausgelöst wurden, ist das Vorliegen *falscher Anreize für Ärzte, Versicherte und Krankenkassen.* Vergütet man ärztliche Tätigkeit nach Einzelleistungen, so darf man sich über eine Tendenz zur Ausdehnung des Leistungsvolumens und einer Überversorgung mit Gesundheitsgütern dann nicht wundern, wenn den Versicherten diese Leistungen zum Nullpreis zur Verfügung gestellt werden. Tragen die Ärzte außerdem keine Verantwortung für die von ihnen im Rahmen einer Behandlung verordneten Leistungen in Form von Medikamenten und Krankenhauseinweisungen, so werden auch diese Leistungen ausgedehnt werden. So ist es Ärzten durch verstärkte Krankenhauseinweisungen möglich, kostenträchtige Fälle auf Krankenhäuser zu verlagern und gleichzeitig das Behandlungsrisiko zu verringern. Weiterhin ist es den Ärzten möglich, Arzneimittelverordnungen als Werbeträger für die Patienten einzusetzen, denn je teurer die Medikamente, desto höher ist in der Regel auch die Beliebtheit eines Arztes. Fehlt im Rahmen des Systems der Krankenversicherung eine *Selbstbeteiligung der Versicherten,* so steht dem Interesse der Anbieter von Gesundheitsgütern auf eine Expansion des Leistungsvolumens das normalerweise vorhandene Interesse der Nachfrager nach einer Begrenzung der Kosten der Behandlung nicht mehr entgegen.

Aber nicht nur die Preise einzelner Gesundheitsgüter, auch die *Versicherungsbeiträge* haben ihre Funktion als Preis und damit als Indikator für die Effizienz der Versorgung der Versicherten einer Kasse mit Gesundheitsgütern verloren. So wurden Kosten der Gesundheitssicherung teils auf andere Träger verlagert, teils durch staatliche Subventionen künstlich gesenkt. Ein Beispiel für Kostenverlagerung auf andere Träger ist die Lohnfortzahlung, ein Beispiel für staatliche Preissubventionen die duale Krankenhausfinanzierung. Auch durch diese Entscheidungen wurden die Fehlentwicklungen der Vergangenheit vorprogrammiert.

Reaktion der Politiker

Die Notwendigkeit, Maßnahmen zur Kostenbegrenzung zu ergreifen, wurde zu der Zeit, als sich die Fehlentwicklungen erstmals bemerkbar machten, von niemandem bestritten. Betrachten wir daraufhin die zur Kostenbegrenzung getroffenen Entscheidungen, so handelt es sich im wesentlichen um Maßnahmen zur Verstärkung oder Einführung einer gesellschaftlichen Steuerung des Gesundheitswesens.

Hierzu gehören die Einführung der *Konzertierten Aktion im Gesundheitswesen* und die damit verbundene Möglichkeit zur Begrenzung der Ausgaben in einzelnen

Teilbereichen durch die Festlegung von Höchstbeträgen, der verstärkte Rückgriff auf Instrumente der *Bedarfsplanung* sowie die *Einführung einer Negativliste*. Aber auch die Zentralisierung der *Honorarverhandlungen* sowie die Neugestaltung der *Gebührenordnungen* durch Einführung von Punktwerten und die damit geschaffene Möglichkeit, die Gesamtvergütung trotz formaler Beibehaltung der Einzelleistungshonorierung zu fixieren, sind Instrumente, die eine verstärkte gesellschaftliche Steuerung ermöglichen würden.

Während diese Maßnahmen von einem Teil der verantwortlichen Politiker als einzige Möglichkeit angesehen wurden, die Entwicklung unter Kontrolle zu bekommen, wurden sie von den Betroffenen z. T. heftig kritisiert und abgelehnt. Alternativen wurden jedoch nicht angeboten.

Als Folge dieser Maßnahmen wurde die Selbstverwaltung immer bedeutungsloser. Der Entscheidungsspielraum der Kassen ist inzwischen so gering geworden, daß sie kaum noch als Institution zur Vertretung der Interessen der Versicherten, also der Nachfrager nach Gesundheitsleistungen, angesehen werden können. So ist eine Möglichkeit auf die Art und den Umfang der gewährten Leistungen einzuwirken, gegenwärtig ebensowenig vorhanden wie die Möglichkeit, die Art der Finanzierung beispielsweise durch die Schaffung von Wahltarifen mitzugestalten. Die Aufgabe der Kassen reduziert sich zumeist darauf, vom Gesetzgeber beschlossene Maßnahmen in die Satzungen der Kassen zu übertragen und ihre Durchführung zu überprüfen. Eine Weiterentwicklung der GKV im Hinblick auf die sich wandelnden Bedürfnisse der Versicherten ist kaum möglich.

Weitergehende Reformen scheinen aber auch von der gegenwärtigen Bundesregierung kaum beabsichtigt zu sein. So schrieb noch vor wenigen Monaten der damalige parlamentarische Staatssekretär im Arbeitsministerium, Heinrich Franke, in der Zeitschrift *„Wirtschaftsdienst"* über die Position der Bundesregierung zur Frage einer Strukturreform *„einer grundlegenden Umgestaltung des Systems der GKV bedarf es nicht"*. Beabsichtigt sei lediglich die Einbeziehung aller Bereiche, also auch des Krankenhausbereiches in die Kostendämpfung. Dies bedeutet aber nicht eine Abschaffung, sondern eine Ausweitung des Lenkungsinstruments der konzertierten Aktion. Weiterhin wird die Einbringung eines Entwurfs zur Änderung des Krankenhausfinanzierungsgesetzes sowie die Durchführung begrenzter gesetzgeberischer Reformen zur Stärkung der Selbstverwaltung angestrebt.

Hinsichtlich der Frage nach Einführung von Wahltarifen verwies Franke lediglich darauf, daß eine solche Maßnahme die Gefahr einer Entsolidarisierung in sich berge. Daß ein solches Herumflicken am System ausreichend ist, um ein nicht nur leistungsfähiges, sondern auch finanzierbares System der Gesundheitssicherung zu etablieren, ist jedoch zu bestreiten. Die Chance einer zukunftsweisenden, grundlegenden Reform des Systems der Gesundheitssicherung scheint vertan zu werden. Ursache hierfür liegt vermutlich darin, daß viele von denen, die das System der Marktwirtschaft vertreten, meinen, es sei im Gesundheitswesen entweder nicht anwendbar oder die Erhaltung des Systems der gegliederten Krankenversicherung und eine Verstärkung der Selbstverwaltung im begrenzten Umfange seien schon marktwirtschaftlich.

Lenkungselemente der Marktwirtschaft

Um die Notwendigkeit einer marktwirtschaftlichen Reform des Gesundheitssystems zu verdeutlichen, erscheint es notwendig, sich darauf zu besinnen, *was Marktwirtschaft bedeutet und welches die Grundelemente eines marktwirtschaftlichen Lenkungssystems sind.* Marktwirtschaft ist nicht Selbstzweck oder ein ideologisches Glaubensbekenntnis, sondern Marktwirtschaft ist ein *Instrument,* mit dem ökonomische Effizienz und damit eine Steigerung des allgemeinen Wohlstandes erreicht werden soll. Hierbei wird durch die Freiheit der Nachfrager bezüglich der Wahl der Güter sichergestellt, daß die einzelnen Güter bei gegebenen Güterpreisen in der Menge nachgefragt werden, daß der Nutzen der Nachfrager, die sog. Konsumentenrente, maximal wird. Durch die Freiheit der Produzenten bezüglich der Struktur des Einsatzes der Produktionsfaktoren und die Ermöglichung von Gewinnen wird sichergestellt, daß die nachgefragten Güter mit dem minimalen Einsatz an Ressourcen, also dem minimalen Aufwand produziert werden.

Der Motor der wirtschaftlichen Entwicklung ist bei marktwirtschaftlicher Lenkung, die Existenz von *„Wahlfreiheiten" der Verbraucher und der Produzenten* bezüglich der Entscheidungen über die Struktur des Verbrauchs und die Art der Produktion. Treibstoff dieses Motors sind das Nutzenstreben der Verbraucher sowie das Gewinnstreben der Produzenten. Doch wie wird sichergestellt, daß der Wagen nicht von dem richtigen Weg abkommt? Bedarf es nicht eines Lenkers, der verhindert, daß der Wagen in den Abgrund fährt? Auf diese Frage ist zunächst festzustellen, daß ein solcher Lenker nichts nützt, da der Weg unbekannt ist. Die in Zukunft vorhandenen Bedürfnisse sowie die in Zukunft verfügbaren Ressourcen können nicht vorhergesagt werden.

Marktwirtschaft ist ein dynamischer Prozeß, durch den die Entwicklung einer Volkswirtschaft vorangetrieben wird. Ihr Geheimnis besteht darin, daß sie das Wissen der vielen Millionen an Entscheidungen Beteiligten nutzt und *jeden einzelnen zwingt, Vor- und Nachteile seiner Entscheidungen unter Berücksichtigung des Risikos von Fehlentscheidungen gegeneinander abzuwägen.* Was richtig oder falsch ist, zeigt sich dabei aber immer erst im Nachhinein. Damit wird Marktwirtschaft zum einen zu einem Entdeckungsprozeß, zum anderen zu einem Ausleseprozeß. Sie ist ein Instrument, durch das über trial and error zukünftige wohlfahrtssteigernde Entwicklungen aufgespürt werden und sich in dem anschließenden Ausleseprozeß nur solche Entwicklungen durchsetzen, die zu einer Wohlfahrtssteigerung führen. Die Art und Weise, wie dies erreicht wird, beschreiben die 3 großen „I" der Marktwirtschaft, *Invention, Innovation, Imitation.*

Solange Menschen Ideen haben, wird es immer eine Vielzahl von Erfindungen („inventions") geben. Sind Gewinne ausschließlich Residualgewinne, so ist sichergestellt, daß aus der Vielzahl von Erfindungen nur solche zur Produktionsreife gelangen, durch deren Einsatz Kostensenkungen möglich sind oder neue Märkte erschlossen und damit neue Bedürfnisse befriedigt werden können. Hierzu bedarf es allerdings eines innovativen Unternehmers, der bereit ist, das Risiko von Fehlentscheidungen zu übernehmen. Der Lohn für diese Tätigkeit ist der Gewinn. Erweist sich das neuangewendete Verfahren als erfolgreich, führt es also infolge von Kostensenkungen oder Absatzsteigerungen zu überdurchschnittlichen Gewinnen, so folgt in einer funktionierenden Marktwirtschaft in der Regel die Phase der Imitation. Es treten Nachahmer auf den Markt, durch deren Aktivität die ursprünglichen Innovationsgewinne beseitigt werden. Damit entsteht ein erneuter Zwang zur Innovation und der Prozeß beginnt von neuem.

Anwendung auf den Gesundheitssektor

Die Anwendung eines marktwirtschaftlichen Lenkungsmechanismus im Gesundheitswesen wird nun vielfach deshalb für unmöglich gehalten, weil die Nachfrager mangels ausreichender Kenntnisse über den Nutzen der angebotenen Leistungen nicht in der Lage sind, Wahlfreiheiten entsprechend zu nutzen, also Gesundheitsgüter in der Menge und Struktur nachzufragen, daß ein größtmöglicher Nutzen entsteht. Bei der Entscheidung darüber, welche medizinischen Leistungen den größten gesundheitlichen Erfolg erwarten lassen, sind sie in der Tat eindeutig überfordert. Hier sind sie nahezu völlig auf das Wissen der Ärzte angewiesen. Damit entscheidet aber der Anbieter über seine Nachfrage selbst. Eine wirksame Kontrolle der Anbieter durch die Nachfrager ist nicht mehr gewährleistet.

Neben dem Hinweis auf die sog. anbieterdeterminierte Nachfrage wird von Gegnern einer marktwirtschaftlichen Steuerung des Angebots von Gesundheitsgütern darauf verwiesen, daß der Preis der Gesundheitsgüter für die Nachfrager keine Bedeutung haben dürfe, da eine unterlassene Nachfrage nach Gesundheitsgütern in einer Periode in späteren Perioden erheblich höhere Kosten verursachen würde. Aber auch hinsichtlich der Organisation des Angebots wird eine marktwirtschaftliche Lösung für unmöglich gehalten, denn wer könne sich schon Sonderangebote für die Erstellung eines EKG, für Valium oder für Blinddarmoperationen vorstellen. Eine gesellschaftliche Lenkung sei deshalb die einzig mögliche Lösung.

Aber auch marktwirtschaftlich orientierte Politiker sehen offensichtlich keine großen Alternativen. Auch nach ihrer Meinung scheint eine Verstärkung der marktwirtschaftlichen Steuerung auf die Einführung einer Selbstbeteiligung und eine Reform des Krankenhausfinanzierungsgesetzes beschränkt zu sein. Bei dieser Betrachtung wird jedoch die Existenz der Krankenversicherungen und ihre Bedeutung für eine marktwirtschaftliche Reform völlig vernachlässigt, denn anders als auf anderen Märkten, wo sich Anbieter und Nachfrager direkt einander gegenüberstehen, sind im Gesundheitsbereich die *Krankenversicherungen dazwischen geschaltet.* Hier aber liegt der eigentliche *Kernpunkt* eines marktwirtschaftlichen Reformansatzes. Erst wenn es gelingt, die Krankenversicherungen so zu organisieren, daß sie ihre Leistungen ihren Mitgliedern unter Beweis zu stellen haben, sie sich also im *Wettbewerb bewähren müssen,* kann man erwarten, daß sich die genannten Vorteile einer marktwirtschaftlichen Steuerung auch im Gesundheitsbereich einstellen werden. Nicht Aufgabe des Staates, sondern *ihre* Aufgabe ist es, ihren Mitgliedern den gewünschten Umfang an Gesundheitssicherung so preiswert wie möglich anzubieten.

Das Problem einer marktwirtschaftlichen Lenkung des Gesundheitswesens besteht deshalb vornehmlich darin, daß die Krankenversicherungen sich aufgrund der vom Gesetzgeber verordneten Zwangsmitgliedschaft der Versicherten dieser Aufgabe weitgehend entledigen konnten. Vertreter der Krankenversicherungen werden dem zwar entgegenhalten, daß es zwischen den Kassen einen harten Wettbewerb um Mitglieder gibt. Hierauf ist jedoch zu erwidern, daß es sich eben nur um einen *Mitgliederwettbewerb, nicht dagegen um einen Leistungswettbewerb* handelt. Ist ein Mitglied erst einmal geworben, so ist es der Versicherung nahezu ausgeliefert.

Eine marktwirtschaftlich orientierte Reform der GKV erfordert deshalb nicht nur die Schaffung von Wahlfreiheiten für die Versicherten hinsichtlich eines Tarifes mit oder ohne Selbstbeteiligung, sondern Wahlfreiheiten der Krankenversicherungen mit dem Ziel einer Aktivierung des Leistungswettbewerbs unter den Kassen. Zweck dieses Wettbewerbs ist es, die Kassen von einer Inkassostelle für Beiträge von Zwangsmitgliedern zu einer Institution umzufunktionieren, die ihre *Leistungen den Mitgliedern gegenüber unter Beweis zu stellen* hat.

Mit einer Verstärkung des Leistungswettbewerbs zwischen den Kassen ist es jedoch nicht getan. Durch eine marktwirtschaftliche Steuerung soll nicht nur erreicht werden, daß Kosten des gegenwärtig erbrachten Leistungsvolumens so niedrig wie möglich sind, sondern gleichzeitig soll sichergestellt werden, daß sich das Leistungsvolumen entsprechend den *Präferenzen* der Versicherten weiterentwickelt und *neue kostengünstige Wege der Sicherung der Gesundheit entdeckt* werden. Hier handelt es sich also um den dynamischen Aspekt eines marktwirtschaftlichen Systems.

Um dieses Ziel zu erreichen, ist es notwendig, den Versicherten zu ermöglichen, sich zwischen Tarifen mit Unterschieden in der Art der Vergütung der in Anspruch genommenen Leistungen zu entscheiden. Den Versicherten muß also die Wahl gegeben werden zwischen einem Tarif, bei dem die Vergütung der in Anspruch genommenen Leistungen nach *„Einzelleistungen"* erfolgt und einem Tarif, bei dem mit den Ärzten zu Beginn eines Abrechnungszeitraumes ein *„Gesamtbetrag"* vereinbart wird, aus dem die gesamten Kosten der gesundheitlichen Versorgung zu finanzieren sind.

Da die durch diese beiden Vergütungsformen ausgelösten Anreize für die Ärzte einander diametral entgegengerichtet sind, – Leistungsausweitung und damit Kostensteigerungen bei Einzelleistungsvergütung sowie Wirtschaftlichkeit bei Einsatz von Leistungen und damit Sparsamkeit bei Vereinbarung einer Gesamtvergütung – hätten die Versicherten die Wahl zwischen einer extensiven und damit teuren Versorgung mit Gesundheitsgütern und einer Versorgung, bei der die Kosten einer Behandlung stärker Berücksichtigung finden, die also entsprechend billiger wäre.

Eine solche Wahlmöglichkeit ist jedoch nicht neu. In den *USA* existiert sie schon seit vielen Jahren in Form der *fee-for-service-Tarife* und der Tarife der sog. *Health Maintenance Organisations*. Aber auch in der Bundesrepublik gab bzw. gibt es Vereinbarungen zwischen den Krankenversicherungen und den Ärzteverbänden, bei denen die Gesamtvergütung fixiert ist. Hierzu brauche ich noch nicht einmal auf die Zeit vor Einführung der Einzelleistungsvergütung, also die Zeit der Zahlung von Fallpauschalen, zu verweisen. Das eindrucksvollste Beispiel für einen Vertrag mit einer fest vereinbarten Gesamtvergütung, die sich auf die Kosten der gesamten gesundheitlichen Versorgung bezieht, ist der sog. *Bayern-Vertrag*. Zwar werden die Ärzte hier nur an den Einsparungen in anderen Ausgabenbereichen beteiligt. Wie unmittelbar einleuchtet, erfordert die Beteiligung an Einsparungen aber zuvor die Festlegung eines Gesamtbetrages, auf dessen Grundlage die Einsparungen berechnet werden können. Die Höhe dieses Betrages bestimmt die Höhe der möglichen „Einsparungen". Da die niedergelassenen Ärzte naturgemäß an einer hohen Festsetzung dieses Betrages interessiert sind, wird der für die gesundheitliche Versorgung insgesamt zur Verfügung stehende Betrag zwangsläufig Bestandteil der Honorarverhandlungen. Das Ergebnis der Verhandlungen über die Höhe dieses Betrages ist aber nichts anderes, als der von den Kassen gezahlte Preis für die gesundheitliche Versorgung ihrer Mitglieder.

Der einzige Unterschied zwischen dem obigen Vorschlag und dem *Bayern-Vertrag* besteht darin, daß die Ärzte jetzt u. U. nur einen Teil der eingesparten Mittel erhalten. Dieser Unterschied ist jedoch ökonomisch insofern marginal, als damit zu rechnen ist, daß bei hohen Einsparungen und damit hohen Einkommen in einer Periode die Kassen, jedoch in den kommenden Perioden kaum bereit sein werden, den gleichen Betrag wie in der Vorperiode zu zahlen.

Im Rahmen einer solchen Vertragsform werden die Ärzte aufgrund des Eigennutzaxioms bemüht sein, die Kosten für die gesundheitliche Versorgung der Versicherten so niedrig wie möglich zu halten. Denn je niedriger die Kosten, desto höher ihr Einkommen. Aufgrund des *Hippokratischen Eides,* wonach die Ärzte verpflichtet sind, ihren Patienten die bestmögliche Behandlung zukommen zu lassen, geraten sie also zwangsläufig in einen Entscheidungskonflikt. Einer Verringerung des Versorgungsniveaus sind dadurch natürliche Grenzen gesetzt, daß die Ärzte nicht nur ein medizinisches, sondern auch ein finanzielles Interesse an gesunden Patienten haben, denn je gesünder die Patienten, desto niedriger die Kosten. Nicht nur aufgrund der medizinischen Verantwortung der Ärzte, sondern auch infolge ökonomischer Erwägungen wird verhindert, daß die Einkommenswirkungen einer Verordnung zum dominierenden Kriterium ärztlichen Handelns werden.

Gleichzeitig entsteht ein unmittelbares *Interesse der Ärzte an vorbeugenden Gesundheitsmaßnahmen.* Allerdings nur, wenn hiervon eine Kostensenkung erwartet werden kann. Nicht vernachlässigt werden sollte schließlich das verstärkte Bemühen der Ärzte, ihre Patienten in die Behandlung miteinzubeziehen, indem sie diese in verstärktem Maße auf die Möglichkeiten, einen eigenen Beitrag zu ihrer Gesundheit zu leisten, hinweisen werden. Gesundheitsaufklärung wird nicht, wie gegenwärtig durch globale Werbekampagnen, sondern durch unmittelbare Ansprache der Patienten erreicht. Der Patient wird in die Verantwortung für seine Gesundheit miteinbezogen.

Der gesellschaftliche Vorteil einer ex ante zwischen den Krankenversicherungen und den Ärzteverbänden vereinbarten Gesamtvergütung besteht in dem Anreiz für die Ärzte, kostenintensive durch kostengünstige Leistungen zu substituieren. Indem die niedergelassenen Ärzte auch ein unmittelbares Interesse an einer kostengünstigen stationären Behandlung haben, werden sie auf eine verstärkte Förderung des Belegarztwesens hinwirken. Das gleiche gilt für Arzneimittel. Hier werden die Ärzte auch ohne Vorliegen einer *„Verbotsliste"* teure Präparate durch billige ersetzen, also zu einer wirtschaftlichen Verordnung beitragen bzw. auf die Verordnung von Medikamenten völlig verzichten, wenn dies medizinisch vertretbar ist. Eine Transparenzliste braucht den Ärzten nicht mehr aufoktroyiert zu werden, sondern die Erstellung einer solchen Liste läge im ureigensten Interesse der Ärzte.

Das *Problem* der Anwendung eines Vertragssystems, bei dem die niedergelassenen Ärzte ein unmittelbares Interesse an Kostensenkung haben, wird gewöhnlich darin gesehen, daß sich die *Qualität der gesundheitlichen Versorgung verschlechtert,* den Patienten also aus Kostengründen medizinisch notwendige Leistungen vorenthalten werden. Wenn diese Gefahr, wie oben geschildert wurde, auch als gering angesehen werden kann, so ist sie jedoch nicht völlig auszuschließen. *Eine system-immanente Tendenz zur Unterversorgung ist zumindest vorhanden.* Dies ist der wichtigste Vorwurf, der von Gegnern eines marktwirtschaftlichen Lenkungssystems gegen den *Bayern-Vertrag* vorgebracht werden kann.

Betrachten wir nunmehr das System der Einzelleistungsvergütung. Wie allgemein bekannt, ist hier das Interesse der Ärzte an Kostensenkungen erheblich reduziert. Es ist jetzt allein darauf beschränkt, die einzelnen Leistungen, für die von den Kassen die in der Gebührenordnung ausgehandelten Preise gezahlt werden, so kostengünstig wie möglich zu erstellen. Anders als bei Verträgen mit einer ex ante vereinbarten Gesamtvergütung, wo die Ausgestaltung der Gebührenordung ausschließlich in der Kompetenz der Ärzte liegt, ist die Gebührenordnung jetzt Verhandlungsgegenstand zwischen Kassen und Ärzten. Da auch Ausgaben für Arzneimittel, infolge von Arbeitsunfähigkeit und für Krankenhausbehandlung von den Kassen unmittelbar gezahlt werden, ist es auch hier die Aufgabe der Kassen, mit den Anbietern von Arzneimitteln sowie den Anbietern von stationären Leistungen in Preisverhandlungen zu treten.

Die Verantwortung für die Höhe und Struktur der Ausgaben liegt hier eindeutig bei den Kassen. Die Ärzte sind darauf beschränkt, die Notwendigkeit entsprechender Leistungen zu bescheinigen. Ein Anreiz für die Ärzte, Leistungen wirtschaftlich und sparsam einzusetzen, fehlt. Das *System der Einzelleistungsvergütung tendiert, wie allgemein bekannt ist, zur Überversorgung und Unwirtschaftlichkeit.*

Jede der beiden Vertragsformen, also das System der Einzelleistungsvergütung und das System mit einer ex ante fixierten Gesamtvergütung *(Bayern-Vertrag)* hat also ihre *spezifischen Vor- und Nachteile.* Das erstere enthält eine systemimmanente Tendenz zur Überversorgung und Unwirtschaftlichkeit, das letztere zu hoher Wirtschaftlichkeit und Unterversorgung. Die Vorteile des einen sind die Nachteile des anderen. Würde es gelingen, *beide Systeme miteinander in Wettbewerb zu stellen,* indem den Versicherten die Wahlfreiheit zwischen diesen beiden Versicherungssystemen eingeräumt wird, so wäre es möglich, die Vorteile beider zu nutzen und die Nachteile zu vermeiden. Eine Ausdehnung der Befugnisse der Konzertierten Aktion, also mehr oder weniger verbindliche Empfehlungen hinsichtlich der Entwicklung der Ausgabenquote für Gesundheit, würde sich erübrigen.

Indem den Versicherten die Wahl gegeben wird, sich für eine extensive und damit teuere Versorgung und einer sparsamen, mehr an die Eigenverantwortung appellierenden Versorgung zu entscheiden, würde die Gesamtausgabenquote für Gesundheit ihre politische Bedeutung verlieren. Die konzertierte Aktion wäre überflüssig. Eine Ausdehnung der den Versicherten einzuräumenden Wahlfreiheiten auf die Vertragsform hätte zudem den Vorzug, daß die Innovationsfähigkeit und Dynamik des Systems, die mit zunehmenden staatlichen Eingriffen mehr und mehr verloren zu gehen droht, erhalten bliebe. *Die Weiterentwicklung des Systems der Gesundheitssicherung wäre eine Folge der systemimmanenten Dynamik marktwirtschaftlicher Kräfte und nicht staatlicher Eingriffe.*

Angebotsinduzierte versus patientenorientierte Nachfrage bei limitierten Ressourcen im Gesundheitssystem
(Vorwort zu den Beiträgen des Tagesthemas)

R. Brennecke

Im Rahmen der wissenschaftlichen Jahrestagung 1984 der Deutschen Gesellschaft für Sozialmedizin (DGS), die unter dem Thema „Sozialmedizin – Sozialrecht – Gesundheitsökonomie" stand, hat sich der Vorstand der DGS entschlossen, einen Tag der Thematik „Angebotsinduzierte versus patientenorientierte Nachfrage bei limitierten Ressourcen im Gesundheitssystem" zu widmen. Das Thema war von der DGS-Arbeitsgruppe Gesundheitsökonomie vorgeschlagen worden, die von den folgenden Überlegungen ausging.

Während der letzten Dekade hat sich die Summe der Ausgaben für Gesundheitsleistungen aller Institutionen von 70,3 Milliarden DM im Jahre 1970 auf 200,5 Milliarden DM für 1980 erhöht, was einer Wachstumsrate von 185% entspricht. Diese Wachstumsrate ist erheblich höher als diejenige anderer Wirtschaftsbereiche. Das wird auch daran deutlich, daß 1970 alle Gesundheitsausgaben noch einen Anteil von 10% am Bruttosozialprodukt hatten, 1980 jedoch bereits 14% aufwiesen. Die gesetzliche Krankenversicherung hatte einen bedeutenden Teil der Ausgaben zu finanzieren, 1970 waren es 25,2 Milliarden DM, 1980 bereits 89,8 Milliarden. Die Wachstumsrate dieser Ausgaben betrug 256%, also fast ⅓ mehr als die Wachstumsrate der gesamten Gesundheitsausgaben.

Diese Entwicklung, die keineswegs gebrochen zu sein scheint, sondern deren Problematik nach 2 Jahren etwas kleinerer Wachstumsraten im Jahre 1984 wieder in der Öffentlichkeit diskutiert wird, führte und führt immer wieder zu der Frage, wie der überproportionale Anstieg der Ausgaben gebremst werden kann. Man sucht sowohl wissenschaftlich fundierte als auch praktisch brauchbare Instrumente, die dazu geeignet sind, eine Steuerungswirkung auf die Ausgaben für Gesundheitsleistungen auszuüben.

Vereinfacht setzt sich die Wachstumsrate der Ausgaben aus 2 Komponenten zusammen: einer Wachstumsrate der Preise und einer Wachstumsrate der Mengen. Die Preiskomponente beinhaltet eine Veränderung der Kosten pro Leistungseinheit im Zeitablauf, die Mengenkomponente eine Veränderung der Anzahl der Leistungen pro Abrechnungszeitraum. Innerhalb der beiden Komponenten kann man noch sehr viel weiter differenzieren, was an dieser Stelle jedoch unterbleiben soll.

Die Aufteilung der Wachstumsrate der Ausgaben des Gesundheitssystems in eine Preis- und eine Mengenkomponente allein hilft jedoch für die Diskussion von Steuerungsinstrumenten nicht weiter. Vielmehr muß man wissen, an welchen Stellen die Steuerung ansetzen soll. Dazu ist zumindest zu unterscheiden,

a) in welchen Bereichen des Gesundheitssystems signifikante Veränderungen der Ausgaben für Gesundheitssicherung auftreten, und
b) wer diese Ausgaben initiiert bzw. auf sie Einfluß nehmen kann.

Da unser Gesundheitssystem traditionell in die ambulante, stationäre und medikamentöse Versorgung eingeteilt ist, hätte es nahegelegen, nach diesen Bereichen das Thema zu strukturieren. Andererseits spielen die unterschiedlichen Institutionen des Gesundheitssystems bei der Determinierung von Preisen und Mengen von Gesundheitsleistungen eine entscheidende Rolle. Die Arbeitsgruppe hat sich deshalb dazu entschlossen, das Thema aus der Sicht der wichtigsten Institutionen sowie aus wissenschaftlicher Sicht zu betrachten.

Die Diskussion der Frage, wer primär auf die Mengen von Gesundheitsleistungen und teilweise auch auf die Preise dieser Leistungen Einfluß hat, kann ökonomisch unter den Aspekten einer angebotsorientierten bzw. patienteninduzierten Nachfrage diskutiert werden. Anbieter von Gesundheitsleistungen sind Ärzte, Krankenhäuser, Apotheken, Heil- und Hilfsmittelhersteller usw., Nachfrager sind letztlich die Patienten. Da das Gesundheitssystem in der Bundesrepublik kein marktwirtschaftliches System ist, in dem die Anbieter relativ frei die Preise festlegen können und in dem die Nachfrager Übersicht über die angebotenen Leistungen und Kenntnis ihrer Wirksamkeit besitzen, wird von vielen Ökonomen die Nachfrage nach bzw. die Inanspruchnahme von Leistungen als angebotsorientiert bezeichnet. Andererseits gibt es deutliche Hinweise dafür, daß Patienten nicht nur ihren speziellen Arzt und in vielen Fällen ein spezifisches Krankenhaus auswählen, sondern auch auf das therapeutische Geschehen durch gezielte Wünsche und Forderungen Einfluß nehmen. Darüber hinaus sind es letztlich die Patienten, die wegen Unwohlsein, Krankheiten, Schädigungen oder Leiden das Gesundheitssystem aufsuchen. Deshalb wird andererseits von einer patienteninduzierten Nachfrage nach Gesundheitsleistungen gesprochen.

Aus diesen Überlegungen leiteten sich die Zielsetzungen des Tagungsthemas ab. Für Ärzte, Forscher, Praktiker, Politiker und Gesundheitsökonomen sollte

1. grundlegend verdeutlicht werden, inwieweit (aus der Sicht der jeweiligen Institution) von einer angebotsorientierten bzw. patienteninduzierten Nachfrage gesprochen werden kann, und
2. dargestellt werden, welche Steuerungsinstrumente zur Beeinflussung der Nachfrage vorhanden sind und wie wirksam, durchführbar und handhabungsrelevant sie eingeordnet werden.

In einer abschließenden Podiumsdiskussion war angestrebt, die Ergebnisse zusammenzutragen und im Hinblick auf Weiterentwicklungsmöglichkeiten des Gesundheitssystems zu bewerten.

Im ersten Teil der Veranstaltung wurde aus der Sicht eines Wissenschaftlers, des Geschäftsführers der Landesärztekammer Rheinland-Pfalz, des Leiters des Wissenschaftlichen Institutes der Ortskrankenkassen und eines Regierungsdirektors beim Bremer Senator für Gesundheit und Sport die Frage der Angebots- bzw. Patientenorientiertheit der Nachfrage diskutiert. Die Vorträge sind in leicht überarbeiteter Form als Beiträge in diesem Band enthalten. Einige Ergebnisse sollen zusammengefaßt dargestellt werden.

Henke entwickelt in seinem Grundsatzreferat aus wissenschaftlicher Sicht Faktoren, die der angebotsorientierten und der patienteninduzierten Nachfrage zuzurechnen sind, und verdeutlicht, was unter einer Limitation der Ressourcen im und für das Gesundheitssystem zu verstehen ist. Er kommt zu dem Ergebnis, daß es sowohl für die Angebotsseite als auch für die Nachfrager (Patienten) sehr vielfältige, auf verschiedenen Ebenen liegende Einflußfaktoren gibt, die sowohl leistungserhöhend als auch leistungsvermindernd wirken können. Er plädiert deshalb in seiner Zusammenfassung vor allem für eine stärkere Disaggregation von Untersuchungen und für eine verstärkte Orientierung an inhaltlichen Zielvorgaben und den daraus entstehenden ökonomischen Implikationen.

Jessen geht in seinem Beitrag auf die Frage ein, ob die Geschäftsführerfunktion des Arztes, d. h. seine Rolle als Vermittler zwischen Vorstellungen des Patienten und Möglichkeiten der Medizin, die Inanspruchnahme von Gesundheitsleistungen beeinflußt. Er kommt zu dem Ergebnis, daß die Geschäftsführerfunktion theoretisch Mißbrauchsmöglichkeiten beinhaltet, praktisch diese jedoch nicht relevant sind. Eine Ausweitung des Leistungsvolumens könne daraus nicht resultieren, da hier Regelungen vorhanden seien. Allerdings sei die Geschäftsführerfunktion des Arztes in der Art und Weise sehr stark betroffen, daß Wünsche von Patienten an Ärzte herangetragen würden, die diese in bezug auf die medizinische Notwendigkeit einerseits und die physische und psychische Stabilität des Patienten andererseits zu bewerten hätten. Schließlich hätte auch eine Ausweitung der Geschäftsführerfunktion über einen Arztdichteanstieg letztlich die Auswirkung, daß verdeckte Morbidität abgebaut würde, die real existiert, jedoch aus Mangel an Ärzten nicht im Rahmen der gesetzlichen Krankenversicherung behandelt werde.

Paffrath zeigt empirisch anhand der Auswertungen von Leistungsdaten der gesetzlichen Krankenversicherung, daß in der ambulanten, stationären und medikamentösen Versorgung des Gesundheitssystems die Angebotsorientiertheit dominiert. Er kommt zu dem Schluß, daß aus der Sicht des Wissenschaftlichen Institutes der Ortskrankenkassen Steuerungsinstrumente nicht beim Nachfrager, sondern beim Anbieter von Gesundheitsleistungen anzusetzen hätten.

Bolles geht in seinem Beitrag auf die Problematik der Angebots- und Nachfragebestimmung und damit auf die Problematik der Gesundheitsökonomie im Krankenhauswesen aus der Sicht eines Krankenhausreferenten einer Landesregierung ein. Er bemängelt v. a. die Problematik der bisherigen Theoriebildung und die Praxisferne der bisherigen Ansätze und fordert, daß bei Berücksichtigung der unterschiedlichen, auf die jeweiligen Entscheidungen einwirkenden Determinanten verhaltenstheoretische Aspekte in Theorie und Empirie einzubeziehen seien.

Leider ließ sich ein Referat zur Problematik der angebots- bzw. patientenorientierten Nachfrage aus der Sicht eines Krankenhauses oder eines Krankenhausträgers nicht realisieren. Wie die jüngste Diskussion zeigt, sind hier v. a. 2 Bereiche von Bedeutung. Erstens wird zu überlegen sein, ob das dualistische Finanzierungsprinzip, wonach Investitionen für Krankenhäuser vom Gemeinwesen zu finanzieren sind, die laufenden Kosten jedoch über Pflegesätze, auf die Dauer eine ordnungspolitische Lösung ist, die effiziente Steuerung erlaubt. Zweitens wird die Form und Ausgestaltung des Pflegesatzes einen wesentlichen Beitrag zur Steuerung der Nachfrage und des Angebotes sowie der Kosten der stationären Versorgung leisten können. Hier sind unterschiedliche Modelle in der Diskussion, wobei das im Regierungsentwurf im Dezember 1984 vorgeschlagene Modell im Prinzip auf eine Pflegesatzfinanzierung über Preise hinausläuft. Ob dieses als Steuerung tatsächlich ausreicht, inwieweit flankierende Maßnahmen notwendig werden und ob nicht auch die Verlagerung zu mehr ambulanter Versorgung eine gewisse Entlastung bringen kann, bedarf im Lichte der neuen Vorschläge einer gesonderten Untersuchung.

Der zweite Teil der Veranstaltung widmete sich der Frage, welche Instrumente zur Steuerung des Angebotes und der Nachfrage denkbar sind und praktisch angewandt werden. Aus zeitlichen und organisatorischen Gründen beschränkte sich diese Übersicht sowie die anschließende Diskussion auf den ambulanten Bereich.

Aus wissenschaftlicher Sicht stellte Neubauer mögliche Steuerungsinstrumente vor. Er ging dabei von unterschiedlichen ordnungspolitischen Vorstellungen aus: einem stärker zentralwirtschaftlich, einem stärker marktwirtschaftlich und einem verbandswirtschaftlich organisierten System. Für alle 3 ordnungspolitischen Grundtypen gibt es unterschiedliche Instrumente, die Neubauer dem Typ und der Wirkungsweise nach erläuterte. In seinem Resumée plädierte er dafür, Steuerungselemente aller 3 Ebenen einzusetzen, um eine wirkungsvolle Steuerung der Nachfrage und des Angebots zu erreichen.

Auch die von Brenner vorgestellten praktischen Instrumente zur Steuerung lassen sich der Typologie, die Neubauer entwickelt hat, zuordnen, jedoch lag der Schwerpunkt seines Referates auf der Wirksamkeit unterschiedlicher Instrumente. Während das Instrument der Wirtschaftlichkeitsprüfung den höchsten Bekanntheitsgrad hat, nach Brenner jedoch in der Wirkungsweise nicht so effizient ist, gilt für den Honorarverteilungsmaßstab genau das umgekehrte. Vor allen Dingen beruht die Wirksamkeit des Honorarverteilungsmaßstabs darauf, daß hier strukturpolitische Zielsetzungen der kassenärztlichen Vereinigung sowohl in bezug auf bestimmte Leistungsbündel als auch in bezug auf Gebiete der ärztlichen Tätigkeit verfolgt werden können. Als Problematik des Instruments sieht Brenner die Tatsache, daß parallel mit einer stärkeren Anwendung des Instruments gleichzeitig eine Aushöhlung der Einzelleistungsvergütung verbunden ist.

In der Diskussion der Referate und auch in der Podiumsdiskussion wurden Probleme der angebotsinduzierten bzw. patientenorientierten Nachfrage sowie Weiterentwicklungsmöglichkeiten angesprochen.

Ein wesentliches Problem der gesamten Diskussion um die Art der Nachfrage besteht darin, daß sie je nach Aggregationsgrad der Betrachtung unterschiedlich auftritt. Je stärker man die Untersuchung auf kleinere Einheiten verlagert, um so besser kann man unterscheiden, ob die Nachfrage jeweils angebotsorientiert oder patienteninduziert ist. Dies hängt nicht zuletzt auch mit der Art der Informationsgewinnung zusammen, die im Gesundheitssystem vorhanden ist. Da alle Leistungen, unabhängig davon, ob sie primär arzt- oder patientenorientiert verursacht wurden, letztlich in der Statistik der gesetzlichen Krankenversicherung als Ausgaben für ärztliche Leistungen erscheinen, die aus den Abrechnungsunterlagen für die jeweilige Versorgung gewonnen wurden, ist auf einer relativ hoch aggregierten Ebene nur schwer zwischen angebots- oder patientenorientierter Nachfrage zu unterscheiden. Deshalb ist bei hoher Aggregation eine höhere Wahrscheinlichkeit vorhanden, Zusammenhänge mit arztorientierten anderen Faktoren zu finden. Umgekehrt ist bei einer sehr niedrigen Aggregationsstufe, bei der auch Beschwerden, Wünsche, Meinungen und Vorstellungen von Patienten einbezogen werden können, eine stärkere Wahrscheinlichkeit für Korrelationen mit patientenorientierten Merkmalen vorhanden.

Die zweite Argumentationsrichtung zielte in die Betrachtung von Krankheiten und Krankheitsarten. Letztlich ist es gleichgültig, ob die Nachfrage primär arzt- oder patientenorientiert ist, solange erhöhte Aufwendungen auch zu einer entsprechenden Reduktion von Krankheiten und Krankheitsarten führen. Derartige Untersuchungen und Gegenüberstellungen sind jedoch bis heute nur sehr marginal möglich.

Darüber hinaus muß die gesamte Diskussion im Lichte bestimmter Randbedingungen gesehen werden, die nicht verletzt werden dürfen bzw. sollten. Dazu gehört an erster Stelle, daß die Steuerung von Angebot und Nachfrage den Gesundheitszustand der Bevölkerung insgesamt zumindest nicht verschlechtern darf.

Eng verbunden mit dieser Problematik ist die Schwierigkeit, daß innerhalb aller Diskussionen der Steuerung monetärer Größen auch der Qualitätsaspekt enthalten sein muß. Auch hier gilt zumindest, daß die Qualität gesundheitlicher Versorgung sich nicht verschlechtern darf. Wenn man allerdings das Ziel verfolgt, eine effektive und effiziente Gesundheitspolitik und Gesundheitsversorgung durchzusetzen und steuernd so einzugreifen, daß dieses Ziel möglichst gut erhalten bleibt, dann wird es fraglich, ob in diesem Zusammenhang die Orientierung an angebots- bzw. nachfrageinduzierten Ausgaben noch ausreichend ist.

Aus einigen Diskussionsbeiträgen wurde deutlich, daß es sinnvoller erscheint, als Zielsetzung eine effiziente Behandlung von Krankheit und einen effizienten Schutz vor Krankheit zu gewährleisten und durch Steuerungsinstrumente dafür Sorge zu tragen, daß diese Zielsetzung erreicht wird. Solche Überlegungen bedeuten eine Umgestaltung der Betrachtungsweise in der Art, daß nicht nur die Nachfrage bzw. die Inanspruchnahme von Gesundheitsleistungen und deren Kosten Untersuchungsgegenstand sind, sondern eine Relativierung am Gesundheits- und Krankheitszustand der betroffenen Population erfolgen muß. Es bleibt zu hoffen, daß sich eines Tages solche Vergleiche ermöglichen lassen.

Zur Interdependenz zwischen Angebot, Nachfrage und limitierten Ressourcen im Gesundheitswesen

K.-D. Henke

Die Kenntnis der Interdependenzen zwischen Angebot und Nachfrage bei limitierten Ressourcen als Grundlage einer rationalen Gesundheitspolitik

Fragt man nach den Zusammenhängen zwischen Angebot und Nachfrage bei limitierten Ressourcen im Gesundheitswesen, so läßt sich weder auf allgemein anerkannte Definitionen der Begriffe noch auf ein bewährtes Schema über die Interdependenzen zwischen den 3 Größen zurückgreifen. Soll das Thema dennoch einführend und aus übergreifender Perspektive strukturiert werden, bedarf es also einer zweckmäßigen Konkretisierung der Begriffe und der mit ihnen verbundenen Sachverhalte, bevor mögliche Interdependenzen aufgezeigt werden können.

Die Kenntnis der Zusammenhänge zwischen Angebot und Nachfrage in Verbindung mit limitierten Ressourcen, unter denen in erster Linie die Knappheit der finanziellen Mittel verstanden werden soll, ist für die Gesundheitspolitik bzw. die Steuerung des Gesundheitswesens von großer Bedeutung. So sind die Ansatzpunkte gesundheitspolitischer Steuerung davon abhängig, welche Rolle der Nachfrage nach Gesundheitsleistungen zufällt bzw. welcher Einfluß dem Angebot beigemessen wird. Daher soll im folgenden nach der Stellung von Nachfrage und Bedarf sowie nach der Bedeutung von Angebot und Ressourcen im Gesundheitswesen gefragt werden.

Im Schema 1 wird versucht, den zu analysierenden Zusammenhang zwischen Angebot und Nachfrage im Gesundheitswesen in grober Form zu strukturieren. Diese Darstellung liegt den folgenden Ausführungen zugrunde. Ähnliche Versuche, den Zusammenhang zwischen Angebot und Nachfrage zu strukturieren, wurden auch von Kohn und White gemacht [7].

Die Rolle von Bedarf und Nachfrage im Gesundheitswesen

Im unteren Bereich des Schemas 1, in dem der Bedarf und die Nachfrage im Gesundheitswesen dargestellt wird, zeigt sich deutlich, welche Vielzahl an Bestimmungsfaktoren das Krankheitsspektrum einer Bevölkerung beeinflußt. Demographische und sozioökonomische Größen sowie individuelle und strukturelle Faktoren wirken auf vielfältige und häufig auf unbekannte Weise auf den Krankheits- bzw. den Gesundheitsstand der Bevölkerung ein. Aus diesen, einem ständi-

Schema 1: Zur Interdependenz zwischen Angebot und Nachfrage im Gesundheitswesen

Bevölkerung eines Landes

Primäre Finanzierung über öffentliche Haushalte, Arbeitgeber
und private Haushalte

Ressourcen/
Angebot

Sekundäre Finanzierung über gesetzliche und private
Versicherungsträger

Laufende und einmalige Ausgaben

Ärzte und nichtärztliches
Personal (einschl. ihrer
Qualifikation) im statio-
nären und nichtstationären
Bereich

Einrichtungen/Ausstattung im
stationären und nichtstationären Bereich

(Verfügbares und erreichbares)
Angebot an Gesundheitseinrichtungen und -leistungen

Inanspruchnahme/Nutzung von Gesundheitseinrichtungen
und -leistungen

Nachfrage nach Gesundheit bzw. nach Gesundheitsleistungen
in Form von Diagnose-, Therapie- und Pflegeleistungen

Nachfrage/
Bedarf

I. Demographische und sozioökonomische Faktoren		II. Individuelle Faktoren	III. Strukturelle Faktoren
		Erbfaktoren	Arbeitsbedin-
Konfession	Einkom-men	Krankheitsge-schichte	gungen
			Wohnverhält-
Alter	Beruf	Familiensitua-tion	nisse
Geschlecht	Ausbil-dung	Lebensgewohn-	Verkehrs-
		heiten	sicherheit
Hautfarbe	Stellung im	Ernährung	Versiche-rungsschutz
Wohnort	Arbeits-prozeß	Gesundheitsver-halten	Kassenart
			Lohnfortzah-
Familienstand	usw.	Symptomauf-merksamkeit	lung
Familiengröße		Beschwerden	Angebot an
Anzahl der		usw.	Leistungen
Kinder			usw.
usw.			

Bevölkerung eines Landes

gen Wandel unterliegenden Morbiditätsstrukturen einer Bevölkerung entwickelt sich die Nachfrage nach Gesundheit bzw. nach Gesundheitsleistungen, die häufig als Inanspruchnahme von Gesundheitseinrichtungen gemessen wird. Inwieweit diese Nachfrage in Form von Diagnose-, Therapie- und Pflegeleistungen autonom ist, d. h. tatsächlich vom Individuum ausgeht, läßt sich allgemeingültig, d. h. für das gesamte Gesundheitssystem a priori nicht sagen. Dazu bedarf es nicht nur einer disaggregierten, nach Sektoren zu untergliedernden Betrachtung, wie sie auch auf dieser Tagung vorgenommen wird. Erforderlich ist vielmehr auch die Analyse dessen, was eigentlich nachgefragt wird. Gesundheit selbst kann nicht „unmittelbar Gegenstand der Konsumwahl" [1] sein.

Wenn auch die autonome Nachfrage zu den konstitutiven Merkmalen des Marktmodells gehört, so wird gerade dieses Kennzeichen im Gesundheitswesen im besonderen Maße in Frage gestellt. „Consumers are terribly ignorant about what they are buying" [3]. Nur in vereinzelten Fällen ist der Patient in der Lage, die ärztliche Tätigkeit in ihrer Art, Zusammensetzung und Qualität zu beurteilen. Dem Patienten, besonders häufig dem mit niedrigem sozialen Status, fehlt es in aller Regel an der Kenntnis der „Produktionsfunktionen" für Gesundheit, die er sich auch nur in Ausnahmefällen durch Erfahrung aneignen kann. Insbesondere in Akutfällen und in Notsituationen liegt die mangelnde Autonomie offenkundig in der Natur der „Nachfrage". Aufgrund dieser Situation kommt es - wie von Arrow dargelegt - zu einer sog. Delegationsbeziehung bzw. einer „agency relation" zwischen Arzt und Patient. Diesem Erklärungsansatz folgend, delegiert der Patient seine Nachfrage nach Gesundheitsleistungen auf den Arzt oder andere Leistungsanbieter in der Hoffnung, daß die Erbringer medizinischer Leistungen so handeln, wie der Patient handeln würde, wäre er selbst Leistungsanbieter. Bei dieser Sichtweise, die die traditionelle Trennung zwischen angebots- und nachfrageseitiger Betrachtung relativiert und deren Anwendung auch auf anderen Märkten diskutiert werden könnte, darf die Delegationsbeziehung nicht durch Eigeninteressen des Anbieters beeinträchtigt werden. Die sachgemäße Umwandlung der „Primärnachfrage" (autonome Nachfrage) in eine „Sekundärnachfrage" (vermittelte Nachfrage) in Form von einzelnen diagnostischen und therapeutischen Leistungen setzt daher die Uneigennützigkeit ärztlichen Handelns voraus.

Eine weitere Besonderheit in der Delegationsbeziehung zwischen Arzt und Patient ergibt sich in der Bundesrepublik Deutschland aus der Art, wie für den überwiegenden Anteil der Bevölkerung Gesundheitsleistungen finanziert werden. Der Umstand, daß die Nachfrage bzw. die Nutzung der Gesundheitsleistungen von der Finanzierung weitgehend getrennt ist, berührt ebenfalls die Delegations- bzw. Agenturbeziehung. Da die Gegenleistung zur Prämien- bzw. Sozialabgabenzahlung nur allgemein umschrieben ist und der Patient über seine Kostenverursachung im unklaren bleibt, handelt der Arzt nicht nur für den Patienten, sondern auch im Auftrage der Versicherung. Damit fällt dem Arzt, insbesondere im Rahmen der kassenärztlichen Behandlung, in doppelter Hinsicht ein erheblicher „diskretionärer Spielraum" zu. Insoweit ergibt sich auch ein Spannungsverhältnis zwischen gezielter und verstärkter Patientenaufklärung sowie einer direkteren Finanzierung von Krankenversicherungsleistungen, z. B. über eine stärkere Selbstbeteiligung, und der Delegationstheorie, die häufig und gar nicht zu unrecht von den Ärzten selbst als Richtschnur für ihr Verhalten angesehen wird. In einem anderen Licht erscheint dieses

Spannungsverhältnis freilich dann, wenn – was ebenfalls mit der Realität korrespondiert – der Arzt Zielsetzungen verwirklichen will, die über Verhaltensweisen hinausreichen, die der Patient wählen würde, wäre er der sich selbst behandelnde Arzt.

Aber nicht nur der Hinweis auf vielfältige Ziele ärztlichen Handelns ist an dieser Stelle aufschlußreich; die aktive Rolle des Patienten im Leistungsgeschehen, insbesondere im ambulanten Bereich, bedarf ebenfalls der Analyse. Hier ist kürzlich empirisch belegt worden, daß von den Patienten durchaus bedeutsame Nachfrageimpulse ausgehen. Aus einer vorgegebenen Liste alternativer ärztlicher Leistungen ergab sich bei Zalewski folgende Rangordnung der Patientenwünsche in der Allgemeinpraxis:

1. Wiederholungsrezept,
2. Erstrezept,
3. Massagen, Bäder, Packungen,
4. Überweisungsschein,
5. Verlängerung einer Krankschreibung,
6. Krankschreibung,
7. Laboruntersuchung,
8. Hilfsmittel,
9. Kurantrag,
10. bestimmte Behandlungsmethode,
11. Röntgenuntersuchung,
12. krankengymnastische Behandlung,
13. bestimmte Untersuchungsmethode,
14. Bestrahlung, Rotlicht,
15. Bescheinigung, Attest,
16. Krankenhauseinweisung.

Die Ergebnisse dieser Arbeit zeigen die Existenz einer originären Nachfrage nach bestimmten ambulanten Gesundheitsleistungen und weisen damit zugleich auf Steuerungspotentiale auf der Nachfrageseite hin [9]. Vor derartigen Interventionen wäre allerdings zu prüfen, in welchem Umfang diese patienteninduzierte Nachfrage nach Gesundheitsleistungen auftritt bzw. zu Buche schlägt. Werden, wie etwa bei Zalewski, partielle Selbstbeteiligungen im Bereich der Verordnungen als Lösungsvorschläge in die Diskussion gebracht, so müßten vor einer Einführung die von ihnen ausgehenden Substitutionseffekte in die Analyse einbezogen werden [5].

Von analytischer und steuerungspolitischer Bedeutung ist es auch, daß es sich bei der Nachfrage nach Gesundheitsleistungen häufig um eine aufschiebbare Nachfrage handelt, d.h. ein zeitlicher Dispositionsspielraum besteht. Bei diesen Gesundheitsleistungen, z.B. bei manchen terminierbaren operativen Eingriffen, bestehen durchaus auch alternative Behandlungsmöglichkeiten [8]. Dringlichkeitsgrad und Substituierbarkeit von Gesundheitsleistungen gehören also ebenfalls in eine disaggregierte Betrachtungsweise, die sich nicht allein auf institutionelle Bereiche beschränken darf.

Aufschlußreich für die Ermittlung von Interdependenzen zwischen Angebot und Nachfrage ist auch die Unterscheidung zwischen der freiwilligen Nutzung von

Gesundheitsleistungen und der vorgeschriebenen Inanspruchnahme von Gesundheitseinrichtungen. Als Beispiel sei der Impfzwang genannt, der zu einer gesetzlich vorgeschriebenen Nutzung von Gesundheitsleistungen ebenso führt wie die frühkindlichen Vorsorgeuntersuchungen, die noch im Krankenhaus vorgenommen werden. In diesen (Sonder-)fällen wird die Autonomie der Nachfrage eingeschränkt, weil z. B. der soziale Grenznutzen größer als der private Grenznutzen ausfällt, oder weil übergeordnete Stellen die freiwillige Nachfrage für gar nicht gegeben oder unzureichend einschätzen (sog. meritorische Eingriffe).

Der Einfluß des Angebots und limitierter Ressourcen

In der oberen Hälfte des Schemas 1 wird zunächst verdeutlicht, daß die Bevölkerung die Mittel aufbringen muß, die erforderlich sind, um ein Angebot an Gesundheitsleistungen bzw. ein Leistungspotential zu erstellen und vorzuhalten. Wegen der starken Finanzierungsverflechtung im Gesundheitssystem der Bundesrepublik Deutschland werden 2 Finanzierungsebenen unterschieden, die auch bei der Erfassung der Gesundheitsausgaben durch das Statistische Bundesamt getrennt werden. Auf der Ebene der sog. primären Finanzierung stehen in erster Linie öffentliche Haushalte, private und öffentliche Arbeitgeber und private Haushalte, während auf der Ebene der sog. sekundären Finanzierung die gesetzlichen und privaten Institutionen der Sicherung im Krankheitsfall zu finden sind. Die Finanzierungsträger bezahlen die öffentlichen und privaten Gesundheitsausgaben über öffentliche Einnahmen (Steuern usw.), Sozialabgaben (Arbeitnehmer- und Arbeitgeberbeiträge) sowie Direktzahlungen. Diese finanziellen Ressourcen sind erforderlich, um die laufenden und einmaligen Ausgaben im Gesundheitssystem zu finanzieren.

Der Begriff der limitierten Ressourcen ist in diesem Zusammenhang, auch wenn er nur auf die finanziellen Ressourcen bezogen wird, nicht eindeutig. Grundsätzlich sind (finanzielle) Ressourcen immer limitiert; ihr Einsatz konkurriert mit verschiedenen Verwendungszwecken. In diesem Sinne ist die Gesundheitsökonomie im weitesten Sinne aufgerufen, Organisationsstrukturen und Anreize zu analysieren, die zu bedarfsgerechten und kostengünstigen Lösungen des allgegenwärtigen Knappheitsproblems führen. Gleichzeitig könnte mit der Nebenbedingung limitierter Ressourcen aber auch ein Stück aktueller Gesundheitspolitik in der Bundesrepublik Deutschland gemeint sein, denn unter Verweis auf limitierte finanzielle Ressourcen wird häufig eine Begrenzung bzw. Konstanz der Beitragssätze der gesetzlichen Krankenkassen gefordert. Diese Interpretation des Begriffs limitierter Ressourcen führt unversehens in einen durchaus umstrittenen Lösungsansatz in der derzeitigen überwiegend inputorientierten Gesundheitspolitik, die stark auf die Ausgabenbegrenzung der gesetzlichen Krankenversicherung ausgerichtet ist (einnahmenorientierte Ausgabenpolitik) und die Vielzahl der anderen Ausgabenträger im Gesundheitswesen weitgehend unbeachtet läßt.

Neben den finanziellen Ressourcen in Höhe der Gesundheitsausgaben (Tabelle 1) gilt es, die sachlichen (realen) Ressourcen in Form von Arbeit und Kapital zu betrachten. Der Produktionsfaktor Arbeit kann im Gesundheitswesen durch Umfang, Struktur und Qualität des ärztlichen und nichtärztlichen Personals im stationären und nichtstationären Bereich gekennzeichnet werden, während der Produk-

Tabelle 1. Gesundheitsausgaben insgesamt (Mrd. DM)

			BSP[a]		In v. H. des BSP	
	1980	1981	1980	1981	1980	1981
1. Ausgaben der gesetzlichen Krankenkassen	87,6	95,0[b]	1484	1543	5,9	6,2
2. Funktion Gesundheit im Sozialbudget	157,8	167,0[c]	1484	1543	10,6	10,8
3. Ausgaben für Gesundheit lt. Stat. Bundesamt	200,5	210,1[b]	1484	1543	13,5	13,6

[a] Zu Marktpreisen.
[b] Aus: Statistisches Bundesamt (Hrsg.) Wirtschaft und Statistik, Heft 9/1983, S. 726 und 728.
[c] Quelle: Bundesminister für Arbeit und Sozialordnung (Hrsg.) Materialband zum Sozialbudget 1983, Bonn 1983, S. 9.

Tabelle 2. Beschäftigte Personen im Gesundheitswesen (1980)[a]

1. Erstellung von Gesundheitsleistungen	1 651 300
davon: Stationärer Bereich	923 600
Ambulanter-ärztlicher/zahnärztlicher Bereich	400 600
2. Vermittlung von Gesundheitsleistungen (Verwaltung)	141 700
3. Erstellung von Vorleistungen	279 000
davon: Pharmazeutische Industrie	90 000
Medizinisch-technische Industrie/Handwerk	136 300
Gesundheitswesen insgesamt	2 072 000

[a] Zusammengestellt nach z. T. auf Schätzungen beruhenden Angaben des Wissenschaftlichen Instituts der Ortskrankenkassen, Personalentwicklung im Gesundheitswesen 1976 bis 1980, WIdO-Materialien, Band 19, Bonn 1983; s. auch Bundesverband der Pharmazeutischen Industrie e. V., pharma basisdaten, Basisdaten des Gesundheitswesens, Frankfurt 1982.

tionsfaktor Kapital sämtliche Einrichtungen und alle technischen Geräte im Gesundheitswesen umfaßt. Vom Einsatz dieser Produktionsfaktoren gehen Beschäftigungswirkungen aus, die angesichts der etwa 2 Millionen beschäftigten Personen im Gesundheitswesen, einschließlich der Personen in der medizinisch-technischen Industrie, nicht vernachlässigt werden können (Tabelle 2). Das Gesundheitswesen war – folgt man dieser Sichtweise – in vielen Jahren eine Wachstumsbranche per excellence [2]. Den oft positiv vermerkten Beschäftigungswirkungen einer hohen Gesundheitsquote steht jedoch ein Angebot an Ärzten und Betten gegenüber, das nach verbreiteter Ansicht als überhöht angesehen wird. Dieses Überangebot an realen Ressourcen ist nicht ohne Einfluß auf die Nutzung von Gesundheitseinrichtungen und führt im Hinblick auf die auch zukünftig weiter ansteigende Ärztezahl zu schwerwiegenden Strukturproblemen.

Ein zunehmendes Angebot kann eine höhere Nachfrage zur Folge haben, weil

– mögliche Versorgungsdefizite, z. B. in regionaler Hinsicht oder in der Psychiatrie und Gerontologie, abgebaut werden können („Überschußnachfrage"),
– durch geringere Wege- und Wartezeiten die Nutzung steigt („Zeitpreiseffekt"),
– vorhandene medizinisch-technische Einrichtungen genutzt werden müssen („Amortisationsdruck"),

– durch Medien induzierte Patientenwünsche verstärkt an die Ärzte herangetragen werden („Anspruchsinflation").

Die Grenze einer angebotsinduzierten Nachfrage im Gesundheitswesen wird im Kampf um die knappen Ressourcen mit anderen Sektoren (Umweltschutz, Verteidigung etc.) entschieden. Ausdruck dieses politischen Kampfes ist die Orientierung der GKV-Ausgaben an der Entwicklung der Lohnsumme. Durch diese – den Grundsätzen einer marktwirtschaftlichen Allokation von Ressourcen widersprechende – Quotensteuerung soll der Einfluß der Angebotsseite kontrolliert und die Finanzierbarkeit des Gesamtsystems gesichert werden. Der Preis dieser markt- und systemwidrigen Quotensteuerung, die die Finanzierungs- und Entscheidungszentralität im Gesundheitswesen erhöht, wird in Kauf genommen, da – zumindest auf ganz kurze Sicht – bei limitierten Ressourcen im Sinne einer gewünschten Beitragssatzstabilität keine übergreifende gesundheitspolitische Alternative besteht. Diese Angebotssteuerung, wie sie seit dem Jahre 1977 in der Konzertierten Aktion betrieben wird, gibt Ausgabenplafonds vor und überläßt die Anpassung dem Gesundheitssystem und seiner Selbstverwaltung. Eine derartige angebotsseitige Dominanz der Allokation führt längerfristig zu immer neuen Quotierungen, z. B. nach einzelnen Sparten im ambulanten Bereich und zu Vorauserstattungen im stationären Sektor, wie sie seit kurzem in den USA üblich sind. Sie erfordert, daß die Besonderheiten der Nachfrage bei der Zuteilung der Mittel über eine Berücksichtigung von demographisch-sozioökonomischen Merkmalen bzw. Morbiditätsstrukturen einbezogen werden.

Zum angebotsseitigen Einfluß auf die Nachfrage können in einem umfassenderen Sinne auch alle Gesetze, Verordnungen und Regelungen gezählt werden, die die öffentliche Hand zur Bestimmung der Organisation und des Ablaufs des Gesundheitssystems erläßt. Der Umfang des Versicherungsschutzes, die Art des Honorierungssystems, die Regelung der Krankenhausfinanzierung, die Verteilung der Kosten für die Krankenversicherung der Rentner, Ausmaß und Struktur der Lohnfortzahlung sind Parameter des Gesetzgebers, von denen ein erheblicher Einfluß auf die Nutzung von Gesundheitsleistungen ausgeht. Oft ist es dieser organisatorische Rahmen, innerhalb dessen erst eine angebotsinduzierte Nachfrage seitens der Leistungserbringer ermöglicht wird.

Konsequenzen für die Steuerung

Im Hinblick auf die Interdependenzen zwischen Angebot, Nachfrage und limitierten Ressourcen im Gesundheitswesen lassen sich abschließend 2 übergreifende Schlußfolgerungen ziehen. Erstens ist im Hinblick auf eine Spezifizierung der Zusammenhänge zwischen Angebot und Nachfrage und die Frage, welche Seite vorherrscht und über die Allokation der stets zu knappen Ressourcen entscheidet, eine Disaggregierung erforderlich, wie sie in den folgenden Tagungsthemen auch vorgenommen wird. Wahrscheinlich hängt die Frage der Nachfrage- und Angebotsinduzierung nicht nur davon ab, ob für den Bereich der ambulanten Versorgung mit seinen verschiedenen Gebieten oder am Beispiel der Krankenhauswirtschaft diskutiert wird, sondern auch davon, um welche Krankheitsbilder, ärztliche Leistungen und welche Patienten(gruppen) es sich handelt. Schließlich darf das Finanzierungs-system genauso wenig außer acht gelassen werden wie die Art der Honorierung ärztlich-medizinischer Leistungen. Andernfalls ließen sich die Erfolge der Health Maintenance Organisations in den USA und des Bayern- und Niedersachsenvertra-ges in der Bundesrepublik Deutschland nicht erklären, und die Preisunterschiede im stationären und ambulanten Sektor bei gleichen Leistungen nicht hinreichend begründen.

Unabhängig von dem Streit über die relative Bedeutung von Angebot und Nachfrage im Gesundheitssystem ist zweitens zu überlegen, ob neben den beiden bekannten ordnungspolitischen Grundpositionen mit ihren unterschiedlichen ge-sundheitspolitischen Konsequenzen nicht verstärkt auch die ökonomischen Impli-kationen einer an inhaltlichen Zielvorgaben, z.B. im Sinne der Bekämpfung von Krankheiten, orientierten Gesundheitspolitik in das Blickfeld gerückt werden soll-ten. Erst eine ergebnisorientierte Betrachtung, fundiert durch sog. medizinisch-wirt-schaftliche Orientierungsdaten, läßt eine Antwort darauf zu, ob unser Gesundheits-system tatsächlich zu teuer ist. So verdeckt die vorwiegende Beschäftigung mit den Gesundheitsausgaben (Kosten) die erheblichen indirekten Kosten von Krankhei-ten, wie sie sich beispielsweise in verlorenen Lebensjahren, verlorenen Erwerbstä-tigkeitsjahren und Krankheitstagen niederschlagen [6]. Eine stärkere Ausrichtung an bestimmten Krankheitsarten und an epidemiologisch-sozialmedizinisch abgesi-cherten Erkenntnissen könnte Grundlage einer Neuorientierung in der Gesund-heitspolitik der Bundesrepublik Deutschland werden, wie sie im übrigen in den USA bereits seit einiger Zeit praktiziert wird [4].

Literatur

1. Adam H (1983) Ambulante ärztliche Leistungen und Ärztedichte. Berlin, S 16 Duncker u. Hum-blot, Berlin
2. Behrens C, Henke K-D, Heuser MR, Robra B-P, Schwartz F-W (1983) Medizinische Orientie-rungsdaten. Dtsch Ärztebl 80/40: 57 ff, 41: 66 ff
3. Fuchs VR (1973) The contribution of health services to the American economy. In: McKinlay JB (ed) Economic aspects of health care. New York, p 59 Prodist
4. Golden PM, Wilson RW, Kavet J (1983) Prevention profile. National Center for Health Statistics, Washington
5. Henke K-D (1983) Selbstbeteiligung als Finanzierungs- und Steuerungsinstrument. In: Kassen-ärztliche Vereinigung Nord-Württemberg (Hrsg) Selbstbeteiligung in der gesetzlichen Kranken-versicherung. St. Augustin, S 29 ff Asgard-Verlag, St. Augustin
6. Henke K-D (im Druck) Die Kosten von Krankheit: Ein Maßstab für neue Ansätze in der Ge-sundheitspolitik. In: Monissen HG et al. (Hrsg) Festschrift für G. Gäfgen zum 60. Geburtstag. Kohlhammer-Verlag, Stuttgart: S 412–420
7. Kohn R, White KL (eds) (1976) Health care: An international study. London, Oxford University Press p 106
8. McCarthy E, Finkel ML, Ruchlin HS (1981) Second opinion elective surgery. Boston Auburn House Publishing Company
9. Zalewski T (1984) Originäre Nachfrage nach medizinischen Leistungen und Steuerungspotentia-le in der ambulanten ärztlichen Versorgung. Eine theoretische und empirische Analyse. Disserta-tion, Universität Hannover, Asgard-Verlag St. Augustin S 91 ff

Beeinflussen Arztdichte und „Geschäftsführerfunktion"
die Inanspruchnahme ambulanter Leistungen?

J. Jessen

Geschäftsführerfunktion

Zwischen Anbieter und Nachfrager besteht in der Regel ein Informationsgefälle, das nur dann ausgeglichen wird, wenn sich der Nachfrager sachkundig macht oder aber eine Informationshilfe erhält. Im täglichen Leben hat jeder Nachfrager das erfahren müssen. Der Meister in der Kfz-Werkstatt berät den Autobesitzer mit seinem Fachwissen ebenso wie der Computerspezialist den Geschäftsmann davon zu überzeugen versucht, daß sein EDV-System besser als andere ist. In allen Fällen verwirrt den Nachfrager von Dienstleistungen oder Produkten die Fachsprache ebenso wie die Komplexität der Materie, wie sie jeder erfährt, der eine Lebensversicherung abschließen will. Der potentielle Konsument ist darauf angewiesen, daß er gut und seinen Wünschen entsprechend beraten wird. Wird zwischen Anbieter und Nachfrager kein Vermittler geschaltet, übernimmt der Anbieter eine Art Geschäftsführerfunktion. Bisher ist diese Situation als gegeben hingenommen worden, da es schwer wäre, eine Änderung herbeizuführen, die nicht mit außerordentlich hohen Kosten und einem Überwachungsapparat der unabhängigen Makler verbunden wäre. Beispiele dafür gibt es sicherlich, wie die vereidigten Gutachter im Kraftfahrzeug- oder im Bauwesen. Aber auch hier wird nur ein relativ kleiner Bereich abgedeckt, während der Großteil der Abwicklung von Kaufakten und Werkverträgen ohne die Einschaltung unabhängiger Gutachter vor sich geht.

Zu einem Thema ist dieser Sachverhalt bisher nicht geworden. Schließlich handelt es sich bei einem derartigen Wechsel von Gütern und Dienstleistungen vom Produzenten und Ersteller zum Verbraucher um ein Rechtsgeschäft zwischen 2 Privatpersonen, in die ein Dritter nicht eingeschaltet werden muß. Der Käufer zahlt den Kaufpreis an den Verkäufer gegen Erhalt der Ware. Ist dem Käufer der Preis zu hoch, wird er Abstand vom Kauf nehmen, ist der angebotene Preis zu niedrig, wird der Verkäufer in der Regel von einem Verkauf Abstand nehmen. Der Preismechanismus ermöglicht so einen Abstimmungsprozeß auf der Individualebene.

Ganz anders vollzieht sich der Abstimmungsprozeß im Sozialsystem, sei es in der gesetzlichen Krankenversicherung, der Rentenversicherung oder der Arbeitslosenversicherung. So wird das Individuum in der GKV erst einmal gezwungen, für eine Eventualleistung vorab einen Preis zu bezahlen. Der Abstimmungsprozeß Geld gegen Gut findet nicht mehr statt.

Der Sachverständigenrat zur Begutachtung der gesamtwirtschaftlichen Entwicklung hat sich in seinem Jahresgutachten 1983/84 zu diesem Sachverhalt kritisch geäußert: *„Die Regelungen in der gesetzlichen Krankenversicherung, daß alle Leistungen nahezu kostenlos zu haben sind und die Finanzierung dann anonym über Zwangsbeiträge erfolgt, nimmt dem Patienten jeden Anreiz, sich nach einer möglichst kostengünstigen Behandlung umzutun"*. Damit aber ist die Position des Patienten von der Seite der finanziellen Absicherung ungefährdet, seine Neigung, auch in Sachen Gesundheit wirtschaftlich zu verfahren, jedoch beseitigt. Da der Patient solange nichts gegen die Vermittlung von Gesundheitsleistungen durch seinen Arzt haben wird, solange er dadurch weder zeitlich – durch Wege-, Warte- und Behandlungszeiten – noch physisch all zu sehr belastet wird, hat der Arzt tatsächlich die Möglichkeit, seine Geschäftsführerfunktion zu mißbrauchen.

Zunehmende Arztdichte

Seit Jahren nimmt die Zahl der berufstätigen Ärzte zu. Am 1. Januar 1960 waren es 74 486, am 31. Dezember 1984 jedoch 152 158. Während sich jedoch die Zahl der Ärzte in Krankenanstalten von 21 544 auf 73 581 oder um 241% erhöht hat (Abb. 1), ist bei den niedergelassenen Ärzten eine geringere Verschiebung von 45 320 auf 64 032 oder um 41% zu beobachten. Von einer Unterversorgung der Bevölkerung auf dem medizinischen Sektor wird nicht mehr gesprochen. Die Ärzteschwemme birgt vielmehr nach Ansicht vieler Zeitgenossen die Gefahr in sich, daß sich das Angebot seine Nachfrage selber schafft und das Gesundheitswesen unbezahlbar wird. Diese Vermutung betrifft den stationären Sektor ebenso wie den ambulanten. In seiner Untersuchung „Ambulante ärztliche Leistungen und Ärztedichte" hat Adam 1983 die empirisch gesicherte Parallelität zwischen Ärztedichte und Inanspruchnahme ambulanter Leistungen pro Kopf dargestellt. Dasselbe läßt sich auch für

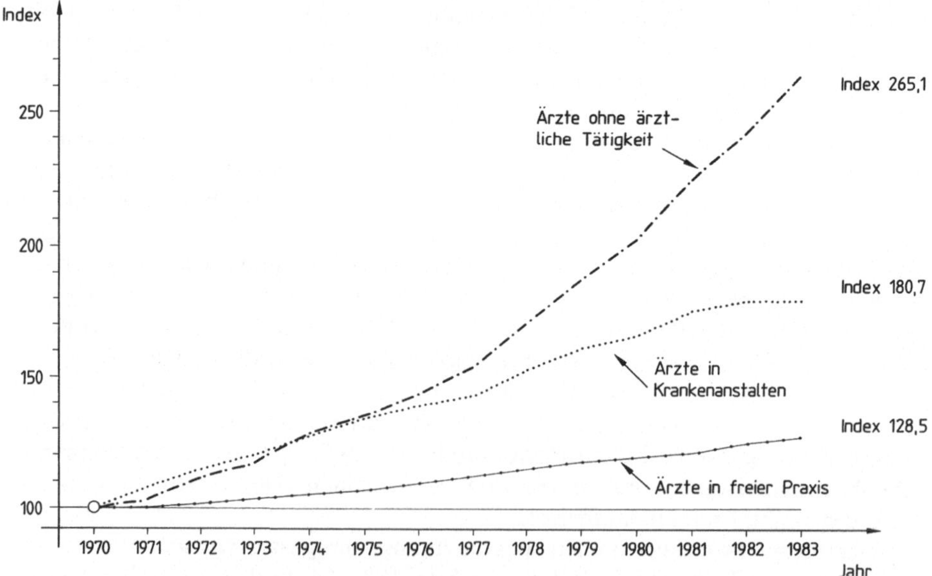

Abb. 1. Entwicklung der Arztzahlen nach ärztlichen Tätigkeitsarten seit 1970. (Aus: Statistik der BÄK)

Tabelle 1. Index der GKV-Leistungen (1960 = 100). (Aus: Basisinformation 1984/1985, LÄK Rheinland-Pfalz)

Jahr	Verwaltungskosten, Verluste und sonstige Ausgaben	Behandlung durch Ärzte	Behandlung durch Zahnärzte	Arzneien, Verband-, Heil- und Hilfsmittel aus Apotheken	Arzneien, Verband-, Heil- und Hilfsmittel von anderen Stellen (ohne Zahnersatz)	Zahnersatz	Krankenhauspflege
1960	100	100	100	100	100	100	100
1965	159	170	204	185	175	149	188
1970	243	291	365	386	314	308	383
1975	515	601	883	814	1215	1556	1118
1981	761	880	1266	1250	2440	2931	1733
1982	700	902	1296	1257	2349	2647	1885
1983	736	946	1340	1321	2450	2473	1972

den stationären Bereich darstellen. Allein der Index der GKV-Leistungsangaben von 1960 bis 1983 beweist das: Stationäre Versorgung von 100 auf 1972, ambulante Versorgung von 100 auf 946 (Tabelle 1). Töns hat das 1977 mit Arztzahlmorbidität beschrieben. Heute reicht diese simplifizierende Erklärung sicher nicht mehr aus. Wenn sich Arbeitslose nicht beim Arbeitsamt melden, tauchen sie weder in der Statistik noch in den Angaben der Bundesanstalt für Arbeit auf. Wenn ein Kranker nicht zum Arzt geht, weil dieser in großer Entfernung seine Praxis hat oder die Wartezeiten zu lang sind, dann wird er eben dort nicht hingehen. Die GKV registriert diesen „Fall" weder in der Statistik noch bei den Leistungsausgaben. Ein zusätzlicher Arzt in der Nähe dieses Patienten wird Anregung genug sein, die Hilfe des Arztes in Anspruch zu nehmen. Aus der real existierenden Morbidität wird so eine statistisch erfaßte Morbidität, ein Vorgang, der eine bessere Versorgung der Bevölkerung signalisiert.

Arztdichte und Geschäftsführerfunktion

Der Arzt hat gegenüber dem Patienten den Wissensvorsprung des Profis. Damit ist er nicht nur Anbieter von Leistungen, sondern Ratgeber des Patienten, welche Leistungsinanspruchnahme empfehlenswert ist. Da der Arzt auch Einkommensinteressen hat, liegt natürlich der Gedanke nahe, daß der Arzt dem Patienten die Leistungen andient, die ihm das höchste Einkommen garantieren. Da der Patient für die Inanspruchnahme der Leistung keine – oder nur geringfügige – finanzielle Mittel aufzuwenden hat, gibt es für ihn keinen Grund, sich dieser ärztlichen Strategie zu widersetzen. Zwangsläufig muß daher mit steigenden Arztzahlen auch der Aufwand für die ambulante Versorgung der Bevölkerung zunehmen.

Diese Sicht der Dinge ist sicher zu einfach. Grundsätzlich darf der Arzt nach der Reichsversicherungsordnung nur Leistungen erbringen oder verordnen, die zur Heilung oder Linderung einer Krankheit nach den Regeln der ärztlichen Kunst zweckmäßig und ausreichend sind[1, 2]. Die Kassenärztlichen Vereinigungen und die gesetzlichen Krankenversicherungen wachen in gemeinsamen Prüfausschüssen über die Einhaltung der Notwendigkeit, Zweckmäßigkeit und Wirtschaftlichkeit der Leistungen. Daß es schwer ist, diese nicht näher definierten Begriffe exakt auf die erbrachten Leistungen anzuwenden, ist verständlich. Eine willkürliche Ausweitung wird damit jedoch gebremst. Das gilt allerdings nur für die einzelne Arztgruppe. Ein Internist, der weit über dem Durchschnitt seiner Gruppe liegt, wird immer Schwierigkeiten haben mit dem zuständigen Prüfungsausschuß. Schon dadurch ist der ungebremsten Ausnutzung der Geschäftsführerfunktion ein Riegel vorgeschoben.

Da sich die Ärzte ihre „Fälle" nicht selbst besorgen können, sondern vielmehr darauf angewiesen sind, daß der Patient zu ihnen kommt, ist die Gesamtärzteschaft einer weiteren Dämpfung bei einer eventuell ausbrechenden „Leistungsbedarfsanhebung" ausgesetzt.

Wenn sich alle Internisten darauf verständigen würden, um 20% höhere Verschreibungen, Überweisungen, Medizintechnik usw. anzuwenden, würde sich der Durchschnitt der internistischen Abrechnungen erhöhen und keiner, der in diesem Durchschnitt bliebe, könnte von den Prüfungsausschüssen belangt werden. Hier greifen jedoch die preisregulierenden Vereinbarungen in den Gesamtverträgen. Das Leistungsvolumen wird nach Punkten abgerechnet, deren Bewertung mit den zur Verfügung stehenden Mitteln verknüpft ist[3]. Damit bleibt zwar die Einzelleistungs-

---

[1] § 368 e [Anspruch auf ausreichende ärztliche Versorgung]. Der Versicherte hat Anspruch auf die ärztliche Versorgung, die zur Heilung oder Linderung nach den Regeln der ärztlichen Kunst zweckmäßig und ausreichend ist (§ 182 Abs. 2 und § 13 Abs. 2 des Gesetzes über die Krankenversicherung der Landwirte). *Leistungen, die für die Erzielung des Heilerfolges nicht notwendig oder unwirtschaftlich sind, kann der Versicherte nicht beanspruchen, der an der kassenärztlichen Versorgung teilnehmende Arzt darf sie nicht bewirken oder verordnen; die Kasse darf sie nachträglich nicht bewilligen.* Die Sätze 1 und 2 gelten bei Maßnahmen zur Früherkennung von Krankheiten und bei ärztlichen Maßnahmen nach den §§ 200 e und 200 f entsprechend.

[2] § 378 u [Aufgaben der Kassenärztlichen Vereinigungen und Bundesvereinigungen]. (5) Zur *Überwachung der Wirtschaftlichkeit* der kassenärztlichen Versorgung im einzelnen errichten die Kassenärztlichen Vereinigungen nach näherer Bestimmung der Satzungen *Prüfungs- und Beschwerdeausschüsse. Den Ausschüssen gehören Vertreter der Ärzte und Krankenkassen in gleicher Zahl an,* wobei den Vorsitz jährlich wechselnd ein Vertreter der Ärzte oder ein Vertreter der Krankenkassen führt, dessen Stimme bei Stimmengleichheit den Ausschlag gibt. Die Vertragsparteien des Gesamtvertrages vereinbaren das Verfahren zur Überwachung und Prüfung der Wirtschaftlichkeit sowie das Verfahren vor den Ausschüssen. Ferner sind auch Regelungen zur Überwachung der Ausstellung von Bescheinigungen über das Vorliegen von Arbeitsunfähigkeit zu vereinbaren. Gegen die Entscheidungen der Prüfungsausschüsse können die betroffenen Ärzte, die Landesverbände der Krankenkassen oder die Kassenärztlichen Vereinigungen den Beschwerdeausschuß anrufen. Die Anrufung hat aufschiebende Wirkung. Für das Verfahren finden § 84 Abs. 1 und § 85 Abs. 3 des Sozialgerichtsgesetzes Anwendung. Das Verfahren vor dem Beschwerdeausschuß gilt als Vorverfahren im Sinne des § 78 des Sozialgerichtsgesetzes.

[3] § 368 f [Gesamtvergütung für kassenärztliche Versorgung]. (1) Die Krankenkasse entrichtet nach Maßgabe des Gesamtvertrages für die gesamte kassenärztliche Versorgung (§ 368) mit befreiender Wirkung eine Gesamtvergütung an die Kassenärztliche Vereinigung. Die Kassenärztliche Vereinigung verteilt die Gesamtvergütung unter die Kassenärzte. Sie wendet dabei den Verteilungsmaßstab an, den sie im Benehmen mit den Verbänden der Krankenkassen festgesetzt hat. Bei der Verteilung sind Art und Umfang der Leistungen des Kassenarztes zugrunde zu legen; eine Verteilung der Gesamtvergütung nur nach der Zahl der Behandlungsfälle (Krankenscheine) ist nicht zulässig. Der Verteilungsmaßstab soll zugleich sicherstellen, daß eine übermäßige Ausdehnung der Tätigkeit des Kassenarztes verhütet wird.

vergütung erhalten, der Punktwert ist aber variabel. Ein Übermaß ärztlicher Tätigkeit führt zu einer Senkung des Punktwertes und verhindert so eine lineare Erhöhung des Umsatzes der Ärzte. Damit entfällt auch bei nüchternem Handeln für den einzelnen Arzt dieser Weg einer Umsatzausweitung.

Allerdings ist etwas anderes zu beobachten. Die Struktur der Ärzteschaft ändert sich, und damit auch die Zusammensetzung des Leistungsvolumens. Es ist bekannt, daß junge Ärzte erheblich mehr Leistungen abrechnen als die Ärzte, die sie ersetzen (Abb. 2). Ungefähr 5 Jahre vergehen, bis der Jungarzt den Leistungslevel erreicht hat wie der Durchschnitt seiner Gruppe. Die Tatsache wird in erster Linie auf die Ausbildung und insbesondere auf die Weiterbildung zum Gebietsarzt an den Krankenhäusern zurückgeführt. Sowohl die Abrechnung eines höheren Leistungsumfanges pro Fall, als auch eine höhere Überweisungsrate an Gebietsärzte ist bei ihnen festzustellen.

Eine Untersuchung der Fallzahlentwicklung in der kassenärztlichen Versorgung von 1980 bis 1983 in einem gemeinsamen Projekt des Zentralinstituts der KBV und des Wissenschaftlichen Instituts der Ortskrankenkassen (WIDO) macht deutlich: Einer verstärkten Primärinanspruchnahme der Gebietsärzte (+4,6%) steht ein Rückgang der Primärkontakte zwischen Patienten und Allgemeinärzten gegenüber (−9,7%) (Tabelle 2). Das weist auf eine starke Umstrukturierung der Nachfrage hin, die sicher in nicht unerheblichem Maß direkt mit dem Wunsch nach einer konkreten Leistung durch den Patienten verbunden ist. Das deutet auch die Zunahme von Überweisungsscheinen an, die als Ergebnis der Untersuchung festgestellt wurde. Es kann sich dabei zwar um eine Veranlassung der Ärzte handeln, um eine Diagnose abzusichern oder zu erweitern. Es kann sich genauso gut aber um den

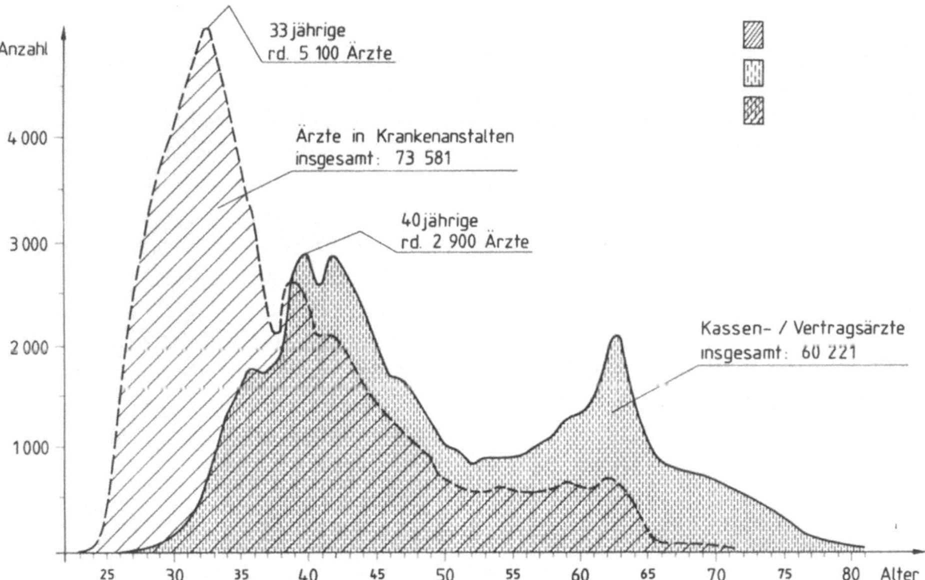

Abb. 2. Altersstruktur der Krankenhaus- und Kassen-/Vertragsärzte zum 31. Dezember 1983. (Aus: Statistik der BÄK, Statistik der KBV)

Tabelle 2. Veränderung der Gesamtfallzahlen, der Originalscheine und Sekundärscheine seit 1980 in der zugrundeliegenden Stichprobe von ca. 40 v. H. aller Fälle, (Fachärzte, Allgemeinärzte, Ärzte gesamt)[a]

	Absolutwerte und Veränderungen im Jahresdurchschnitt							
	1980		1981		1982		1983	
	Absolut	Veränderung in v. H. zum Vorjahr[b]	Absolut	Veränderung in v. H. zum Vorjahr	absolut	Veränderung in v. H. zum Vorjahr	Absolut	Veränderung in v. H. zum Vorjahr
Fachärzte								
Originalscheine	18 268 383	–	18 921 789	+3,6	19 134 347	+1,1	19 158 490	+0,1
Sekundärscheine	17 047 213	–	17 236 871	+1,1	17 344 512	+0,6	17 790 473	+2,6
Fallzahlen gesamt	35 315 596	–	36 158 660	+2,4	36 478 859	+0,9	36 948 963	+1,3
Allgemeinärzte								
Originalscheine	30 745 806	–	30 069 758	−2,2	28 979 773	−3,6	27 749 752	−4,2
Sekundärscheine	2 507 932	–	2 433 174	−3,0	2 423 582	−0,4	2 410 645	−0,5
Fallzahlen gesamt	33 253 738	–	32 502 932	−2,3	31 403 355	−3,4	30 160 397	−4,0
Ärzte gesamt								
Originalscheine	49 014 189	–	48 991 547	0,0	48 114 120	−1,8	46 908 242	−2,5
Sekundärscheine	19 555 145	–	19 670 045	+0,6	19 768 094	+0,5	20 201 118	+2,2
Fallzahlen gesamt	68 569 334	–	68 661 592	+0,1	67 882 214	−1,1	67 109 360	−1,1

[a] Aus: Die Ortskrankenkasse 15–16/1984.
[b] v. H.-Angaben über alle fünf KV-Bereiche erst ab 1981 möglich.

Wunsch der Patienten handeln, da diese festgestellt haben, daß der Erstkontakt nicht ihren Wünschen entspricht.

Die immer wieder behauptete Ansicht, Ärzte schafften sich ihre Nachfrage selbst, läßt sich aus den vorliegenden Zahlen nicht ableiten. Diese These von der anbieterinduzierten Nachfrage ließe sich nur beweisen, wenn im Fall der Untersuchung des ZI und WIDO 1980 von einem Gleichgewicht von Angebot und Nachfrage ausgegangen werden könnte. Die Heranziehung der im Krankenversicherungsweiterentwicklungsgesetz von 1976 eingeführten kassenärztlichen Bedarfsplanung[4] und deren Feststellung, daß der Bedarf weitestgehend gedeckt sei, trägt zur Klärung dieser Frage wenig bei. Die Nachfrage der Bevölkerung nach ambulanten medizinischen und ärztlichen Leistungen ist sicher nicht gleichzusetzen mit den Verhältniszahlen der Bedarfsplanung. Die Erhöhung der Pro-Kopf-Inanspruchnahme ambulanter ärztlicher Leistungen, insbesondere gebietsärztlicher Leistun-

---

[4] § 368 [Kassenärztliche Versorgung]. (4) Die Kassenärztlichen Vereinigungen haben im Einvernehmen mit den Landesverbänden der Krankenkassen, im Benehmen mit den zuständigen Landesbehörden und nach Maßgabe der von den Bundesausschüssen erlassenen Richtlinien (§ 368 p Abs. 7) auf Landesebene einen *Bedarfsplan zum Zwecke der Sicherstellung der kassenärztlichen Versorgung* aufzustellen und jeweils der Entwicklung anzupassen. Die Ziele und Erfordernisse der Raumordnung und Landesplanung sowie der Krankenhausbedarfsplanung sind zu beachten. Der Bedarfsplan ist in geeigneter Weise zu veröffentlichen.

gen, bei einer Zunahme der Ärztedichte kann das direkte Ergebnis einer bisher nicht gesättigten Nachfrage sein. Die Tatsache, daß die abgerechneten Krankheitsfälle bei den Allgemeinärzten abgenommen und bei den Gebietsärzten zugenommen haben, gleichzeitig aber für beide Gruppen das Leistungsvolumen pro Fall angestiegen ist, kann das Ergebnis einer späteren, dann aber um so intensiveren und gezielteren Inanspruchnahme der Ärzte sein. Die bis 1980 zu beobachtende Parallelität des Wachstums der Zahl der Ärzte und der Fallzahlen hat sich jedenfalls nicht bestätigt. Das Wort von der Arztzahlmorbidität entspricht damit in seiner apodiktischen Aussage für die Zeit von 1980 bis 1983 nicht den Tatsachen. Um eine anbieterinduzierte Nachfragesituation – und das müßte mittelfristig untersucht werden – kann es sich nur handeln, wenn der Zusammenhang zwischen Leistungsvolumen pro abgerechnetem Fall und Ärztedichte mit steigender Ärztedichte zunimmt und die Fallzahl selber abnimmt. Aus den bisher vorliegenden Zahlen läßt sich das nicht entnehmen (Abb. 3).

Auf der anderen Seite ist natürlich zu fragen, ob eventuell die Zunahme der Ärzte zu einer nachfrageinduzierten Leistungsausweitung führt. Zalewski vom Institut für Gesundheitssystemforschung, Kiel, hat erste Ergebnisse einer empirischen Analyse des Patientenverhaltens veröffentlicht. Im Rahmen dieser Untersuchung in

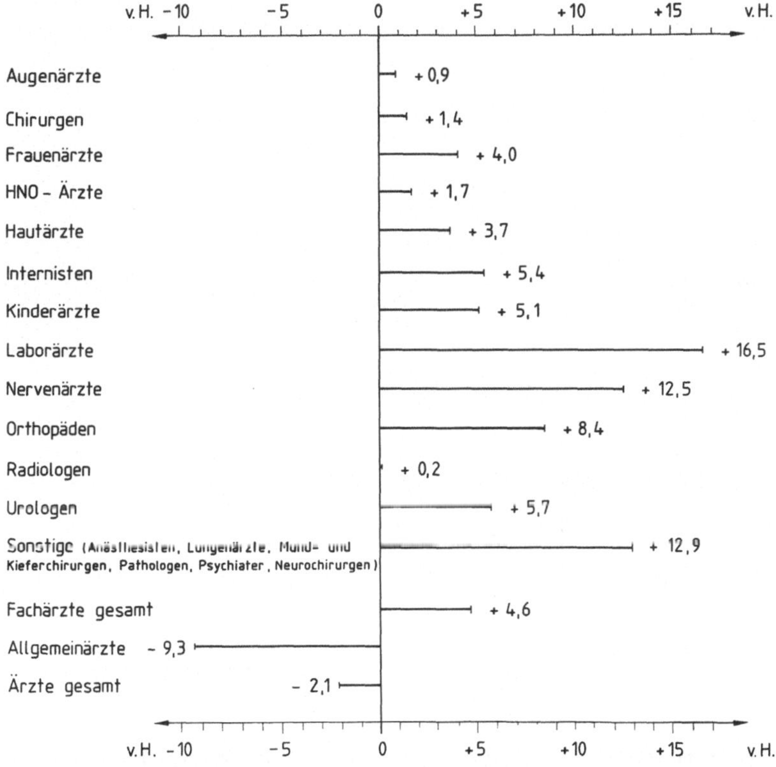

Abb. 3. Relative Veränderung der Fallzahlen in den einzelnen Fachgruppen im Jahresdurchschnitt 1983 gegenüber dem Jahresdurchschnitt 1980. (Aus: Die Ortskrankenkasse Heft 15/16, 1984)

Nord-Württemberg wurden 8626 Patienten bei 129 Allgemeinärzten befragt. Unterteilt nach Alter, Geschlecht, Schulbidlung, beruflichem Status und Kassenzugehörigkeit wurden Fragen nach der Regelmäßigkeit des Arztkontaktes gestellt, um Patienten mit chronischen Krankheiten näherungsweise eingrenzen zu können. 81,3% aller Patienten gaben an, den Arztkontakt mit konkreten Wünschen nach medizinischen Leistungen zu verbinden. 63,8% der Patienten wünschen die Verordnung eines Arzneimittels, 32,2% wünschen andere therapeutische Leistungen, 18,3% wollen eine Krankschreibung, 16,3% erwarten eine diagnostische Leistung und 15,6% wünschen eine Überweisung, Kur oder Krankenhausaufenthalt (Abb. 4). Wichtig ist in diesem Zusammenhang das Ergebnis, daß jeder zweite einen Arztwechsel dann vornehmen will, wenn der Arzt die Patientenwünsche mehrmals nicht erfüllt (Abb. 5). Der Nachfragedruck scheint demnach nicht so gering zu sein, wie oft angenommen wird. Da sich diese ersten Ergebnisse nur auf die Beziehung zwischen Allgemeinärzten und Patienten beziehen, läßt sich eine endgültige Aussage sicher nicht treffen. Unverkennbar ist, daß eine zunehmende Ärztedichte die Stellung des Arztes dem Patienten gegenüber schwächt. Das zeigt auch die immer häufiger von den Kassen gemachte Feststellung, daß Patienten dazu übergehen, nicht nur einen Arzt eines bestimmten Gebietes aufzusuchen, sondern quasi als Kontrolle einen zweiten, um auf diese Weise Diagnose und Therapie des einen Arztes mit denen des zweiten Arztes zu vergleichen.

Das Thema, zu dem ich hier spreche, verführt sicher auch zu der Frage, was getan werden kann, um die Kosten im ambulanten Bereich zu senken. Zuerst einmal

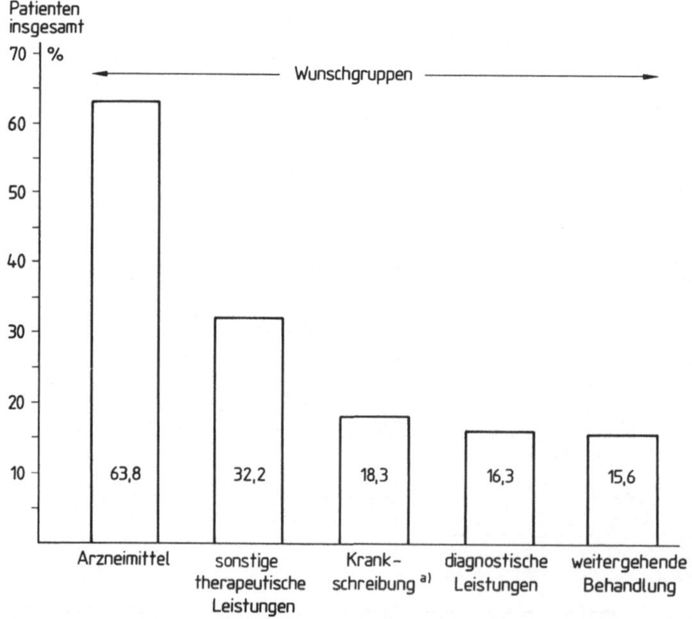

Abb. 4. Patienten in der Allgemeinpraxis. Häufigkeit der Wunschgruppen. *Krankschreibung:* bezogen auf die Gruppe der 16- bis 65jährigen Patienten. (Aus: Zalewski. In: Pharmazeutische Industrie 4/84)

muß wohl gesagt werden, daß eine bereichsbezogene Betrachtung nicht weiterhilft. Wie oben schon gezeigt, ist der Index für die ambulante Behandlung von 1960 bis 1983 auf 946 gestiegen, bei Arzneimitteln auf 1321, bei Hilfsmitteln auf 2450 und bei der stationären Behandlung auf 1972. Die von der Konzertierten Aktion verfolgte Politik des „über einen Kamm scheren" aller Bereiche läßt sicher den medizinischen Fortschritt und die unterschiedliche Produktivität der Bereiche völlig außer Betracht. Die kameralistische Betrachtungsweise vermindert mögliche Substitutionsprozesse. Die Isolierung führt zwangsläufig auch zum Verlust einer umfassenden Betrachtung und der Außerachtlassung von Strukturwandlungen. Insbesondere wird Strukturwandel nicht erleichtert, sondern höchstens schleppend nachvollzogen. Um so mehr aber wird an einer Steuerung gearbeitet, die z.B. die Geschäftsführerfunktion des Arztes mit administrativen Maßnahmen beschneiden will. Die Schieflage der unterstellten Interessen des niedergelassenen Arztes und des Patienten – hier Hinnehmen der Maßnahmen des Arztes, da sie nichts kosten, dort Einkommensmaximierung durch sinnlose Leistungserbringung – fördern in erster Linie nicht das Wecken des Patienteninteresses an den Kosten, und Anreize, sie zu senken, sondern die Intensivierung der Kontrollen gegen den Arzt. Der Hinweis, das Krankenversicherungskostendämpfungsgesetz habe zu einer Dämpfung der Kosten geführt, ist deshalb fehl am Platz, da dieses Gesetz eine Geldmittelrationierung verschrieb. Rationierung aber schafft graue Märkte und fördert die Suche nach Auswegen, die weitere Kontrollen nötig macht. Wie sich jetzt zeigt, ist damit kein wirksamer Abstimmungsprozeß in der GKV geschaffen worden: die global vorgegebenen Daten heben sich deutlich von den einzelwirtschaftlichen Entscheidungen ab. Folglich werden weitere administrative Maßnahmen nötig sein, auch wenn in anderen Ländern – Großbritannien, Schweden, Holland – damit keine Erfolge zu erzielen waren.

Eine wachsende Ärztezahl schwächt den einzelnen Arzt und stärkt die Verhandlungs- und Forderungsmacht des Patienten. Wenn die Nachfrager nach Leistungen

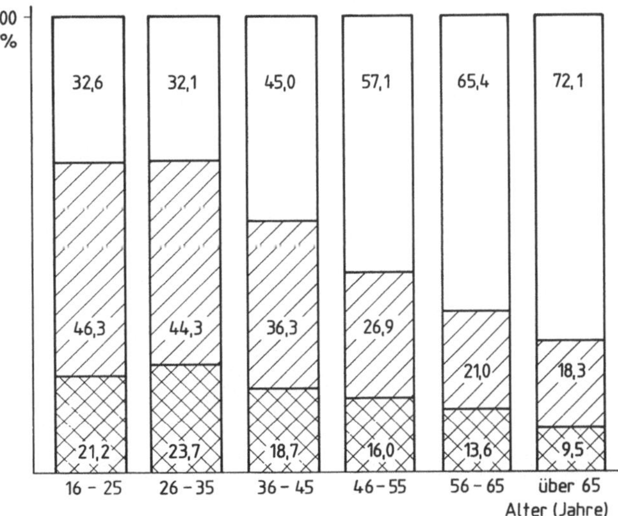

Abb. 5. Patienten in der Allgemeinpraxis. Neigung zum Arztwechsel nach Altersgruppen. ☐ nein, ▨ vielleicht, ▨ ja

im ambulanten Bereich aus dem Gefühl der totalen Absicherung jede sich bietende Möglichkeit wahrnehmen, einen Arzt aufzusuchen und ihre Wünsche vorzutragen, steigt der Leistungsumfang wegen der Sorglosigkeit der Inanspruchnahme des Sicherungssystems. Der Ansatz zu einer Kostendämpfung hat dann beim Nachfrager anzusetzen. Wenn das so ist, ist eine Individualisierung der Verantwortung des einzelnen für seine Gesundheit der einzige Weg, mit den Gefahren einer Ärzteschwemme und dem möglichen Mißbrauch des Arztes durch den Patienten zu begegnen.

Ist eine angebotsorientierte Nachfrage im Gesundheitswesen notwendig?

D. Paffrath

Wir sollten uns zunächst darüber verständigen, was die Frage bedeutet, die uns gestellt wurde: Was ist eine angebotsorientierte Nachfrage? Gibt es sie im Gesundheitswesen der Bundesrepublik Deutschland? Und: Ist sie unumgänglich?

Im Denken des Marktökonomen muß diese Frage Befremden hervorrufen. Angebotsorientierte Nachfrage erscheint als eine Perversion der Marktwirtschaft.

Nun impliziert die These nicht unbedingt, daß die Nachfrage gleich jedes Angebot aufsaugt. Sie spricht lediglich davon, die Nachfrage orientiere sich am Angebot. Das kann vieles bedeuten.

Selbst bei unseren alltäglichen Konsumentscheidungen wäre es vermessen, von der absoluten Konsumentensouveränität zu sprechen. Unsere Nachfrage ist nicht unabhängig vom Angebot. Und deswegen ist es berechtigt, diese geschilderten Zusammenhänge auch in bezug auf das Gesundheitswesen zu prüfen.

Wir wollen dabei wie folgt vorgehen:

1. Formulieren wir eine Arbeitshypothese zur Angebotsorientiertheit,
2. bringen wir Daten zu Stützung dieser Hypothese bei, und
3. prüfen wir, wie man - ggf. - den gesundheitspolitischen Gefahren entrinnen kann, die mit einer Angebotsorientiertheit verbunden sind.

Arbeitshypothese

„Anbieterdeterminiertheit", „Angebotsorientiertheit" usw. sind Begriffe, die wir als Insider-Schlagworte verwenden. Denkt man näher darüber nach, dann sind sie wenig operational und gleichzeitig sehr apodiktisch. Und gerade das macht sie angreifbar. Wenn man behauptet, diese oder jene Nachfrage sei anbieterdeterminiert, dann wird man immer irgendwo Parameter finden, die letztendlich doch zu einem nicht zu vernachlässigenden Teil vom Nachfrager bestimmt werden und auf die der Anbieter keinen oder nur einen geringen Einfluß hat.

So ist die Stellung des Monopolisten auf einem Markt sehr stark - das ändert aber nichts daran, daß er sich, wenn er den Preis festsetzt oder die auf dem Markt zu bringende Menge bestimmt, letztlich an der Nachfragefunktion orientiert, auf die er im Zweifel wenig Einfluß hat. Hindert uns das daran, von der Anbieterdominanz auszugehen?

Was wir im Grunde für die Praxis benötigen, wären

1. ein normativer Bezugspunkt, der uns sozusagen den Skalenanfang für „Anbieterorientiertheit" angibt und
2. ein kardinales oder zumindest doch ordinales Maß für die Stärke der Angebotsorientiertheit.

Da uns beides z.Z. noch fehlt, sind wir darauf angewiesen, mit Indikatoren zu arbeiten, die uns zumindest erste Hinweise auf die Angebotsorientiertheit der Nachfrage geben. Diese sollen dazu dienen, die folgende Hypothese – wenn schon nicht zu beweisen, so doch glaubhaft zu machen:

Im Gesundheitswesen der BRD gilt z.Z. unter gegebenen Rahmenbedingungen, daß die Anbieter unabhängig von der Entwicklung der Indikatoren primärer Nachfrage meist zu steigenden, mindestens aber gleichbleibenden Umsätzen gelangen.

Ich möchte für diese Hypothese im folgenden einige Belege beibringen, und zwar aus der Globalbetrachtung des Gesundheitswesens und aus seinen wesentlichen Sektoren: der ambulanten medizinischen Versorgung, der stationären Versorgung und dem Arzneimittelbereich. Soweit sich die Hypothese bestätigt, ist zu fragen, welche Bedeutung diese Handlungsmuster für die gesamte Wohlfahrtspolitik, insbesondere aber für die Gesundheitspolitik haben.

Und schließlich ist zu untersuchen, ob dieses Handeln sozusagen aus der Natur der hier in Rede stehenden Güter oder der Versorgungsstruktur folgt und damit schicksalhaft und zwangsläufig ist, oder ob Änderungen, soweit gewünscht, möglich sind.

Indikatoren für „Anbieterorientiertheit"

Der Gesundheitssektor insgesamt

Aus den sehr verdienstvollen Ergebnissen eines Arbeitskreises am Zentralinstitut für die kassenärztliche Versorgung können wir folgende Einflußfaktoren der Ausgabenentwicklung der Jahre 1970 bis 1980 entnehmen [25]:

- gesetzlich induzierte Ausgaben
  Mehrausgaben durch Sozialgesetzgebung und Sozialrechtsprechung   = 6,6%
- Inflationskomponente
  Preisindex für Dienstleistungen   = 56,1%
- demographische Komponente
  Änderung der Zahl der Anspruchsberechtigten und
  Änderung der Alters- und Geschlechtsstruktur   = 6,7%
- medizinisch zu erklärender Ausgabenanteil
  sonstige angebots- und nachfrageseitige Determinanten   = 30,6%

Interessant ist, daß die beiden Komponenten, die üblicherweise bei keiner Erklärung der Ausgabenanstiege fehlen, die gesetzlich induzierte und die demographische Komponente, in dem betrachteten Zeitraum nur 13,3% ausmachten. Haben wir doch gerade bei der gesetzlich induzierten Komponente eine Reihe bemerkenswerter Verbesserungen der Leistungen zu verzeichnen: Gesetz zur wirtschaftlichen Sicherung der Arbeiter im Krankheitsfall, Mutterschutzgesetzgebung, Krankenversicherung der Landwirte, Schwerbehindertengesetz usw.

Der „Rest" von 86,7% ist offenbar (angebots- und/oder nachfrageinduziert) anderweitig erklärungsbedürftig.

Die geringe Bedeutung der demographischen Komponente – für die Vergangenheit und die Zukunft bis zum Jahre 2010 – bestätigen neuere Ergebnisse des WIdO zum Arzneimittelbereich, und des ZI zum ambulanten Sektor [3].

Von den beiden verbleibenden Komponenten entfällt auf den Preis der höchste Anteil. Es erscheint uns ein wenig zu einfach, nur mit dem Preisindex für Dienstleistungen zu operieren. Dadurch entsteht der Eindruck, jeder, was immer er auch an Nützlichem oder weniger Nützlichem produziert, habe ein Recht auf den vollen Inflationsausgleich. Bei allen Nachteilen, die auch bei einer Inflation im Andantetempo verbunden sind, hat sie doch immerhin den Vorteil, daß sie eine Anpassung der relativen Bewertung von Gütern ermöglicht, selbst wenn Einzelpreise nur sehr selten nach unten angepaßt werden können, d.h. in Fällen, wo in der preisstabilen Wirtschaft Preise gesenkt werden müßten, wachsen sie in der leicht inflationären Wirtschaft unterdurchschnittlich – der Effekt auf die relativen Preise ist der gleiche.

In einem Wirtschaftszweig, der – wie in den 70er Jahren der BRD das Gesundheitswesen – eher von Zweifel als von Euphorie in bezug auf die Wertigkeit seiner Güter betroffen ist, muß man eher eine unterdurchschnittliche Preissteigerungsrate erwarten. Kann man diese nicht feststellen, dann gehört eine Preissteigerungsrate, die im Gleichklang mit der allgemeinen Preissteigerung verläuft, sicherlich ebenfalls zu den erklärungsbedürftigen Tatbeständen.

Schließlich kommt das ZI zu einem „medizinisch" zu erklärenden Teil des Ausgabenanstiegs von immerhin 30,6% der – um es noch einmal zu wiederholen – un-

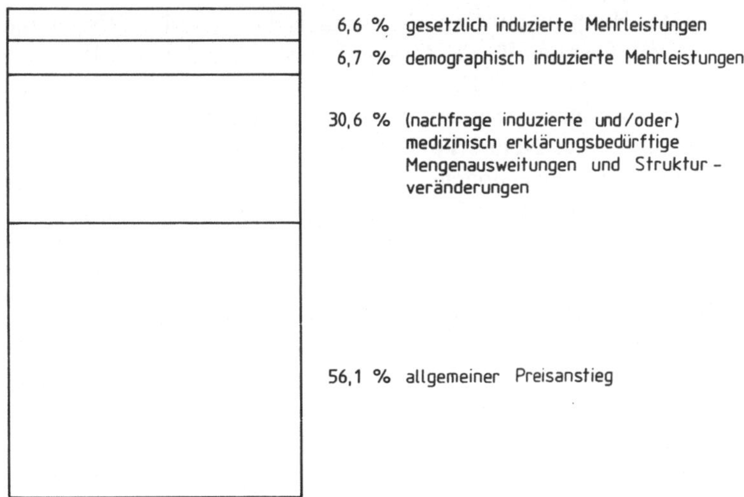

Abb. 1. Gliederung der nominalen Mehrausgaben für GKV-Leistungen 1980 gegenüber 1970. (ohne Barleistungen und Reisekosten) (Aus [18])

abhängig von gesetzgeberischen, inflationären und demographischen Komponenten festzustellen ist.

Hier ist die deutsche Sprache ein wenig zu ambivalent: mit „medizinisch zu erklären" kann gemeint sein medizinisch erklärbar, oder medizinisch erklärungsbedürftig.

Einige Hinweise auf erkennbare medizinische Fortschritte scheinen nicht hinreichend für eine wirkliche Erklärung, denn sie müßten ja fast 5mal so stark sein wie die Summe der doch sehr einschneidenden gesetzlichen Maßnahmen im Betrachtungszeitraum. Außerdem ist fraglich, ob es nur medizinische Erklärungsansätze sein müssen. Es ist ja nicht zu verkennen, daß es zwischen den einzelnen Sektoren der Gesundheitsanbieter im Zeichen der Kostendämpfung auch Verteilungskämpfe gibt, für die die Medizin womöglich nur eine Kulisse abgibt.

Ich gehe davon aus, daß von den genannten 30,6%, die erklärungsbedürftig sind, nur ein Teil wirklich mit medizinischen Entwicklungen erklärbar ist, der Rest fällt unter meine o. g. Hypothese, d. h. er dient nur dazu, den Umsatz zu steigern oder zumindest zu halten.

Uns interessiert sehr zu erfahren, welcher Teil der als erklärungsbedürftig bezeichneten Angaben durch medizinische Sachverhalte bzw. medizinische Erfolge auch erklärbar ist.

Der Sektor der ambulanten Versorgung

Für die Darstellung und partiell auch Erklärung der Entwicklung im Bereich der ambulanten Versorgung haben wir uns im WIdO aus den Daten der Frühinformationen zur Fallzahlenentwicklung, die vom Zentralinstitut der kassenärztlichen Versorgung und vom WIdO betreut werden, ein Instrument geschaffen, das wir wegen bestimmter dort enthaltener Gesetzmäßigkeiten „magisches Quadrat" der Honorarentwicklung genannt haben (Tabelle 1).

In der Hauptdiagonalen dieses magischen Quadrats findet man die prozentualen Steigerungsraten für das Gesamthonorar, die Zahl der Punkte, die Zahl der Fälle usw. im Zeitraum 1980 bis 1983. Die restlichen Felder geben die Steigerungsraten an für alle Beziehungszahlen, die man aus den Items der Vorspalte (als Zähler) und der Kopfzeile (als Nenner) bilden kann.

Schauen wir uns zunächst die „Umsatzentwicklung" der Angebotsseite an: Die Zahl der Ärzte hat um 6,4% zugenommen, das Gesamthonorar um 12,7%. Je Arzt ergibt das trotz gestiegener Arztzahlen immerhin noch einen Honoraranstieg um 5,9%. Nun aber zu den Primärindikatoren der Nachfrage je Arzt:

- Die Zahl der Mitglieder je Arzt hat um 7,4% abgenommen.
- Die Zahl aller Anspruchsberechtigten je Arzt hat sogar um 8,3% abgenommen, weil die Zahl der Anspruchsberechtigten je Mitglied um 0,9% abgenommen hat, (Der Grund ist, daß die Zahl der Familienmitversicherten um 3,9% je Mitglied gesunken ist.)
- Die Zahl der Originalscheine je Arzt ist um 10,1% gesunken, weil wiederum die Inanspruchnahmefrequenz der Berechtigten um 1,9% zurückgegangen ist.

Dies sind die Faktoren, auf die die Angebotsseite – bis auf wenige Ausnahmen –

keinen Einfluß hatte. Diese Nachfrageindikatoren zeigen eine nach unten gerichtete und kumulierend sinkende Tendenz.

An den nächsten 3 Faktoren, die angebotsseitig bestimmt sind, kann man nun erkennen, wie schrittweise die fast schon dramatische Abwärtsentwicklung der Nachfrageseite abgefangen und schließlich in eine steigende Tendenz umgewandelt wird:

- Der um 10,1% sinkende Trend der Originalscheine je Arzt wird durch einen Anstieg der Fälle je Originalschein (d.h. Zunahme der Überweisungen) abgeschwächt auf −8,0%.
- Die Tendenzwende wird erreicht durch einen Anstieg der Zahl der Punkte je Fall um 11,6%; Resultat ist, daß die Punkte je Arzt jetzt um 2,7% ansteigen (Ausweitung des Leistungsvolumens).
- Durch den Anstieg des Honorars je Punkt um 3,1%[1] schließlich ergibt sich der Anstieg des Honorars je Arzt um 5,9%.

Tabelle 1. Veränderungen ausgewählter Orientierungsdaten zur ambulanten ärztlichen Behandlung von 1980 bis 1983 auf der Datenbasis der Frühinformation zur Fallzahlenentwicklung[a]

Zähler \ Nenner	Honorarvolumen[b] 1	Punktzahl 2	Fallzahl 3	Originalschein 4	Anspr.-berecht. 5	Mitglied 6	Arzt 7
Honorarvolumen[b]	+12,7	+ 3,1	+15,1	+17,8	+15,5	+14,4	+ 5,9
Punktzahl	− 3,0	+ 9,3	+11,6	+14,2	+12,0	+11,0	+ 2,7
Fallzahl	−13,1	− 10,4	− 2,1	+ 2,3	+ 0,3	− 0,6	− 8,0
Originalschein	−15,1	−12,4	− 2,2	− 4,3	− 1,9	− 2,8	−10,1
Anspruchsberechtigte	−13,4	−10,7	− 0,3	+ 2,0	− 2,4	− 0,9	− 8,3
Mitglied	−12,6	− 9,9	+ 0,6	+ 2,9	+ 0,9	− 1,5	− 7,4
Arzt	− 5,6	− 2,7	+ 8,7	+11,2	+ 9,0	+ 8,0	+ 6,4

[a] Dieses gemeinsame Projekt des ZI und des WIdO enthält Daten der Orts-, Betriebs-, Innungs-, Landwirtschaftlichen Krankenkassen und der Bundesknappschaft aus den KV-Bereichen Schleswig-Holstein, Nordrhein, Westfalen-Lippe, Südbaden und Niedersachsen.
[b] Die Veränderungen des Honorarvolumens (Ausgaben für Behandlung durch Ärzte) bezieht sich auf die in [a] genannten Kassenarten, jedoch auf das gesamte Bundesgebiet, da diese Daten nicht im Rahmen der Frühinformation erfaßt werden.

---

[1] Dieser Wert ergibt sich als rein arithmetische Beziehung aus Globalzahlen. Dahinter stehen teilweise recht diffizile Regelungen bezüglich des durchschnittlichen Punktwertes in den Gesamtverträgen.

Stationäre Versorgung

Schauen wir uns nun anhand eines weiteren magischen WIdO-Quadrats die Entwicklung wichtiger Beziehungszahlen des Krankenhauswesens im „Kostendämpfungs"-Zeitraum 1977 bis 1982 an (Tabelle 2).

In diesem Zeitraum sind die Aufwendungen der GKV für Krankenhauspflege um 45% angestiegen.

Da in letzter Zeit soviel von den Krankenhausärzten über zunehmende Anspannung berichtet wird, greifen wir uns aus den angebotsseitigen Faktoren einmal die heraus, die auf die Zahl der Krankenhausärzte bezogen sind.

Die Zahl der Krankenhausärzte ist um ein knappes Fünftel angestiegen. Bei mit − 5,4% leicht gesunkener Bettenzahl ergibt sich entsprechend, daß ein Krankenhausarzt 1981 20% weniger Betten versorgte als 1977; allerdings nur 10,8% weniger Kranke, da die „Fälle je Bett" um 11,7% zugenommen haben.

Dieses ergibt sich wiederum daraus, daß durch Bettenabbau und Zuwachs der Anspruchsberechtigten 5,6% mehr Anspruchsberechtigte statistisch auf das Bett entfallen und 5,8% mehr Krankenhausfälle je Anspruchsberechtigten ausgelöst wurden.

Dadurch aber, daß die Verweildauer im Betrachtungszeitraum um 9,9% sinkt, sind es wieder knapp 20% weniger Pflegetage, die auf den Krankenhausarzt entfallen. Die Personalrelationen sind in diesem Zeitraum also sehr viel günstiger geworden – für die Patienten ebenso wie für das Krankenhauspersonal.[2]

Die Aufwendungen aber wachsen sogar im Verhältnis zu deutlich verbesserten Personalzahlen noch überproportional:

Tabelle 2. Veränderung ausgewählter Orientierungsdaten zur stationären Versorgung 1977–1982

Zähler \ Nenner	GKV-Aufwendungen 1	Pflegetage 2	Krankenhausfälle 3	GKV-Mitglied u. Angehörige 4	GKV-Mitglied 5	Zahl der Betten 6	Krankenhausärzte 7
GKV-Aufwendungen	44,6	51,9	36,8	44,7	36,5	52,9	22,0
Pflegetage	−34,2	− 4,8	− 9,9	− 4,7	−10,1	0,6	−19,7
Krankenhausfälle	−26,9	11,0	5,7	5,8	− 0,2	11,7	−10,8
GKV-Mitglied u. Angehörige	−30,9	4,9	− 5,5	− 0,1	− 5,7	5,6	−15,7
GKV-Mitglied	−26,8	11,2	0,2	6,0	5,9	11,9	−10,6
Zahl der Betten	−34,6	− 0,06	−10,5	− 5,3	−10,7	− 5,4	−20,2
Krankenhausärzte	−18,0	24,5	12,1	18,6	11,9	25,3	18,5

---

[2] Das Pflegepersonal nahm im Zeitraum von 1977 bis 1982 um 10,9% zu.

– je Bett um	52,9%
– je Pflegetag um	51,9%
– je Mitglied der GKV um	36,5%
– je Krankenhausarzt um	22,0%.

Sinkende Bettenzahl, sinkende Verweildauer, sinkende Zahlen erforderlicher Krankenhauspflegetage konnten den Trend überproportional wachsender Krankenhausausgaben nicht brechen!

Arzneimittel

Bei den Arzneimitteln können wir unsere Analysen zeitlich nicht so weit ausdehnen, wie es das ZI getan hat. Dafür können wir aber mit detaillierten und aktuellen Informationen dienen.

Das Jahr 1983 war auf dem Arzneimittelsektor geprägt durch 2 gesetzliche Neuregelungen:

– Ab dem 01. Januar 1983 Erhöhung der Rezeptblattgebühr von bis dahin 1,50 DM auf 2,00 DM je verordnetes Arzneimittel.
– Ab 01. April 1983 Ausschluß bestimmter Arzneimittelgruppen, die überwiegend zur Behebung von Befindlichkeitsstörungen dienen, aus der Erstattungspflicht der Krankenkassen.

Von beiden Maßnahmen versprach man sich eine ausgabensenkende Wirkung.

Tatsächlich traten aber auch die Entwicklungen ein, die unsere o. g. Hypothese eher bestätigen.

Hier die Zahlen zur Gesamtentwicklung:

Umsatzentwicklung	+ 5,4%
davon: Zahl der Verordnungen	−10,4%
davon: Preiskomponente	+ 5,8%
davon: Strukturkomponente	+11,6%

Die Abb. 2a verdeutlicht die Zusammenhänge noch einmal graphisch.

Deutlich ist der Rückgang der Zahl der Verordnungen, und zwar nicht nur insgesamt – was wegen der Bagatellarzneimittelregelung plausibel wäre –, sondern auch in den Bereichen, die von der Regelung nicht betroffen waren (Abb. 2b).

Wenn wir diese Rückgänge in Beziehung setzen zur Fallzahlenentwicklung, dann zeigt sich eine fast gleich starke Veränderung, d. h. je Fall hat sich die Zahl der Verordnungen kaum verändert.

Die Schlupflöcher, um aus dieser umsatzsenkenden Tendenz herauszukommen, sind die Preiskomponente – mit 5,8% über dem Durchschnitt aller Verbraucherpreise in der Bundesrepublik – und die Strukturkomponente. Letztere ist es, die am stärksten die ausgabenmindernde Tendenz der Verordnungsentwicklung überkompensiert hat: es werden sowohl größere Packungen, Stärken und teurere Darreichungsformen der gleichen Arzneimittel als auch andere, teurere Arzneimittel verordnet. Beide Effekte wirken zu etwa gleichen Teilen.

Sie stehen teilweise in unmittelbarem Zusammenhang mit den gesetzlichen Änderungen:

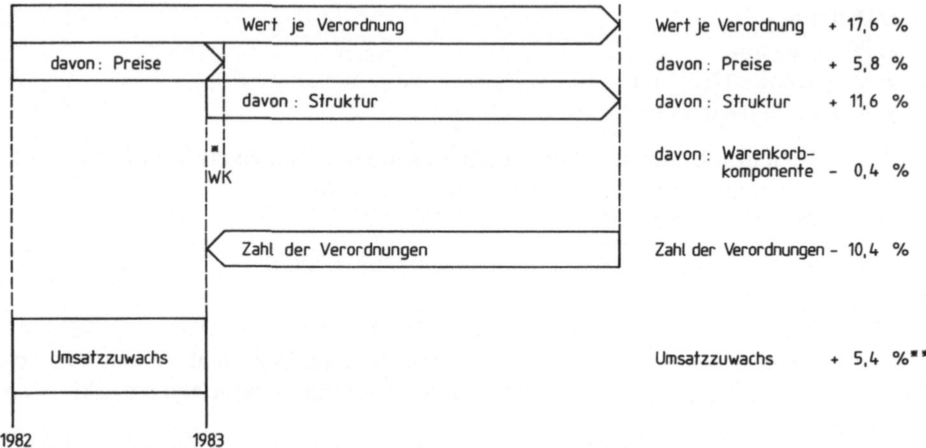

Abb. 2.a   Graphische Darstellung der Umsatzeffekte 1982/83. (* WK: Warenkorbkomponente der Marktabgänge und -zugänge.) (** Der gesamte Umsatzzuwachs ergibt sich nicht unmittelbar additiv aus den Einzeleffekten, sondern multiplikativ 1,176 * 0,896 = 1,054 bzw. 1,058 * 1,116 * 0,996 * 0,896 = 1,054. Die Addition der Prozentwerte führt aber in der Regel nur zu geringen Abweichungen.)

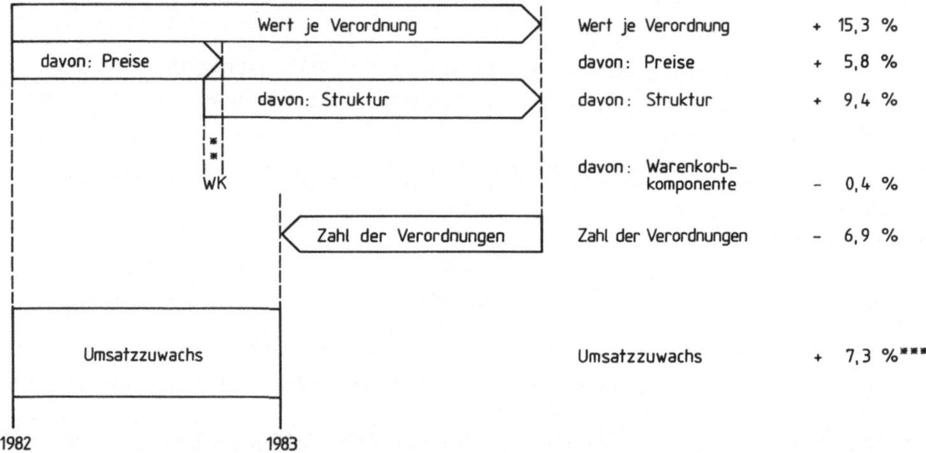

Abb. 2.b   Ohne „Bagatellarzneimittelgruppen". (* In dieser Graphik sind die Indikationsgruppen, die Präparate enthalten, die von der Regelung des § 182 f RVO betroffen sind, nicht berücksichtigt.) (** WK: Warenkorbkomponente der Marktabgänge und -zugänge.) (*** Der gesamte Umsatzzuwachs ergibt sich nicht unmittelbar additiv aus den Einzeleffekten, sondern multiplikativ 1,153 * 0,931 = 1,073 bzw. 1,058 * 1,094 * 0,996 * 0,931 = 1,073.)

- Die Bagatellarzneimittel sind im Durchschnitt preisgünstigere Präparate als die des übrigen Marktes. Dadurch, daß sie im Umsatzanteil absinken, erhöht sich der Durchschnittspreis des verbleibenden Restes statistisch zwangsläufig.
- Die Erhöhung des Selbstbehalts für die Versicherten führte offenbar zur Überlegung, durch größere Packungen könnte man die relative Belastung der Versicherten in etwa gleich halten oder sogar vermindern. Das ist auch partiell gelungen.

Festzustellen, inwieweit gerade mit den strukturellen Veränderungen, die durch den GKV-Arzneimittelindex nahezu vollständig transparent gemacht werden, gesundheitlicher Zusatznutzen korrespondiert, wäre der ideale Testfall für die ärztlicherseits so vehement geforderten medizinischen Orientierungsdaten.

Die vorliegende pharmakologische Interpretation des GKV-Arzneimittelindex [5] jedenfalls geht in nur wenigen Fällen davon aus, die strukturell bedingten Mehraufwendungen hätten sich therapeutisch gelohnt. Sehr häufig muß vielmehr konstatiert werden, daß der Mehraufwand ohne gesundheitliche Wirkung verpufft. Dieses gilt übrigens nicht nur für den *Mehr*aufwand, sondern auch für den Bestand: Ganze Indikationsgebiete sind beherrscht von teuren Plazebos und Kombinationspräparaten mit zweifelhafter Zusammensetzung.

Fazit aus den dargestellten Entwicklungen

Ich meine, die Beispiele haben deutlich gemacht, daß unsere eingangs aufgestellte Hypothese einen gewissen Grad an Plausibilität hat.

Wenn wir noch einmal auf das erste magische Quadrat des WIdO zurückschauen, dann wird sehr deutlich, daß es Einflußfaktoren der Leistungserbringung gibt, die in der Hand der Anbieter liegen und sich extern nur schwer steuern lassen.

Es zeigt sich auch, daß es keineswegs genügt, davon auch nur einen Teil steuern zu wollen. Der Zuwachs der Zahl der Ärzte, dessen adäquate Regelung beide Vertragsparteien anstreben, hat noch nicht einmal den maßgeblichen Einfluß: man beachte die Zahl der Fälle je Originalschein und die Zahl der Punkte je Fall! Das gleiche gilt für die Zahl der Betten und die Verweildauer im stationären Sektor: Wie die Darstellung zeigt, kann man beides vermindern und steht dennoch vor einer weiterrollenden Ausgabenlawine.

Und schließlich ist es auch im Arzneimittelbereich nicht anders als in den anderen Bereichen: Preis- und Strukturkomponente überholen auch hier die kostendämpfenden Bemühungen und nachweisbaren Teilerfolge.

Der Pyrrhus-Sieg beherrscht das Bild der gesundheitspolitischen Interventionen als nahezu klassisches Dilemma der Kostendämpfung: man steuert erfolgreich *einen* Parameter und zum Ausgleich laufen die anderen davon.

Mit dem bisher ausgeführten wird unseres Erachtens sehr deutlich, was Pfaff auf dem Strukturseminar des WIdO in Hersbruck ausgeführt hat:

„Zur Zeit bestehen noch erhebliche Freiräume, insbesondere bei den Anbietern von Gesundheitsleistungen, die im Rahmen von Ausweichstrategien von den Zielgruppen der Steuerungsbemühungen voll ausgeschöpft werden (können)" ([14], S. 136).

Solche Mechanismen können gerade in Zeiten stagnierenden wirtschaftlichen Wachstums zu erheblichen Problemen führen: in dem ständigen Prozeß des gesellschaftlichen und individuellen Abwägens der Gesundheitsgüter gegenüber anderen Gütern und der verschiedenen Gesundheitsgüter untereinander ist kaum ein rationales Handeln möglich, solange die gesellschaftliche und individuelle Bewertung ständig durch anbieterseitige Ausweichprozesse konterkariert wird.

Es wird schon längst nicht mehr angenommen, daß mehr Ausgaben im Gesundheitsbereich automatisch auch einen besseren Gesundheitszustand der Bevölkerung bewirken.[3] Daher wird kaum noch gefordert, daß es sinnvoll sei, mehr Ressourcen zu Lasten anderer Bereiche in das Gesundheitswesen zu lenken. Insofern muß es fast schon als Skandal empfunden werden, wenn es Anbietern im Gesundheitswesen immer wieder gelingt, ihren Teil des Ressourcenkuchens erneut um ein Stück zu vergrößern.

Wenn sich das Angebot auch gegen Widerstände immer neue Wege eröffnet, mehr Leistungen abzusetzen, so muß es Anreize geben, so zu verfahren oder an Anreizen fehlen, so *nicht* zu verfahren.

Die Zeit läßt es nicht zu, auf die vorhandenen Anreizsysteme differenzierter einzugehen. Stattdessen sei an eine klassische Formulierung Schreibers aus der Sozialenquete des Jahres 1966 erinnert, die mühelos an aktuelle Situationen und andere Zweige des Gesundheitssektors angepaßt werden kann:

Die entscheidende strukturelle Schwäche des „Marktes für ärztliche Leistungen besteht doch darin, daß der Arzt als „Anbieter" nicht nur die Möglichkeit, sondern geradezu die Aufgabe hat, Art und Maß der „Nachfrage" im wesentlichen selbst zu bestimmen. Er ist der Sachkundige und weiß besser als der Patient, was diesem frommt. Diese eigenartige und auf keinem anderen (wirklichen) Markt anzutreffende Anbieterposition stellt fast übermenschlich hohe Ansprüche an die Selbstlosigkeit und moralische Widerstandskraft des Artes … Kann man im Ernst von ihm verlangen, daß er mit Eifer darauf bedacht ist, sein Einkommen zu schmälern und seinen Berufserfolg in einem möglichst geringen Einkommen zu suchen? ([2], S. 210).

Aktuelle Vorschläge und ihre Bewertung

Nach Meinung eines amerikanischen Journalisten, der für den *Economist* die Gesundheitssysteme der westlichen Industrieländer vergleichend studierte, schaukeln die Politiker dieser Länder, seien sie nun mehr oder weniger marktwirtschaftlich oder sozialistisch orientiert, zwischen verschiedenen Strategien hin und her, wobei jeweils das als beste Lösung für ihr Land angepriesen wird, mit dem ein anderes Land gerade die schlechtesten Erfahrungen gemacht hat.

„Zähmung" des Angebots durch den einzelnen Nachfrager – mehr Markt und mehr Selbstbeteiligung

Die Ökonomen, die z. Z. die Szene der grundsätzlichen Diskussion über die Struktur des Gesundheitswesens beherrschen, sind stark vom Glauben an die allein seeligmachende Konsumentensouveränität auf dem vollkommenen Gesundheitsmarkt geprägt. Bedauerlicherweise passen die Indifferenz-, Angebots- und Nachfragekurven aus der heilen wohlfahrtsökonomischen Lehrbuchwelt und die Erfahrungstatsachen des Gesundheitswesens nicht so recht zusammen.

---

[3] So faßt z. B. W. Heitzer die Erkenntnisse führender Sozialmediziner und Epidemiologen wie folgt zusammen: „Mehr Gesundheit wird nicht erreicht durch eine zunehmende Zahl von Leistungserbringern und eine zunehmende Menge an medizinischen Leistungen im traditionellen Medizinbetrieb." Im Sinne dieser These argumentiert Schaefer ([17], S. 119, [19], S. 47). „In internationalen Mortalitäts- und Morbiditätsvergleichen frappiert immer wieder die negative Korrelation zwischen (sehr groben) Gesundheitsindikatoren und Ausgaben für Gesundheit."

Wo finden wir denn den Gesundheitskonsumenten, der kenntnisreich und souverän das Gesundheitsangebot sichtet, Preise und Leistungen vergleicht und sich dann entscheidet – für den günstigsten Anbieter oder auch für den Konsumverzicht?

Als Second-best-Lösung wird dann die verstärkte Selbstbeteiligung als Ersatz für die vollkommene Marktlösung empfohlen.

Nach amerikanischen Studien nehmen nur 0,4% Versicherte 21% der Ausgaben bzw. 1% der Versicherten 30% der Ausgaben in Anspruch.

In Frankreich nehmen 3% der Mitglieder ein Drittel in Anspruch, weitere 12% das nächste Drittel und 50% nehmen am anderen Ende der Skala nur 3% der Leistungen in Anspruch.

Aus Berechnungen einzelner Kassen in der Bundesrepublik wissen wir, daß die Situation hierzulande nicht anders ist: Die Inanspruchnahme ist durch außerordentlich hohe Konzentrationswerte bestimmt.

Mithin verteilen sich die Hauptanteile der Leistungen auf sehr kleine Gruppen, so daß Selbstbeteiligungen entweder sozial untragbar sind oder nicht wirkungsvoll.

Außerdem hängt die Steuerungseffizienz auch von der Wahl des richtigen Adressaten ab – der Versicherte ist der falsche!

Bezüglich des Krankenhausbereichs kann man die Steuerungsineffizienz wohl kaum treffender beschreiben als Macrae in the *Economist:*

„Die meisten Leute gehen nicht ins Krankenhaus wegen des beglückenden Gefühls, zerschnitten zu werden – selbst wenn der Steuerzahler dafür zahlt. ‚Wenn incentives und disincentives einen maßgeblichen Effekt auf den Gebrauch der Krankenhausressourcen haben sollen,‘ sagte die Merison Royal Commission auf einer ihrer 491 Berichtsseiten, und das erscheint logisch, ‚dann müssen sie den Ärzten angeboten bzw. auferlegt werden, nicht den Patienten‘“ ([11], S. 28).

Auch nach Meinung der Ortskrankenkassen führt eine Erhöhung der Selbstbeteiligung nur zu einer Umverteilung zugunsten Gesunder und zulasten Kranker. Sie trifft die Armen jenseits von Härtefallgrenzen stärker als die Reichen, und sie macht Härtefallregelungen erforderlich, die der Bedürftigkeitsprüfung der Sozialhilfe ähnlich sind und damit in die Krankenversicherung als Dienstleistungsunternehmen nicht hineinpassen ([8], S. 537).

Die totale Parametersteuerung

Man kann aus den genannten Beispielen die Lehre ziehen, daß es offenbar nicht ausreicht, einen oder wenige Teile der Handlungsparameter der Anbieter zu steuern, um die Ausgabenentwicklung in den Griff zu bekommen. Dadurch entsteht die Neigung, die Zahl der gesteuerten Parameter auszudehnen. Dieses ergibt dann die berüchtigten Interventionsspiralen, die die Handlungsmöglichkeiten der Leistungserbringer immer weiter einengen, aber dabei deren Erfindungsgeist noch genügend Spielraum belassen, um stets neue Gründe für eine weitere Drehung der Spirale zu haben.

Solche Interventionsspiralen sind für beide Seiten unbefriedigend: Der Intervenierende erreicht sein Ziel fast nie, und sein Opfer beklagt neben der Fülle der Eingriffe den erforderlichen Aufwand für die Suche nach dem nächsten Schlupfloch.

Die eskalierende Produktion solcher nutzlos energieverschlingender Mechanismen scheint geradezu das Bildungsgesetz von Bürokratie zu sein:

Solange eine exogene Regelung gegen die handlungsbestimmenden Motive ihrer Objekte gerichtet ist, konzentrieren sich diese weniger auf die Regelung als auf die Lücken, die sie läßt. Es folgt eine weitere Regelung, die natürlich wieder Lücken hat. Die erfolgreichste externe Steuerung ist zweifellos die, die überflüssig ist.

Überflüssig ist die externe Steuerung dann, wenn es selbstregulierende Mechanismen gibt, die auf den Motiven der Steuerungsobjekte aufbauen. Der Markt ist da, wo er funktioniert, ein außerordentlich faszinierender Selbstregelungsmechanismus. Aber er ist – und das wird häufig verkannt – natürlich nicht der einzige.

Selbstregulierende Mechanismen treffen wir in allen Teilbereichen von Natur und Technik an. Dort haben sie die unterschiedlichsten Formen angenommen. Es ist bedrückend, wie wenige ähnlich funktionierende Mechanismen uns im Gesundheitswesen einfallen. Es ist kaum anzunehmen, daß das am Gegenstand liegt, vielleicht eher an den herrschenden ideologischen Brillen.

Fazit

Anbieterorientiertheit erscheint uns im Gesundheitssystem der Bundesrepublik Deutschland heute ein Faktum zu sein. Naturnotwendig ist sie sicherlich nicht. Sie ließe sich abschwächen, indem der Anbieterseite noch mehr Parameter entzogen würden. Dieses allerdings wirft grundsätzliche Probleme der sozialen Ordnungspolitik in einer freiheitlichen Gesellschaft auf. Eine totale Parametersteuerung ist aus ordnungspolitischen Erwägungen abzulehnen. Aber die festgestellten Steuerungsdefizite kann unser soziales System auch nicht länger verkraften.

Nun hat das Gesundheitssystem der Bundesrepublik Deutschland das Instrument der „Steuerung auf mittlerer Ebene", wie sie sehr treffend von Philipp Herder-Dorneich bezeichnet wird: die Selbstverwaltung im Gesundheitswesen. Wer sich die Alternativen klar vor Augen führt, muß zu dem Ergebnis kommen, daß nur sie das Problem ordnungskonform lösen kann.

Auf der Ebene der gemeinsamen Selbstverwaltung im Gesundheitswesen ist von den Ortskrankenkassen das Prinzip der grundlohnorientierten Ausgabenpolitik propagiert worden. Es kann davon ausgegangen werden, daß sich der Bereich des ärztlichen Honorars aufgrund der bis Mitte 1985 geltenden Verträge in etwa an dieser Obergrenze orientiert ([8], S. 497). Andere Bereiche sind in diese gemeinsame Selbstverwaltung nicht oder nur unzureichend eingebunden: die Krankenhäuser und der Pharmabereich. Und gerade sie sind es, in denen sich die angebotsseitigen Spielräume zu ungezähmt entwickeln konnten.

Literatur

1. Albers W (1981) Strukturfragen aus ökonomischer, finanzwirtschaftlicher und sozialer Sicht: Auswirkungen der Steuerung von Leistungen und Einkommensteilen durch die GKV. Bestandsaufnahme und Perspektiven. In: Wissenschaftliches Institut der Ortskrankenkassen (Hrsg) Strukturfragen im Gesundheitswesen der Bundesrepublik Deutschland. WIdO, Bonn (WIdO-Materialien, Bd 21, S 45–64)

2. Bogs W, Achinger H, Meinhold H, Neundörfer L, Schreiber W (1966) Soziale Sicherung in der Bundesrepublik Deutschland, Bericht der Sozialenquête-Kommission. Kohlhammer, Stuttgart
3. Brenner G (1984) Der Einfluß der Altersstruktur auf die Nachfrage nach ambulanten ärztlichen Dienstleistungen in ihren personellen und finanziellen Auswirkungen, in: Schriftenreihe der Gesellschaft für Versicherungswissenschaften und -gestaltung e.V. Bd 7) Vollmer, Bergisch Gladbach, S 53–74
4. Bundesverband der Ortskrankenkassen (Hrsg) (1984) Ortskrankenkassentag 1983. Bundesverband der Ortskrankenkassen Bonn
5. Gesellschaft für Versicherungswissenschaft und -gestaltung e.V. (Hrsg) (oJ) Kostenexplosion im Krankenhaus – Möglichkeiten der Reform. Köln
6. GKV-Arzneimittelindex (1984) Arzneiverordnungen 1983 aus den Daten des GKV-Arzneimittelindex. Wissenschaftliches Institut der Krankenkassen, Bonn
7. Heitzer W (1984) Bericht des Vorstandes des BdO vor der Vertreterversammlung am 08.05.1984 in Malente. Deutsche Ortskrankenkassen, Bonn, S 493 ff
8. Heitzer W (1984) Marktsteuerung im Gesundheitswesen. Deutsche Ortskrankenkassen, Bonn, S 533 ff
9. Knappe E et al (1981) Der Einfluß von Selbstbehalten und Wahltarifen auf Leistungen und Ausgabenumfang im Gesundheitssektor. Forschungsinstitut für die Zahnärztliche Versorgung, Köln
10. Lampert H (1981) Strukturfragen aus ordnungspolitischer Sicht: Gesundheitswesen und GKV in der Sozialordnung in der Bundesrepublik Deutschland. In: Wissenschaftliches Institut der Ortskrankenkassen (Hrsg) Strukturfragen im Gesundheitswesen der Bundesrepublik Deutschland. WIdO, Bonn (WIdO-Materialien, Bd 21)
11. Macrae N (1984) Health care international. Economist April 28, 23–35
12. Newhouse JD et al (1981) Some interim results from a controlled trial of cost sharing in Health Insurance RAND Publication No R-2847-HH Santa Monica
13. Oldiges FJ (1984) Kostendämpfung nicht ohne Änderung im Medizinbetrieb. Deutsche Ortskrankenkassen, Bonn S 502 f
14. Pfaff M (1981) Steuerungsinstrumente in der GKV. Das Beispiel der Kostensteuerung. In: Wissenschaftliches Institut der Ortskrankenkassen (Hrsg) Strukturfragen im Gesundheitswesen in der Bundesrepublik Deutschland. WIdO, Bonn (WIdO-Materialien, Bd 21). Verlag der Ortskrankenkassen, Bonn
15. Pfaff M et al (1981) Wahltarife in der Krankenversicherung. Bonn BHA-Eigenverlag
16. Prahl G (1984) Setzen Patienten Kassenärzte unter Druck? Selecta 38: 3136–3144
17. Schaefer H (1981) Überprüfung des medizinischen Leistungsangebots. In: Wissenschaftliches Institut der Ortskrankenkassen (Hrsg) Strukturfragen im Gesundheitswesen in der Bundesrepublik Deutschland. WIdO, Bonn (WIdO-Materialien, Bd. 21, S 109 ff)
18. Schwartz FW et al. (1983) Analyse der Ausgabenentwicklung in der GKV in den Jahren 1970–1980 im Hinblick auf die Formulierung „Medizinischer Orientierungsdaten" für die Konzertierte Aktion im Gesundheitswesen. Ergebnisse eines Arbeitskreises am Zentralinstitut für die kassenärztliche Versorgung in der Bundesrepublik Deutschland, Köln, 9. März 1983. Zentralinstitut, Köln, S 10
19. Vogel HR (Hrsg) (1983) Bedarf und Bedarfsplanung im Gesundheitswesen. Fischer G, Stuttgart
20. Wissenschaftliches Institut der Ortskrankenkassen (Hrsg) (1981) Leistungssteigerung im Gesundheitswesen bei Nullwachstum. WIdO, Bonn (WIdO-Materialien, Bd 14)
21. Wissenschaftliches Institut der Ortskrankenkassen (WIdO) (Hrsg) (1983) a.a.O. (WIdO-Materialien, Bd 21)
22. Wissenschaftliches Institut der Ortskrankenkassen (Hrsg) (1983) Der Einfluß demographischer Entwicklungen auf die Arzneimittelausgaben der gesetzlichen Krankenversicherung bis zum Jahre 2000. WIdO, Bonn (WIdO-Materialien, Bd 22)
23. Wissenschaftliches Institut der Ortskrankenkassen (Hrsg) (1984) Ausgewogene Absicherung von Gesundheitsrisiken. WIdO, Bonn (WIdO-Schriftenreihe, Bd 7)
24. Zalewski T (1984) Originäre Nachfrage nach medizinischen Leistungen und Steuerungspotentiale in der ärztlichen Versorgung. Asgard, St. Augustin
25. Zentralinstitut für die kassenärztliche Versorgung in der Bundesrepublik Deutschland (Hrsg) (1984) Medizinische Orientierungsdaten für die Konzertierte Aktion im Gesundheitswesen (Stand: Oktober 1984). Zentralinstitut, Köln

Patientenorientierte Leistungsangebote in der stationären Versorgung: Überlegungen zum Dilemma einer angebots- bzw. nachfrageinduzierten Gesundheitsökonomiktheorie

W. Bolles

Problemstrukturierung

Viele gesundheitspolitisch interessierte Beobachter der seit Jahren andauernden öffentlichen Diskussion über die zahlreichen Probleme des Gesundheits- und Krankenhausbereichs dürften wegen der vielen kritischen Zustandsbeschreibungen und der zahlreichen widersprüchlichen Problemlösungen verwirrt und zunehmend verunsicherter geworden sein. Unverständlich dürfte für jeden Bürger auch sein, daß seit Jahren mit zunehmender Intensität behauptet wird, dieser wichtige Dienstleistungsbereich sei ineffizient, zu teuer, die Kosten „explodierten", und eine wirksame Steuerung sei kaum möglich.

Aber nicht nur der interessierte Laie, sondern sicherlich auch viele Fachleute dürften unsicher oder sogar ratlos sein, angesichts der zunehmenden Zahl von sog. Problemlösungsvorschlägen, die sich teilweise widersprechen und die je nach politischem und verbandspolitischem Interessenstandpunkt mehr oder weniger grundlegende Veränderungen vorsehen. Erkennbar ist nicht, daß die vielen Vorschläge auch fachlich fundiert sind und wissenschaftlich anerkannt werden. Auch bei kritischer Bewertung der z. T. oberflächlichen und teilweise auch einseitigen öffentlichen Diskussion ist es unbestreitbar, daß viele „echte Probleme" im Gesundheitsbereich und im Bereich der stationären Leistungserbringung vorhanden sind.

„Echte Probleme" entstehen immer dann, „wenn eine Person auf ein Ziel gerichtet ist, aber nicht sofort weiß, durch welche Handlungen sie dieses Ziel erreichen kann".[1]

Wenn Krankenhausprobleme, verstanden als „Wissenslücken", wirksam gelöst oder zumindestens handhabbar gemacht werden sollen, bedeutet dies, die bestehenden Wissenslücken zu schließen. Notwendig sind deshalb eine objektive Istanalyse und realwissenschaftlich fundierte Problemlösungsvorschläge, d. h. empirisch überprüfte Theorien bzw. Hypothesen für die „Krankenhausprobleme".

Die Gesundheitsökonomen sind somit zu fragen, ob sie für die realen und aktuellen Probleme im Krankenhausbereich ebenso wie für das Gesundheitswesen allgemein wissenschaftlich fundierte und umsetzbare Vorschläge anzubieten haben.

Bei oberflächlicher Sicht müßte man dies gerade dann erwarten können, wenn beispielsweise 30 Professoren der Volkswirtschaftslehre in einem „öffentlichen Ap-

---

[1] Franke H (1975) Das Lösen von Problemen in Gruppen. Goldmann, München (München-Augsburger Studienreihe für Psychologie im Betrieb, Bd 4, S 26).

pell an die Bundesregierung zur Gesundheitspolitik" – sicherlich nach eingehender wissenschaftlicher und empirischer Analyse – feststellen:

„Das Gesundheitswesen der Bundesrepublik Deutschland ist krank! Bei großer medizinischer Leistungsfähigkeit leidet es an einer Verschwendung knapper wirtschaftlicher Ressourcen. Falsch gesetzte Anreize verleiten die Beteiligten zu wirtschaftlichem Fehlverhalten. Die bisherigen Maßnahmen, die Steuerungsdefizite zu beseitigen, sind ungeeignet ...".[2]

Ich werde mich im folgenden aus der Sicht des wissenschaftlich interessierten Praktikers, der für reale Probleme Lösungsvorschläge von den Gesundheitsökonomen erwartet, mit den besonderen Nachfrage- und Angebotsbedingungen im Krankenhaus auseinandersetzen. Dazu werde ich die vorliegenden gesundheitsökonomischen Hypothesen kritisch diskutieren. Mein wissenschaftliches Anspruchsniveau wird hierbei bestimmt von den methodologischen und methodischen Anforderungen interdisziplinärer, realwissenschaftlicher Hypothesenbildungen und Überprüfung. Für die realen Probleme des Krankenhauses – aber nicht nur dafür, sondern auch für die Entwicklung der Gesundheitsökonomik – sind modellanalytisch „Glasperlenspiele" im Rahmen der neoklassischen Markttheorie ebenso wenig geeignet wie theorielose, ordnungspolitisch orientierte „Problemlösungen".

Besonderheiten des „Gesundheitsdienstleistungssektors"

Allgemeine Besonderheiten „nichtmarktregulierter" Leistungserstellung

Grundlage jeder anwendungsorientierten wissenschaftlichen Analyse müssen die rechtlichen, institutionellen und organisatorischen Gegebenheiten des Gesundheitssektors der Bundesrepublik Deutschland sein. Wichtig ist es, die allgemeinen und spezifischen Besonderheiten der Nachfrage- und Angebotsentscheidungen in diesem Leistungssektor zugrunde zu legen. Dies ist immer noch nicht für alle Ökonomen eine selbstverständliche Voraussetzung.

1. These

Für Gesundheitsleistunen gibt es im Sinne der ökonomischen Lehrbücher und Theorien keinen Markt. Die Allokation der Ressourcen wie Angebot und Nachfrage erfolgen ohne Marktsteuerung.
Die aktuelle Diskussion und verschiedene wissenschaftliche Beiträge zeigen[3]; daß diese These primär aufgrund ordnungspolitischer Vorstellungen bestritten wird.
    Kurz die wesentlichen Gründe für meine These:

---

[2] Brief mit „Appell" von Fr. E. Münnich an den Senator für Gesundheit und Sport, Herbert Brückner vom 15.2.1984.

[3] Die Meinungsskala in der wissenschaftlichen Diskussion ist breit. Sie reicht von „Markttheoretikern" wie Oberender und Metze über Praktiker wie Töns und Heitzer zu „Steuerungstheoretikern" wie Herder-Dorneich. Als Beispiele:
Oberender P (1984) Mehr Marktwirtschaft im Gesundheitswesen. Eine Untersuchung im Auftrag der ASU, Bonn
Töns H (1977) Die Bedarfsplanung in der kassenärztlichen Versorgung. Ortskrankenkasse 59: 21
Heitzer W (1984) Kostendämpfung durch Selbstbeteiligung? Soziale Sicherheit 4: 120–121
Herder-Dorneich P (1982) Der Sozialstaat in der Rationalitätenfalle. Stuttgart; Herder-Dorneich P (1976) Kostenexplosion im Gesundheitswesen und ihre Steuerung. Politik und Zeitgeschichte.

– Die entscheidenden Prämissen der Markttheorie sind im Gesundheitssektor nicht erfüllt. Es gibt keine Steuerung von Angebot und Nachfrage über den Preis, die „Marktgesetze" gelten nicht.
– Patienten sind bezüglich ihres Gesundheitszustandes, der notwendigen Diagnose und möglicher Erfolge von Therapievorschlägen „unwissend" und v. a. unsicher. Es gibt somit die für die Marktanalyse entscheidende Konsumentensouveränität nicht.
Die gesetzliche Krankenversicherung, die auf dem Sachleistungs- und Solidaritätsprinzip basiert, schließt darüber hinaus aufgrund der Rechtsnormen marktwirtschaftliche Steuerung aus.
  Aber auch bei einer eventuellen rechtlichen Änderung blieben die grundlegenden Unvereinbarkeiten mit den marktwirtschaftlichen Entscheidungskriterien.
– Erhebliche externe rechtliche, verbands- und gesellschaftspolitische Vorentscheidungen wirken auf Nachfrage und Angebot an Gesundheitsleistungen. Es gibt auch keinen Anbieter, der anhand seiner „Produktionsfunktion" und der (letztlich nicht zu ermittelnden) Nachfragefunktion marktwirtschaftliche Preisentscheidungen fällen könnte.

Mit Ausnahme des Arzneimittelsektors ist es auch falsch, wegen der fehlenden Voraussetzungen von marktähnlichen Angebots- und Nachfragebeziehungen zu sprechen. Wegen der Besonderheiten wären markttheoretische Analysen und marktwirtschaftlich orientierte Steuerungen im Krankenhausbereich völlig verfehlt und systemwidrig.

Besonderheiten der Leistungserstellung im Krankenhaus

2. These

Krankenhäuser sind Dienstleistungsbetriebe „besonderer Art"

Worin bestehen die von den üblichen Dienstleistungsbetrieben abweichenden „Besonderheiten"?
  Gesundheitsleistungen sind immer, also auch im Krankenhaus, unmittelbar personenbezogene Dienstleistungen, d. h. die „Produktion" erfordert die Anwesenheit von „Anbieter und Produzent" und besonders die aktive oder zumindest passive Mitwirkung des Leistungsempfängers (Patienten). Krankenhausleistungen werden „uno-actu" konsumiert, d. h. Erstellung und „Verbrauch" fallen räumlich und zeitlich zusammen.
  Anders als andere Güter sind Krankenhausleistungen nicht lagerfähig. Eine wirtschaftlichkeitsfördernde „optimale" Auslastung der Disziplinen und Funktionsbereiche ist daher nur ausnahmsweise erreichbar. Das geltende Krankenhausfinanzierungsgesetz fordert außerdem aus übergeordneten gesundheitspolitischen Versorgungsgesichtspunkten nach entsprechender Bedarfsplanung, daß bestimmte bedarfsgerechte Leistungen vorzuhalten sind.

Krankenhäuser sind in der Terminologie der Betriebswirtschaftslehre „Mehrproduktbetriebe", die i. allg. „Kuppelprodukte" liefern. Einzelne ärztliche und pflegerische wie apparative Leistungen ziehen zwingend weitere Leistungen nach sich.

Krankenhäuser, was meist nicht beachtet wird, sind komplexe Organisationen mit mehrdeutigen Zielvorstellungen und häufig konfligierenden Leistungs- und Entscheidungsprozessen. Die gesundheitsökonomische Literatur abstrahiert weitgehend von diesem wichtigen Sachverhalt und geht von homogenen Entscheidungsstrukturen mit eindeutigen Zielfunktionen aus. Dies ist für reale Problemlösungen eine irreführende Grundlage.

Eine entscheidende weitere Grundannahme wird ebenfalls oft übersehen. Für die Nachfrage nach stationären Leistungen gelten andere Kriterien als im ambulanten Bereich. Der Inanspruchnahmeimpuls zur Nachfrage im ambulanten Bereich geht fast immer vom Patienten aus. Im stationären Bereich dagegen (Ausnahme: Notfallaufnahmen und Polikliniken) werden die Leistungen ausgelöst durch die Einweisungsentscheidungen des niedergelassenen Arztes. Nachfrage und Angebot an stationären Leistungen werden somit allein durch ärztliche Entscheidungen bestimmt. Dieser für eine aussagefähige gesundheitsökonomische Analyse entscheidende Sachverhalt ist bisher in der Literatur fast völlig unbeachtet geblieben.[4]

3. These

Die herkömmlichen Theorien der Betriebswirtschaftslehre sind wegen der spezifischen Bedingungen der Leistungserstellung, v.a. wegen der komplexen multivariablen Zielentscheidungsprozesse ohne problemadäquate Modifikationen im Krankenhaus nicht anwendbar.

Für die notwendige interdisziplinäre, realwissenschaftliche Analyse sind die speziellen gesetzlichen und institutionellen Rahmenbedingungen, d.h. die RVO- und KHG-Regelungen wie die BPflVO unbedingt zu beachten. Wichtig ist es, daß GKV-Versicherte grundsätzlich keine Preisüberlegungen bei der Nachfrage nach Gesundheitsleistungen anstellen müssen. Nachfrager und Anbieter kennen im allgemeinen die spezifischen „Preise", die Pflegesätze und die durch sie verursachten Kosten nicht, sie können schon lange nicht die Gesamtkosten ihrer Behandlung hinreichend beurteilen.

Die klassische ökonomische Rationalität ist als Beurteilungskriterium für das Verhalten von Patienten und Ärzten ein völlig ungeeigneter Maßstab, weil die zwingenden Voraussetzungen für ein „rationales" Verhalten nicht gegeben sind und auch nicht geschaffen werden können.

Festzuhalten ist: Niedergelassene Ärzte bestimmen die Notwendigkeit und den Zeitpunkt der Nachfrage nach stationären Leistungen. Der Leistungsumfang, d.h. Art, Menge und Qualität und damit die Kosten der stationären Leistungen werden durch das Krankenhaus bestimmt. Wichtig für das Angebot an Krankenhausleistungen, für das Leistungsspektrum und die Leistungsart sind die vorgehaltenen

---

[4] Vgl. Buchholz W (1983) Krankenhäuser im Wettbewerb: Ansätze zu einer Neuordnung des Krankenhauswesens. Duncker u. Humblodt, Berlin (Volkswirtschaftliche Schriften, H 328).

Sauerzapf M (1980) Das Krankenhauswesen in der Bundesrepublik Deutschland. Nomos, Baden-Baden (Wirtschaftsrecht und Wirtschaftspolitik, Bd 65).

Kritisch zu den organizistischen Ansätzen, Gäfgen G (1981) Stand und Entwicklungstendenzen der Gesundheitsökonomie. Pharma Dialog 71: 1.

Krankenhauseinrichtungen, die in ihrer Entwicklung und in ihrem Umfang aber extern durch den Krankenhausbedarfsdeckungsplan festgelegt werden.

Bedeutsam ist auch, daß oft der Minimumsektor, d. h. bestimmte Funktionsbereiche (wie Labor, Röntgenologie und Operationen) die Verweildauer und die Gesamtkosten mitbestimmen.

Es gibt somit unterschiedliche interne und externe Einflußfaktoren auf Nachfrage und Angebot an stationären Leistungen. Inwieweit die vorherrschenden gesundheitsökonomischen Hypothesen bzw. Theorien die realen, komplexen Nachfrage- und Angebotsprozesse im Krankenhausbereich zuverlässig beschreiben und möglichst nachprüfbar erklären, werde ich im folgenden kritisch darstellen.

Kritik der gesundheitsökonomischen Erklärungsversuche von Angebot und Nachfrage nach Krankenhausleistungen

Widersprüchliche Grundlagen der gesundheitspolitischen und der wissenschaftlichen Diskussion.

Die gesundheitspolitische Diskussion wie die ökonomische Forschung wird von gegensätzlichen, z. T. auch realitätsfernen Auffassungen bestimmt.[5] Markttheoretiker, häufig mit ordnungspolitischem „Blick", sehen erhebliche Steuerungsmöglichkeiten auf der Nachfrageseite, also bei Patienten und Versicherten. Die gesamte Diskussion um die Notwendigkeit der zusätzlichen Eigenbeteiligung geht bewußt oder unbewußt von einer wichtigen Rolle der Nachfrage aus. Metze[6], ein entscheidender Verfechter marktwirtschaftlicher Steuerung, weist z. B. darauf hin, daß die Einflußmöglichkeiten der Nachfrager in der gesundheitsökonomischen Diskussion häufig nicht hinreichend gewürdigt werden. Seine marktwirtschaftlichen Schlußfolgerungen stehen aber auf sehr „abstrakten" Füßen, denn sie sind weder empirisch belegt noch nachprüfbar.

In der ökonomischen Literatur dominieren bisher aber noch die Vertreter der angebotsbestimmten Nachfrage nach Gesundheitsleistungen. Das Spektrum der Hypothesen und Meinungen ist hierbei relativ groß. Auf der einen Seite stehen Ökonomen, die anstelle des souveränen Konsumenten eine analytische „Ersatzfigur" mit dem Modell des „Arztes als vollkommenen Sachwalter des Patienten" geschaffen haben.[7]

Am Ende der breiten Skala der z. T. unvereinbarenden Hypothesen steht der dominierende Arzt als Bedarfs- bzw. Nachfragefixierer. Vertreter dieser Hypothese

---

[5] Eine aktuelle Übersicht über die vorherrschenden Theorien und ihre Probleme gibt Adam H (1983) Ambulante ärztliche Leistungen und Ärztedichte. Zur These der anbieterinduzierten Nachfrage im Bereich der ambulanten ärztlichen Versorgung. Duncker u Humblodt, Berlin (Beiträge zur angewandten Wirtschaftsforschung, Bd 11).

Eine kritische Übersicht über die Realitätsferne und die methodischen Schwächen vor allem der angloamerikanischen Ansätze gibt Zweifel P (1982) Ein ökonomisches Modell des Arztverhaltens. Springer, Berlin Heidelberg New York (Lecture notes in economics and mathematical systems, vol 198).

[6] Metze I (1982) Gesundheitspolitik - ökonomische Instrumente zur Steuerung von Angebot und Nachfrage im Gesundheitswesen. Kohlhammer, Stuttgart Berlin Köln Mainz.

[7] Vgl. Adam H (1983) besonders S 15 ff und Zweifel P (1982) besonders S 12 ff.

sind u. a. Roemer und Wolfson[8] aber auch Repräsentanten der Krankenkassen, z. B. Töns und Heitzer vertreten diese „Theorie".[9]

4. These

Die vorliegenden analytischen Hypothesen zur Beschreibung und Erklärung des stationären Leistungsverhaltens sind unzulänglich, z. T. widersprüchlich, und es fehlt ihnen die empirische Relevanz zur Erklärung realer Leistungsprozesse im Krankenhaus.[10]

Ich bestreite durch meine These die Behauptung von Brooks, der glaubt, daß das Theorem, „daß im Gesundheitsbereich das Angebot die Nachfrage bestimmt so gut belegt (ist), daß wir darüber nicht zu diskutieren brauchen".[11]

Ich meine vielmehr, daß es für den Krankenhausbereich z. Z. keine aussagefähigen und schon lange keine empirisch überprüften Erklärungshypothesen für das Nachfrage- und Angebotsverhalten gibt. Eine selbstkritische gesundheitsökonomische Diskussion und v. a. eine realitätsbezogene Grundlagenforschung ist vielmehr dringend notwendig, um den Anspruch wissenschaftlich fundierter Handlungshilfen für die Gesundheitspolitiker auch *erfüllen* zu können.

Die Schwäche der Delegationshypothese

Die Hypothese vom Arzt als vollkommenen Sachwalter des Patienten hat erhebliche methodologische wie methodische Schwächen und ist empirisch nicht überprüfbar. Dieses haben Arbeiten von Adam, und v. a. von Zweifel ganz deutlich belegt.[12]

5. These

Die Delegationshypothese ist für realwissenschaftliche Analysen nicht brauchbar.

Die Vertreter der Delegationshypothesen gehen – im Denkschema der klassischen ökonomischen Rationalität – von der Fiktion aus, daß der Arzt als reiner Sachwal-

[8] Roemer M, Shais M (1959) Hospital costs relate to the supply of beds. Mod Hosp 92: 71 ff, zit bei Sauerzapf M (1980) S 79 f und Wolfson AD (1982) The supply of physicians in Ontario. Unveröffentlichte Dissertation, Cambridge, zit bei Zweifel P (1982), S 40 ff.

[9] Töns H (1977) geht beispielsweise in seiner Analyse eindeutig davon aus, daß das Angebot die Nachfrage bzw. den Bedarf steuert; diese „Dominanzhypothese" ist m. W. vorherrschend bei den Vertretern der Krankenkassen. Heitzer (1984) vertritt gleichfalls die Hypothese, die entscheidende Einflußvariable müsse die zu steuernde Angebotsseite sein.

[10] Die bestehenden methodischen Schwächen und Widersprüche der angebotsinduzierten Nachfragehypothesen für den ambulanten Leistungsbereich sind ausführlich von Adam (1983) und von Zweifel (1982) deutlich gemacht worden. Für den Krankenhausbereich fehlen spezifische Hypothesen. Schwächen der vorliegenden analytischen Beschreibungsansätze sind aber ausführlich von Sauerzapf (1980) und auch von Haarmann M (1978) Steuerungsprobleme in der medizinischen Versorgung – zur Analyse der ökonomischen Beziehungen zwischen Konsumenten, Ärzten und Krankenhäusern. Anton Hain Verlag Königstein, dargestellt worden.

[11] Books R (1983) Die Nachfragemacht der gesetzlichen Krankenversicherung in Österreich. Mainz, S 13 (Internationale Gesellschaft für Gesundheitsökonomie e V).

[12] Adam (1983) bes. S. 30 ff und Zweifel (1982) hier vor allem S. 13 ff.

ter der Patienteninteressen die Leistungen anbietet, die ein Patient fordern würde, wenn er über die notwendigen und hinreichenden Informationen für eine angemessene Diagnose und Therapie verfügte.

Diese Hypothese ist wegen ihrer irrealen Annahmen und der Interdependenz von Arzt- und Patientenbeziehungen empirisch nicht überprüfbar und damit als realwissenschaftliche Hypothese nicht geeignet. Sie läßt sich für den Krankenhausbereich auch nicht einmal durch plausible Überlegungen stützen, denn wie sollte ein Krankenhausarzt nachweisen und begründen, daß seine Entscheidungen dem entsprechen, was „ein fiktiv gut informierter Patient" für notwendig und angemessen hält. Die Hypothese vernachlässigt außerdem die entscheidenden Einflußfaktoren des ärztlichen Verhaltens im Krankenhaus.

Die Irrelevanz des „Say- und des Roemer-Theorems"

Die besondere entscheidungsbeeinflussende Rolle aller Ärzte bei der Präzisierung der Nachfrage und der Bestimmung des Angebots an Gesundheitsleistungen ist unstrittig.

Auf die zentrale Frage nach Art und Gewichtung der Einflußfaktoren auf das für die Leistungserstellung und die Kostendämpfung so wesentliche Verhalten der Ärzte wird von den Gesundheitsökonomen immer noch sehr unterschiedlich geantwortet. Reder hat beispielsweise die Gültigkeit eines „Say's Law for hospital beds" behauptet.[13] Nach dieser These schafft sich das Krankenhausangebot seine eigene Nachfrage. Der Einfluß der Bettenkapazität bzw. die Zahl der verfügbaren Krankenhausbetten auf die Zahl der Pflege- bzw. Berechnungstage ist auch von Roemer untersucht worden. Nach dem sog. „Roemer-Law"[14] steigt automatisch mit der Zahl der verfügbaren Betten auch die Zahl der Pflegetage. Unterstellt wird von diesen Analytikern die Dominanz arztbestimmter Angebotsfaktoren.

6. These

Sowohl das „Say-Theorem" als auch das sog. „Roemer Theorem" sind, wie neuere kritische Untersuchungen[15] gezeigt haben, empirisch nicht bewiesen, arbeiten mit einseitigen real nicht nachweisbaren Verhaltenshypothesen und lassen sich auf die realen Gegebenheiten der Krankenhausleistungsprozesse in der Bundesrepublik nicht anwenden.

Besonders kritisiere ich die einseitigen irrealen Verhaltenshypothesen. Verfehlt ist auch die Annahme, daß das ärztliche Verhalten sich ausschließlich durch die zur Verfügung stehenden Bettenkapazitäten bestimmen läßt. Krankenhausbetten sind ein völlig ungeeigneter Indikator für Art und Umfang der Krankenhausleistungen. Die realen Entscheidungsprozesse in Krankenhäusern müssen differenziert nach Disziplinen und Fachabteilungen erfaßt und erklärt werden. Die Nichtbeachtung der Verweildauerveränderungen bei unveränderter Bettenzahl ist gleichfalls ein Fehler dieses Theorems. In der Bundesrepublik sprechen außerdem die Fakten ge-

---

[13] Reder MW (1965) Some problems in the economics of hospitals. Am Econ Rev 55: 474, zit. bei Sauerzapf M (1980) S. 79.

[14] Sauerzapf (1980) S. 79.

[15] Vergl. Adam (1983) bes. S. 9 ff und Sauerzapf (1980) S. 80 f.

gen die Gültigkeit dieser Hypothesen. In den letzten Jahren ist in zahlreichen Disziplinen trotz laufend abnehmender Auslastungen der Krankenhausbetten kontinuierlich die Verweildauer spürbar reduziert worden, dies z.T. bei gleichzeitiger Leistungssteigerung.

7. These

Die Hypothese von der anbieterbestimmten Nachfrage nach stationären Versorgungsleistungen ist empirisch für die Bundesrepublik Deutschland meines Wissens nicht untersucht worden und wegen methodologischer Schwächen auch nicht zu falsifizieren, sie ist in der pauschalen Form wissenschaftlich unbrauchbar.

Die differenzierten, hochkomplexen Leistungsprozesse im Krankenhaus bleiben unbeachtet.

Die Notwendigkeit eines verhaltenstheoretischen, interdisziplinären Ansatzes zur Beschreibung und Erklärung von Krankenhausleistungsprozessen

Die Dilemmata der traditionellen Gesundheitsökonomik und der „theorielosen" Praktiker

Wichtige drängende gesundheitspolitisch aktuelle Probleme müssen z.Z. noch von Gesundheitspolitikern und „Praktikern" ohne ausreichende wissenschaftliche Grundlagen und Hilfen gehandhabt werden. Ohne zuverlässige Hypothesen und Theorien sind dauerhafte Lösungen aber nicht möglich. Es ist daher nicht verwunderlich, daß in der aktuellen Gesundheitspolitik das „Durchwurschteln" dominiert, da die Wissenschaftler keine allgemein gültigen Erklärungen und Lösungen anbieten können.

Gesundheitspolitiker und Praktiker stehen vor dem grundsätzlichen Dilemma, daß sie dauerhafte Lösungen für bedeutsame gesundheitliche und wirtschaftliche Fragen im Krankenhausbereich ohne Hilfe der Gesundheitsökonomen finden müssen.

Die Wissenschaftler, die eine gegenteilige Meinung vertreten, müßten wissenschaftlich „fundierte" und empirisch geprüfte oder zumindest prüfbare Entscheidungs- und Verhaltenstheorien/-Hypothesen vorlegen; ich kenne keine für den Krankenhausbereich.

Gesundheitsökonomen befinden sich in der Zwangslage (Dilemma), daß die Besonderheiten des Gesundheitswesens und die hochkomplexen Leistungsprozesse im Krankenhaus, also die „Allokationen ohne Markt", mit den herkömmlichen ökonomischen Denkansätzen und Theorien nicht beschrieben und erklärt werden können.

Alle Versuche, über die Fiktion eines Pseudomarktes Ansätze zu entwickeln, werden scheitern. Gesundheitsökonomen stehen vor dem weiteren Dilemma, daß von ihnen in diesem gesamtwirtschaftlich wichtigen Dienstleistungsbereich politische Entscheidungshilfen erwartet werden, obwohl sie dafür die entsprechenden anwendbaren Theorien noch entwickeln müssen. Diese Erwartungshaltung der Politiker, z.T. gefördert von einzelnen Gesundheitsökonomen, verleitet und verführt

m. E. nicht selten zu ad-hoc-Lösungsvorschlägen, die nicht wissenschaftlich überprüft und getestet worden sind.[16]

Ein weiteres Dilemma für die Wissenschaftler entsteht durch die Unvereinbar-
keit der krankenhausbetrieblichen „Rationalität" mit der oft geforderten gesamtwirtschaftlichen Rationalität, hier besteht eindeutig ein Widerspruch zwischen beiden Verhaltensmaximen.

Aus dieser praktischen und wissenschaftlichen Zwangslage können sich Gesundheitsökonomen erst dann befreien, wenn sie für diesen besonderen Dienstleistungsbereich „spezifische Methoden und Theorien" entwickeln, die eine Lösung
realer Gesundheitsprobleme überhaupt erst möglich machen. Notwendig ist eine
Abkehr von der z. Z. vorherrschenden markttheoretischen Diskussion und eine
selbstkritische Überprüfung der Beschreibungs- und Erklärungsmöglichkeiten, die
mit Hilfe von verhaltenstheoretischen Hypothesen möglich wird, wie einzelne
neuere Arbeiten zeigen.[17]

Das Verhalten der Krankenhausärzte als wesentliche Erklärungsvariable

Wer im Krankenhaus, wie im gesamten Gesundheitsbereich, die Wirtschaftlichkeit
deutlich verbessern will, kann dies nur, wenn er weiß, wie er das Verhalten der am
Leistungsprozeß Beteiligten zielgerecht beeinflussen kann. Um aber das komplexe
Entscheidungsverhalten im Krankenhaus beeinflussen zu können, müssen wissenschaftlich überprüfte Hypothesen, also Verhaltenstherapien, von den Gesundheitsökonomen erarbeitet und v. a. auch angewendet werden.

Was die Praxis dringend braucht, sind Erklärungs- und Handlungshypothesen,
die einer kritischen Überprüfung an der Krankenhausrealität in der Bundesrepublik tatsächlich standhalten.

Gesundheitsökonomen müssen bei ihren Erklärungsversuchen zwingend davon
ausgehen, daß Krankenhäuser komplexe Organisationen sind mit schlecht definierten Entscheidungsprozessen und multivariablen Zielen der unterschiedlichen Interessengruppen. Bei der Erklärung des Entscheidungsspielraums bzw. des Arztverhaltens ist es unabdingbar, die gesetzlichen und administrativen Rahmenbedingungen der Leistungserbringung im Krankenhaus zugrunde zu legen und in
Teilbereichen mit zu erklären. In die Beschreibungs- bzw. Erklärungsversuche müssen die „Verhandlungsmacht" der Krankenkassen einbezogen werden, die den Lei-
stungs- und Finanzierungsrahmen der Krankenhäuser mitbestimmen. Externe Einflußfaktoren sind außerdem auch noch die im Rahmen der Bedarfsplanung
vorgegebenen Bettenzahlen, Disziplinen und die apparative und personelle Infra-
struktur.

---

[16] Hierzu zähle ich auch die politisch motivierten Behauptungen in dem Appell der 30 Professoren
der Volkswirtschaftslehre; auch die unkritischen bisher empirisch nicht bestätigten Feststellungen
des Sachverständigenrats zur Begutachtung der gesamtwirtschaftlichen Entwicklung, Jahresgutachten 1983/84 in den Ziffern 492 ff lassen sich hier einordnen.

[17] Vgl. Zweifel (1982) und auch Frömming N (1977) Management im Krankenhaus aus verhaltens-
wissenschaftlicher Sicht. Baden-Baden. Einen vielversprechenden Ansatz auf der Grundlage der
„Eigentumsrechtsanalyse" hat auch Gäfgen G (1979) vorgelegt: Die Allokationswirkungen verschiedener Eigentumsrechte im Krankenhauswesen. Universität Konstanz (Diskussionsbeiträge
der Fakultät für Wirtschaftswissenschaften und Statistik, Universität Konstanz, Serie A, Nr 129).

Leistungsumfang wie auch Leistungsschwerpunkte und damit das Angebot und die Art und Weise der stationären Leistungen werden im erheblichen Umfange extern vorbestimmt. Das Verhalten der Verantwortlichen im Krankenhaus muß deshalb unter Einbeziehung der externen Einflußfaktoren und der internen Restriktionen analysiert und erklärt werden.

Gäfgen[18] hat sehr deutlich auf die Fehler der Mehrzahl der bisher vorliegenden gesundheitsökonomischen Analysen hingewiesen, die von der organizistischen Auffassung ausgehen, als verhalte sich ein Krankenhaus wie ein Einzelbetrieb mit eindeutig fest vorgegebener Zielfunktion. Als zentrale Aufgabe der Gesundheitsökonomik sieht er „die Abteilung typischer Verhaltensweisen von Ärzten, Patienten, Administratoren unter dem Regime eines gegebenen Ordnungsrahmens, um so angeben zu können, wie sich Verhalten und letztlich gesundheitliches Ergebnis verändern, wenn bestimmte ordnungspolitische Maßnahmen getroffen werden".[19]

8. These

Zur Beschreibung und Erklärung der realen Leistungsprozesse im Krankenhaus ist eine interdisziplinäre Verhaltenstheorie von der Gesundheitsökonomik zu entwikkeln, die die entscheidende Frage nach den wesentlichen Einflußfaktoren des Entscheidungsverhaltens der am Krankenhausleistungsprozeß Beteiligten wissenschaftlich zuverlässig beantworten kann. Diese Theorie muß eine empirisch überprüfbare Antwort geben auf Art und Umfang des Entscheidungsspielraumes der Patienten, der Ärzte, der nichtärztlichen Mitarbeiter und der Administratoren im Krankenhaus.

Die vorherrschende angloamerikanische gesundheitsökonomische Forschung ist noch sehr weit von der hier skizzierten Zielerreichung entfernt. Solange die klassischen Denkschemata der Ökonomie, v. a. der Markt- und Ordnungstheoretiker für die Forschung bestimmend sind, ist dieses Ziel m. E. auch nicht erreichbar. Das Rufen nach „marktwirtschaftlichen" neuen Ansätzen ist nicht problemadäquat und führt in die falsche Richtung.

Aussagefähige Erklärungen in diesem gesundheitsökonomisch und politisch wichtigen Forschungsbereich lassen sich vielversprechend nur über interdisziplinäre Forschungsansätze erreichen. Gäfgen und v. a. Zweifel haben das in ihren verhaltenstheoretischen Analysen gezeigt.[20]

Zweifel geht in seiner an Schweizer Daten überprüften Verhaltenstheorie von den folgenden 3 wesentlichen Einflußvariablen des Arztverhaltens aus: Hohes Einkommen, verfügbare Zeit und berufsethische Vorstellungen an hohen Heilungserfolgen der Patienten.

Interessant für mein Thema ist, daß in seinem Modell das Krankenhauseinweisungsverhalten niedergelassener Ärzte eine Rolle spielt. Es zeigt, daß Rückgang der „Nachfrage" aufgrund z. B. stärkerer Kostenbeteiligung unter bestimmten Bedingungen zu geringeren Krankenhauseinweisungen führt. Dies bestätigt, daß ein isoliertes Erklärungsmodell für Leistungsprozesse im Krankenhaus ohne Einbeziehung des Einweisungsverhaltens von niedergelassenen Ärzten unvollständig bliebe.

---

[18] Vgl. Gäfgen (1979, 1981).
[19] Gäfgen (1981), S. 9.
[20] Zweifel (1982) und Gäfgen (1979, 1981).

Bisher liegt kein Erklärungsversuch für das Verhalten von Krankenhausärzten vor. Ich vermute bei dem Entscheidungsverhalten von Krankenhausärzten andere Entscheidungsvariablen und/oder zumindest andere Gewichtungsfaktoren. Außer bei leitenden Krankenhausärzten haben Leistungsausweitungen keinen Einfluß auf das Einkommen. Eine Zunahme z. B. der Freizeiterwartungen hat im Krankenhaus andere Auswirkungen als bei niedergelassenen Ärzten. Sie können bei den einen zur Verlängerung der Verweildauer und bei den anderen z. B. zu Überweisungen oder Einweisungen in Krankenhäuser führen. Die externen Einflüsse u. a. durch wirtschaftliche Vorgaben der Krankenhausdirektionen, Entwicklung der Medizintechnik, wie v. a. gesetzliche- und vertragliche Veränderungen dürften im Krankenhaus stärkere Auswirkungen haben als im ambulanten Bereich. Für Gesundheitsökonomen gibt es eine Vielzahl von zu überprüfenden und methodisch konsistent zu erarbeitenden Einflußvariablen, die das Entscheidungsverhalten im Krankenhaus bestimmen. Solange auf diese entscheidenden Fragen keine zuverlässigen Antworten gefunden worden sind und, wie es Gäfgen zutreffend formuliert hat, mit „Primitivannahmen"[21] in der Gesundheitsökonomie gearbeitet wird, ist die notwendige Verbesserung der Effizienz im Gesundheitswesen nicht erreichbar.

Obwohl Gesundheitspolitiker und Praktiker konsistente und überprüfte Erklärungshypothesen für die Krankenhausleistungen brauchten, vermute ich, daß sie noch lange auf aussagefähige Theorien warten müssen. Diese Aussagen werden um so eher vom Gesundheitsökonomen gemacht werden können, je früher und intensiver eine Neuorientierung in Richtung auf aussagefähige Verhaltenstheorien erfolgt. Zweifel hat am Schluß einer interessanten Untersuchung eine überzeugende Feststellung getroffen:

„Die Gesundheitsökonomie ist ein so junges Forschungsgebiet, daß fast noch alles möglich erscheint."[22]

Ich hoffe und erwarte, daß die bestehenden Möglichkeiten schnell, vorurteilsfrei und zur Lösung der zielgerechten praktischen Probleme im Krankenhaus genutzt werden. Gesundheitspolitiker und Praktiker wie auch Krankenkassenvertreter müssen sich so lange mit mehr oder weniger sachgerechten und/oder plausiblen „Verbesserungsvorschlägen" auseinandersetzen, deren Aus- und vor allem möglicherweise negative Nebenwirkungen sie nicht einschätzen oder nicht beurteilen können. Das Krankenhaus als „Endstufe" in der Leistungskette wird noch länger im Brennpunkt kontroverser Meinungen stehen.

---

[21] Gäfgen im Geleitwort zu Zweifel (1982) S. III.
[22] Zweifel (1982) S. 365.

Ansätze zur Steuerung der Nachfrage nach ambulant-ärztlichen Leistungen

G. Neubauer

Problemstellung

Die Instrumente zur Steuerung der Nachfrage nach ambulant-ärztlichen Leistungen sind zahlreich und vielfältig, wenn man alle möglichen Ausgestaltungsvarianten aufspürt. Andererseits klärt sich die Lage schnell auf, wenn man weniger den instrumentellen Details nachgeht und sich mehr auf den ordnungspolitischen Charakter der verschiedenen Steuerungsinstrumente konzentriert. Letzteres wollen wir hier tun und versuchen, die typischen Instrumente einer

- marktwirtschaftlichen,
- staatswirtschaftlichen und
- verbandswirtschaftlichen Steuerung

nacheinander zu untersuchen.

Der Vorteil einer solchen ordnungspolitisch angelegten Betrachtungsweise liegt v. a. darin, daß von vorneherein auf die Zielsetzung einer Nachfragesteuerung stärker aufmerksam gemacht wird.

Instrumente zur Steuerung der Nachfrage können nämlich nur sinnvoll beurteilt werden, wenn man weiß, in welche Richtung man steuern will, also wenn die Steuerungsziele benannt sind.

Aus diesem Grunde halten wir es für unumgänglich, vorab kurz wichtige Steuerungsziele des ambulant-ärztlichen Sektors zu erörtern. Hierbei beschränken wir uns auf die Diskussion in der Bundesrepublik. Diese Einschränkung zieht als Konsequenz nach sich, daß auch die zu überprüfenden Instrumente in ihrer Tauglichkeit nur vor dem Hintergrund der Verhältnisse in der Bundesrepublik beurteilt werden können.

Die enge Verbindung zwischen Steuerungsziel und Steuerungsinstrument macht es uns leichter, die heute oft kontrovers geführte Diskussion transparenter zu machen. Tatsächlich scheint heute der Streit um die richtigen Steuerungsinstrumente eher aus unterschiedlichen Zielordnungen herzurühren als aus unterschiedlicher Einschätzung der technischen Steuerungseigenschaften der in Frage kommenden Instrumente.

Den Anfang soll jedoch eine knappe terminologische Abklärung der tragenden Begriffe machen.

Klärung der Begriffe Bedürfnis, Bedarf, Inanspruchnahme, Nachfrage, Verbrauch

Bedürfnis wird von uns als das Empfinden eines Mangels definiert. Man hat Hunger, man fühlt sich krank, weiß aber noch nicht um die konkreten Mittel der Bedürfnisbefriedigung. Sind letztere nach Art und Umfang bekannt, so sprechen wir von Bedarf [8].

Der Bedarfsdeckung stellen sich ökonomische Widerstände entgegen, die allgemein in der Knappheit der Mittel begründet sind. Geschieht die Bedarfsdeckung gemäß der Zahlungsfähigkeit und Zahlungsbereitschaft des Bedarfsträgers über einen Markt, so sprechen wir von Nachfrage im strengen Sinne. Werden die Mittel zur Bedarfsdeckung von dritter Stelle zugewiesen, so liegt eine Inanspruchnahme vor. In diesem Falle werden nichtmonetäre Verfügungsrechte über Güter, auf die man einen Anspruch hat, wahrgenommen. Anders als bei der Nachfrage, stehen bei der Inanspruchnahme in der Regel nichtmonetäre Beschaffungswiderstände im Vordergrund, wie die räumliche, zeitliche und soziale Erreichbarkeit der zugeordneten Güter. Doch wäre es falsch, eine strikte Trennung von monetären und nichtmonetären Beschaffungswiderständen zu unterstellen.

Der Zusammenhang soll graphisch im nachstehenden Schaubild skizziert werden (Abb. 1).

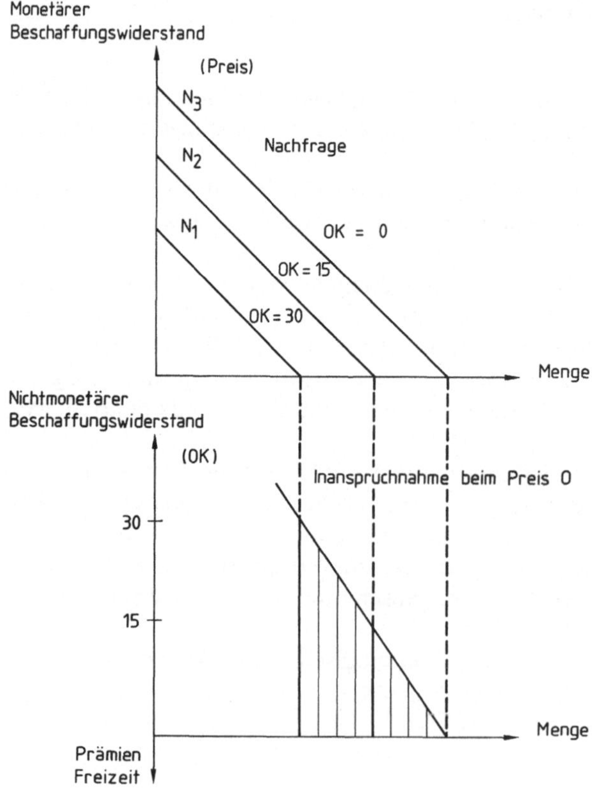

Abb. 1. Monetärer bzw. nichtmonetärer Beschaffungswiderstand

Aus der Grafik wird deutlich, daß quasi jede Nachfragekurve mit nichtmonetären Beschaffungshindernissen verbunden ist, die wir mit den Opportunitätskosten (OK) bewerten. Andererseits sieht man aber auch, daß selbst beim Wegfall der monetären Beschaffungshindernisse (Preis = 0) einer ungehemmten Inanspruchnahme eine Reihe weiterer Hindernisse entgegenstehen. Inanspruchnahme und Nachfrage haben gemeinsam, daß sie zum Verbrauch von Gütern führen.

Aus diesen terminologischen Überlegungen folgt, daß im Mittelpunkt dieses Referats die Steuerung des Verbrauches von ambulant-ärztlichen Leistungen steht. Dies gilt besonders unter den Bedingungen der Bundesrepublik, wo die ambulant-ärztlichen Leistungen generell zum Preis Null abgegeben werden.

Ziele der Verbrauchssteuerung

Solange Güter knapp sind, bedarf der Verbrauch der Steuerung. Dies gilt auch für den ambulant-ärztlichen Sektor. Solange die Ressourcen relativ reichlich zur Verfügung standen, vernachlässigte man die Steuerungsproblematik. Erst seit die rasch wachsenden Ausgaben eine Begrenzung des Verbrauchs unabweisbar machten, rückte die Frage der Steuerung in den Mittelpunkt. Heute ist zum dominierenden Steuerungsziel die *Ausgabendämpfung* im Rahmen der gesetzlichen Krankenversicherung (GKV) geworden. Eine Ausgabendämpfung erhofft man sich durch mehr Wirtschaftlichkeit im Umgang mit ambulant-ärztlichen Leistungen. Jeder einzelne Patient soll dazu angehalten werden, vor dem Verbrauch von ärztlichen Leistungen eine selbstkritische Kosten-Nutzen-Analyse anzustellen. Ob und wie das möglich ist, werden wir im nächsten Abschnitt zu prüfen haben.

Als zweites herausragendes Ziel unseres Gesundheitssystems kann die Forderung nach einer bedarfsgerechten Zuteilung der Güter genannt werden. In der Regel wird Bedarfsgerechtigkeit in der Güterverteilung so definiert, daß den Bürgern bei gleichem medizinischen Behandlungsbedarf gleiche Behandlungschancen offenstehen, unabhängig von ihrem ökonomischen oder sozialen Status oder sonstigen persönlichen Eigenschaften. Für den Gesundheitsbereich wird Bedarfsgerechtigkeit gefordert, weil die Erhaltung der Gesundheit zu einem elementaren menschlichen Bedürfnis („basic human need") erklärt wird. Von der Befriedigung eines elementaren Bedürfnisses darf aber kein Bürger ausgeschlossen werden, nur weil ihm das entsprechende Einkommen fehlt.

Im Rahmen der GKV versucht man, eine bedarfsgerechte Versorgung der Versicherten durch einen kostenfreien Zugang zu den Gesundheitseinrichtungen zu gewährleisten. Als Nebenbedingung für alle Steuerungsansätze möchten wir die Erhaltung des gegenwärtigen Gesundheitsstandes der Bevölkerung einführen.

Durch alle zu erörternden Maßnahmen darf der Gesundheitsstand zumindest nicht gefährdet werden; wobei wir wissen, daß es schwer möglich ist, eine Verletzung der Nebenbedingung quantitativ festzustellen.

Instrumente zur Steuerung des Verbrauchs

Mit der folgenden Klassifizierung der Steuerungsinstrumente in marktwirtschaftliche, staatswirtschaftliche und verbandswirtschaftliche verbinden wir keine Bewertung. Wir versuchen, möglichst wertfrei das Ziel-Mittel-Verhältnis zu analysieren [9].

Marktwirtschaftliche Steuerungsinstrumente [10]

Marktpreise

Das marktwirtschaftliche Steuerungsinstrument schlechthin ist der Marktpreis. Er koordiniert unsichtbar Angebot und Nachfrage. Wer bereit und fähig ist, den Marktpreis zu bezahlen, erhält die gewünschten Güter. Jeder Nachfrager vergleicht für sich den Preis mit dem zu erwartenden Nutzen des begehrten Gutes und entscheidet sich. Die gesamte Nachfrage drückt damit die Wertvorstellungen der Bürger aus, freilich bei gegebener Einkommensverteilung.

Wichtige Voraussetzung für das Funktionieren des Marktmechanismus ist Wettbewerb auf seiten der Anbieter und ein Mindestmaß an Markttransparenz und Preiselastizität auf seiten der Nachfrage.

Ob die Voraussetzungen für das Funktionieren des Marktes vorliegen, ist eine empirische Frage, ob die Ergebnisse eines mehr oder weniger gut funktionierenden Marktes akzeptiert werden, hängt von der Zielsetzung des Urteilenden ab. Beginnen wir mit dem empirischen Teil.

Die zunehmende Arztdichte führt zweifellos zu einem intensiveren Leistungswettbewerb bei den niedergelassenen Ärzten um Patienten. Von daher dürfte für die Anbieterseite die wichtigste Voraussetzung ausreichend erfüllt sein. Ob dieser Wettbewerb ausgabenstabilisierend wirkt, hängt vom Honorarsystem und der Preiselastizität der Nachfrager ab.

Für den ambulanten Bereich weisen empirische Studien auf das Vorhandensein einer Preiselastizität hin [4]. Von der Logik her gilt, daß mit der Höhe des Preises die Gesamtnachfrage in jedem Fall zurückgedrängt wird. Andererseits verhindert der Anbieterwettbewerb, daß der Preis zu hoch steigt. Selbst wenn keine Preiselastizität bestünde und damit kein Ausgabendämpfungseffekt erzielbar ist, wäre dies akzeptabel, wenn die Nachfrager aufgrund einer hohen Gütereinschätzung am Verbrauch festhalten. Mit anderen Worten, wenn Preiselastizität mit Markttransparenz gepaart ist, entspricht die unelastische Haltung der Nachfrager einem wirtschaftlichen Kalkül. Insgesamt führen Preise zu mehr Wirtschaftlichkeit im ambulanten Sektor, sofern unsere Voraussetzungen erfüllt sind, nicht jedoch in jedem Fall zu einer Ausgabensenkung.

Für welchen Leistungsbereich der niedergelassenen Ärzte sind Markttransparenz und Preiselastizität gegeben? Hier dürften v. a. Heil- und Hilfsmittel sowie Teile des Arzneimittelbereiches zu nennen sein, ärztliche Leistungen dürften kaum dazu zählen. Führt man für die genannten Leistungsbereiche Marktpreise ein, so wird in jedem Falle eine Ausgabensenkung der GKV erreicht, nicht aber unbedingt auch eine volkswirtschaftliche Kostendämpfung. Letzteres kann nur beim Vorliegen von Preiselastizität eintreten.

Verletzen Marktpreise das Ziel der Bedarfsgerechtigkeit? Jeder kann bei Marktpreisen seinen Bedarf decken, solange sein Einkommen ausreichend hoch ist und der Verbrauch sich in Grenzen hält. Daher muß für chronisch Kranke ebenso wie für Einkommensschwache eine Sonderregelung geschaffen werden, die den Leistungsausschluß durch Preise in Grenzen hält. Mit einer solchen Regelung wird zugleich eine Gesundheitsgefährdung bestimmter Bevölkerungsteile eingedämmt.

Insgesamt bietet sich für Marktpreise nur ein schmales Steuerungssegment im ambulant-ärztlichen Bereich an, es sei denn, man rückt von dem Ziel der Bedarfsgerechtigkeit ab und bewertet Ausgabendämpfung in der GKV entsprechend hoch.

Kostenerstattungssysteme

Kostenerstattungssysteme versuchen, die Wirtschaftlichkeitsanreize von Marktpreisen zu nutzen und zugleich die Gefahr der sozialen Diskriminierung zu bannen. Dadurch können Kostenerstattungssysteme sozial unbedenklicher verwendet werden als Marktpreise, freilich bleiben wichtige Voraussetzungen Markttransparenz und Preiselastizität für ein zielgerichtetes Steuern.

Kostenbeteiligung der Patienten [6]

Die Kostenbeteiligung von Patienten halten wir für ein Instrument, das für Versicherungen typisch ist. Es ist erforderlich, um ein Ausbeuten der Versichertengemeinschaft durch den einzelnen einzugrenzen. Nur wenn der Selbstbehalt als eine direkte Kostenbeteiligung konstruiert wird, wirkt er preisähnlich. Wird der Selbstbehalt in Form eines Bonus-Malus-Systems durchgeführt, entfallen weitgehend die Preiswirkungen.

Neu zu überlegen wäre für die Zukunft, inwieweit eine direkte Kostenbeteiligung nicht Schutz vor zu vielen ärztlichen Leistungen bietet. Stellt man in Rechnung, daß oft ebensoviel Schaden wie Nutzen durch eine ärztliche Behandlung gestiftet wird und mit einer zunehmenden Arztdichte die Gefahr der Polypragmasie massiv zunimmt, könnte eine Kostenbeteiligung durchaus dem Gesundheitsschutz des Patienten dienen. Von daher verliert heute das Argument der verschleppten Krankheit an Gewicht, da heute weniger als früher jeder Arztbesuch gesundheitsfördernd sein dürfte.

Staatswirtschaftliche Steuerungsinstrumente

Verbrauchssteuerung durch Angebotsplanung [7]

Ein typisches staatswirtschaftliches Instrument stellt die verbindliche Angebotsplanung dar. Mit der Angebotsplanung geht die Verbrauchsplanung Hand in Hand. Üblicherweise heißen die Stationen: Bedarfsschätzung, Angebotsplanung, Mengenzuweisung auf die Verbraucher.

Für den ambulant-ärztlichen Bereich bedeutet eine Angebotsplanung, daß die Zahl und Struktur der ambulant tätig werdenden Ärzte staatlicherseits reguliert wird. Sinnvollerweise hat eine solche Regulierung bei den Ausbildungseinrichtungen zu beginnen und kann durch eine kontrollierte Berufszulassung ergänzt werden. Letzteres kann v.a. einer gleichmäßigen regionalen Verteilung der Ärzte dienen.

Durch ein geeignetes Honorierungssystem der Ärzte läßt sich aufgrund der Angebotsabhängigkeit der Nachfrage der Leistungsverbrauch relativ gut kontrollieren; damit fällt zugleich ein Dämpfen der Ausgaben relativ leicht. Der Schlüssel dazu liegt in den Honorarvereinbarungen zwischen Staat und Ärzteschaft.

Die Bedarfsgerechtigkeit der Leistungsverteilung ist ungefährdet. Allerdings wird die inhaltliche Ausfüllung des Begriffs Bedarfsgerechtigkeit eindeutig der Vorstellung der staatlichen Bürokratie unterworfen; damit drohen Fehlplanungen großen Umfangs. Eine Beeinträchtigung des Gesundheitsstandes der Bevölkerung ist kaum zu befürchten. Langfristig könnte es allerdings zu einem Absinken des Leistungsniveaus der ambulant tätigen Ärzte kommen, wenn spezifische Leistungsanreize fehlen. Tendenziell führt ferner eine strikte Angebotsplanung auch zu einer weitgehenden Aufhebung der freien Arztwahl.

Güterrationierung

Eng mit einer restriktiven Angebotsplanung ist eine Mengenrationierung verbunden. In einem solchen Fall werden bestimmte Leistungen nach der Dringlichkeit des Bedarfs zugeteilt, wobei der weniger dringliche Bedarf temporär ungedeckt bleibt. Es kommt zu Warteschlangen. Diese dürfen freilich nicht gesundheitsgefährdend sein.

Der ordnungspolitisch entscheidende Punkt einer Leistungsrationierung ist, daß viel Spielraum für Manipulationen entsteht. In der Warteschlange stehen nämlich in der Regel alle jene, denen es an Beziehungen und Geld fehlt.

Kontrollierte Kassenzulassung

Auch die in jüngster Zeit wieder in den Mittelpunkt gerückte Begrenzung der Kassenzulassung ist letztlich ein staatswirtschaftliches Instrument der Nachfragelenkung. Ziel einer begrenzten Kassenzulassung ist, durch Angebotsplanung den Verbrauch zu steuern. Unterstellt wird dabei, daß jeder Arzt sich seine „Nachfrage" schafft und daher mehr Ausgaben verursacht. Aus diesem Grunde fordern einige Krankenkassen eine Prüfung des Kassenarztzulassungsrechtes [2, 3]. Andererseits ist der Ärzteschaft klar, daß jeder neue Arzt auch den alten Ärzten Einkommensteile wegkonkurriert; aus diesem Grunde unterstützen mehr und mehr auch Kassenärztliche Vereinigungen die Forderung der Krankenkassen. Eine logische Konsequenz wäre medizinische Ausbildung nach Bedarfskriterien auszurichten, was auf verfassungsrechtliche Bedenken stößt. Schließlich eröffnen sich neue Spielräume für Manipulationen durch die Bürokratie.

Verbandswirtschaftliche Steuerungsinstrumente

Typisch für Verbände ist, daß sie gleichberechtigt über Preise und Mengen verhandeln. Keine Seite kann ohne Zustimmung der anderen Ergebnisse erzielen. Der Leistungsverbrauch wird also weder durch anonyme Marktpreise noch durch autoritäres Anordnen geregelt, sondern durch Verhandlungsprozesse gesteuert. Die kassenärztliche Versorgung in der Bundesrepublik ist weitgehend verbandswirtschaftlich organisiert, wenngleich auch einige staatswirtschaftliche Kennzeichen (z. B. Zwangsmitgliedschaft) vorhanden sind. Dies vorausgeschickt, ist nun nach den Instrumenten zur Verbrauchssteuerung zu fragen.

Verbrauchssteuerung durch Honorarverhandlungen

Das wohl wichtigste Instrument der Kassenverbände zur Verbrauchssteuerung dürften die Honorarverhandlungen sein. Mit der Wahl des Verfahrens wird gleichzeitig auch der Leistungsverbrauch gesteuert. So führt ein Einzelleistungsvergütungsverfahren zu einer raschen Ausdehnung des Verbrauchs und der Ausgaben. Pauschalierende Vergütungsverfahren dämpfen stärker die Expansion von Verbrauch und Ausgaben. Neben einem festen Gehalt dürften Kopfpauschalen am nachhaltigsten die Leistungserbringung und damit Ausgaben und Verbrauch hemmen [5].

Zu einer Beeinträchtigung der Bedarfsgerechtigkeit braucht es dabei nicht zu kommen, ebensowenig muß die Volksgesundheit darunter leiden, wenn entsprechende Qualitätskontrollen von beiden Vertragspartnern durchgeführt werden. Freilich muß eine Veränderung des Honorierungssystems ausgehandelt werden und dies setzt entsprechende Verhandlungsstärke der Krankenkassen voraus.

Mengenkontigentierung

Die Verhandlungspartner im ambulanten Bereich können auch versuchen, sich über eine Mengenkontingentierung zu einigen. Konkret hieße dies, daß den einzelnen Ärzten ein bestimmtes Leistungskontingent vorgegeben wird, das nicht überschritten werden darf. Tatsächlich wird heute in der kassenärztlichen Versorgung anhand von Durchschnittswerten eine Leistungsmengenkontrolle durchgeführt. Allerdings gibt es lediglich eine Durchschnittsorientierung und keine fixe Höchstgrenze, da niemand weiß, wo letztere anzusetzen wäre.

Insgesamt kommt der Mengenkontrolle aber in einem offenen Versorgungssystem nur eine ergänzende Aufgabe zu, zumal sie leicht in Konflikt mit der Therapiefreiheit des Arztes gerät.

Information der Versicherten und Patientenberatung

Den Verbänden fällt auch die wichtige Funktion der Information ihrer Mitglieder zu. Den Krankenkassen obliegt es, ihre Versicherten sowohl über die Kostenentwicklung als auch über die Leistungen zu informieren. Eine gezielte Beratung über besonders günstige Leistungsangebote unterbleibt derzeit, ebenso wird keine spezielle Patientenberatung angestrebt. Hier klafft unserer Meinung nach eine Lücke zwischen Verbrauchsfinanzierung und Verbraucherberatung, die zu schließen wäre. Ob es aus Sicht der Krankenkassen vorteilhaft ist, die Patientenberatung anderen Verbänden zu überlassen, erscheint uns zweifelhaft.

Vorschlag für einen konzertierten Einsatz der verschiedenen Steuerungsinstrumente im Rahmen der GKV [9]

Die GKV steht in den nächsten Jahren vor großen Problemen. Neben der Verschiebung der Bevölkerungsstruktur stellt der medizinische Fortschritt die wohl größte Herausforderung an die GKV. Daß außerdem noch eine „Ärzteschwemme" zu erwarten ist, vereinfacht nicht gerade die Finanzierungsprobleme. Aus den genannten Gründen sind alle Instrumente der Verbrauchssteuerung auf ihre Leistungsfähigkeit hin zu überprüfen und auszuschöpfen.

Beginnen wir mit dem marktwirtschaftlichen Instrumentarium. Wir haben schon angedeutet, daß die GKV von einer Reihe von supplementären Leistungen, die v. a. im Bereich der Heil-, Hilfs- und Arzneimittel liegen, zu entlasten ist. Diese Leistungen sind auszugrenzen, wobei für chronisch Kranke und unterste Einkommensgruppen Sonderregelungen zu treffen sind. Neben dem genannten Leistungsbereich sind noch die sozialversicherungsfremden Leistungen, wie etwa Mutterschaftsgeld, aus dem Leistungskatalog der Krankenkassen zu streichen und aus der Staatskasse direkt zu finanzieren [1]. Im Gegenzug könnte sich der Staat voll aus der Krankenhausfinanzierung zurückziehen [11].

Neben der Leistungsausgrenzung halten wir im ambulanten Bereich eine maßvolle Beteiligung der Patienten an den Kosten der Arbeitsunfähigkeit und eines Kuraufenthaltes für angebracht. In beiden Bereichen liegt das Risiko des Mißbrauchs relativ hoch, während die Gefahr einer Beeinträchtigung der Bedarfsgerechtigkeit relativ niedrig sein dürfte.

Die staatswirtschaftlichen Steuerungsinstrumente der Angebotsplanung und der eingeschränkten Kassenzulassung haben den Nachteil, daß sie nur in Verbindung mit einer Ausbildungsplanung vernünftig eingesetzt werden können. Letztere verstößt aber gegen das Grundgesetz. Es soll aber nicht verschwiegen werden, daß die staatliche Angebotsplanung unsere Ziele zu erfüllen vermag, sofern man an eine bedarfsgerechte Planbarkeit durch den Staat glaubt. Da jedoch niemand den Bedarf objektiv vorausschätzen kann, fehlt einer zentralen Angebotsplanung das Fundament. Hinzu kommt die Gefahr einer Beeinträchtigung der freien Arztwahl.

Staatswirtschaftliche Interventionen der genannten Art werden aber auch nicht erforderlich, wenn die Selbstverwaltungskörperschaften ihre Möglichkeiten voll ausschöpfen. An erster Stelle ist hier eine Veränderung des Einzelleistungsvergütungssystems hin zu einer pauschaleren Entgeltform zu fordern. Die Durchsetzung einer solchen Veränderung könnte durch eine Reform der Körperschaften und ihrer Mitgliedsrechte erleichtert werden. Pflichtversicherten wie Kassenärzten wird ein Wahlrecht eingeräumt, welcher Körperschaft/Verband sie sich anschließen wollen. Auf seiten der Ärzte müßten demnach weitere Verbände als kassenärztliche Vereinigungen zugelassen werden. Dann eröffnete sich den Krankenkassen eine reelle Chance, mit einzelnen Kassenärztlichen Vereinigungen unterschiedliche Entgeltformen zu vereinbaren. Insbesondere von jungen Ärzten wäre zu erwarten, daß sie die Zulassung als Kassenarzt mit Abstrichen in ihren Honorarvorstellungen „bezahlen". Ein solches Absenken der Einkommenserwartungen reduziert mittelfristig die Attraktivität des Kassenarztes und damit den Zulauf, kurzfristig ließe sich aber sogar eventuell eine Ausgabendämpfung erreichen.

Zur Unterstützung ihrer Verhandlungsergebnisse müßten die Kassen ihre Versicherten auf jene Ärzte aufmerksam machen, die zu niedrigen Gebührensätzen die Behandlung übernehmen. Der einzelne Arzt könnte zwar durch Mengenausdehnung einer Einkommenseinbuße entgegenwirken, nicht aber die Gesamtheit.

Sollte per Honorarverhandlungen in einem neuen System die Ausgabenflut sich nicht zurückdämmen lassen, wäre eine entsprechend hohe Kostenbeteiligung der Patienten das geringere Übel vor der kontrollierten Kassenzulassung und der staatlichen Angebotsplanung. Einer solchen Präferenz liegt freilich eine höhere Gewichtung des Zieles Wirtschaftlichkeit vor dem Ziel Bedarfsgerechtigkeit zugrunde. Wir sind damit im Bereich der ‚Werturteile' und damit an der Grenze der Wissenschaft angelangt.

Literatur

1. Beske F, Zalewski T (1981) Gesetzliche Krankenversicherung – Analysen, Probleme, Lösungsansätze. Schmidt + Klauning-Verlag, Kiel
2. Heberer J (1984) Beschränkung der kassenärztlichen Zulassung zur Bewältigung der Ärzteschwemme. Ersatzkasse 10: 357 ff
3. Kaula K (1984) Bericht zur Lage. Ersatzkasse 7/8: 272 ff
4. Knappe E, Fritz W (1983) Direkte Beteiligung der Patienten an den Ausgaben für ambulante medizinische Leistungen und Zahnersatz. Diskussionsbeitrag. Universität Trier, Trier
5. Männer L (1982) Der mögliche Beitrag der Gesetzlichen Krankenversicherung zur Wirtschaftlichkeit der ärztlichen Behandlung. Robert Bosch Stiftung, Gerlingen (Beiträge zur Gesundheitsökonomie, Bd 2, S 185 ff)
6. Münnich FE (1980) Modelle der Selbstbeteiligung. In: Internationale Gesellschaft für Gesundheitsökonomie (Hrsg) Selbstbeteiligung im Gesundheitswesen. Mainz Stuttgart, S 89 ff
7. Neubauer G (1975) Sozialökonomische Probleme eines staatlichen Gesundheitsdienstes. Heidelberg, S 65 ff, Hüthig Verlag
8. Neubauer G (1978) Probleme der Bedarfsplanung im Bereich der gesetzlichen Krankenversicherung. Sozialer Fortschritt 11/242 ff und die dort angegebene Literatur
9. Neubauer G (1984) Alternativen der Organisation und Steuerung des Gesundheitswesens. Robert Bosch Stiftung, Gerlingen. (Beiträge zur Gesundheitsökonomie, Bd 13, Kap I)
10. Oberender P, Rüter G (1984) Mehr Marktwirtschaft im Gesundheitswesen (Untersuchung im Auftrag der ASU) März 1984
11. Robert Bosch Stiftung (Hrsg) (1983) Zwischenbericht der Kommission Krankenhausfinanzierung. Robert Bosch Stiftung, Stuttgart

Steuerungsinstrumente in der kassenärztlichen Versorgung

G. Brenner

Die Zuordnung meines Themas unter die Überschrift „Steuerungsmöglichkeiten der Nachfrage" trifft den Charakter der kassenärztlichen Steuerungsmöglichkeiten nicht ganz. Denn der größte Teil der Steuerungsinstrumente, die die Kassenärztlichen Vereinigungen zur Verfügung haben, ist dadurch charakterisiert, daß sie weniger auf die Nachfragesteuerung als vielmehr auf die Steuerung des Angebots ärztlicher Dienstleistungen ausgerichtet sind. Da ärztliches Handeln in gewisser Weise auch die Nachfrage nach Gesundheitsleistungen determiniert, können sie allerdings eine mittelbare Wirkung auf die Nachfrage haben. Steuerung bedeutet das Setzen von wirtschaftlichen Orientierungskriterien, nach denen sich ärztliches Handeln ausrichten soll – und zwar ex ante. Bei einem Teil der kassenärztlichen Steue-

Steuerungsinstrumente in der kassenärztlichen Versorgung

Gesetzliche und vertragliche Grundlagen	Reichsversicherungsordnung §§ 368 ff, 405 a Zulassungsordnung Mantelverträge mit Anlagen (BMV/EKV)
Steuerungsansätze der Selbstverwaltung Honorar	Einheitlicher Bewertungsmaßstab Gebührenordnung BMÄ/EGO Empfehlungsvereinbarung Gesamtvertrag (RVO) Honorarverteilungsmaßstab Arzneimittelhöchstbetrag
Leistungsinhalt	Richtlinien der Bundes-/Landesausschüsse Richtlinien der KBV (Negativliste § 182 f RVO)
Teilnahme	Zulassung, Beteiligung, Ermächtigung ⎫ Vertretung/Assistenz, Praxisführung ⎬ Zulassungsordnung ⎭ Richtlinien für die Bedarfsplanung (Weiterbildungsordnungen)
Wirtschaftlichkeit	Prüfungsvereinbarungen Honorarkürzung/Regreß Disziplinarverfahren
Bescheinigungs-/ Abrechnungsverkehr	Vordruckvereinbarungen

rungsinstrumente, die ich nachfolgend skizziere, wird man zu der Auffassung kommen, daß sie diesen Sachverhalt nicht treffen, weil sie nicht in der Lage sind, ärztliches Handeln zu beeinflussen, sondern nur ex post im Sinne einer Verteilungssteuerung korrigierend auf das Abrechnungsergebnis einwirken.

Die vorhandenen Steuerungsinstrumente lassen sich sowohl nach rechtlich-formalen wie nach Gesichtspunkten ihrer Steuerungswirkung einteilen.

Unter rechtlich-formalen Gesichtspunkten sind 3 Kategorien von Steuerungsinstrumenten zu erkennen:

1. Steuerungsinstrumente, die auf *gesetzlicher* Grundlage beruhen; hier wären zu nennen: Die Reichsversicherungsordnung und die Zulassungsordnung.
2. Steuerungsinstrumente, die das Ergebnis *vertraglicher* Absprachen zwischen den Partnern der gemeinsamen Selbstverwaltung, d.h. der Spitzenverbände der Krankenkassen und der Kassenärztlichen Vereinigungen sind. Als Beispiel hierfür möchte ich anführen den Bundesmantelvertrag sowie den Arzt-Ersatzkassen-Vertrag, aber auch Richtlinien der Bundes- und Landesausschüsse der Ärzte/ Krankenkassen oder die Prüfungsvereinbarung für die Wirtschaftlichkeitsprüfung.
3. Steuerungsinstrumente, die in *eigener Zuständigkeit* durch die Kassenärztlichen Vereinigungen oder die Kassenärztliche Bundesvereinigung erlassen werden konnten. Hier wären zu nennen: Honorarverteilungsmaßstäbe und Qualitätsrichtlinien der Kassenärztlichen Bundesvereinigung.

Die unter 1. genannte Reichsversicherungsordnung hat eigentlich nur im Zusammenhang mit den Steuerungsinstrumenten der Kategorien 2. und 3. eine Steuerungsfunktion, weil sie weitgehend nur Rahmenvorschriften für das Tätigwerden der Gremien in der Selbstverwaltung beinhaltet, die diese inhaltlich füllen und verbindlich durchsetzen. Unter inhaltlichen Gesichtspunkten lassen sich die Steuerungsinstrumente nach ihren Wirkungen gliedern. Dabei sind 5 Wirkungsbereiche zu erkennen:

1. Steuerungsinstrumente mit unmittelbaren Auswirkungen auf das *Honorar* der Kassenärzte. Hierunter würden
   a) der einheitliche Bewertungsmaßstab für ärztliche Leistungen und die daraus abgeleiteten Gebührenordnungen BMÄ bzw. EGO für den RVO- bzw. Ersatzkassenbereich fallen;
   b) die mit den RVO-Verbänden abgeschlossenen Gesamtverträge;
   c) sowie die in den Kassenärztlichen Vereinigungen erlassenen Honorarverteilungsmaßstäbe.
   Unter die Kategorie der honorarwirksamen Steuerungsinstrumente fällt meiner Auffassung nach auch die jährlich im Rahmen der Konzertierten Aktion verabschiedete Empfehlungsvereinbarung, die einen orientierenden Charakter für den Abschluß der Gesamtverträge auf regionaler Ebene hat.
2. Steuerungsinstrumente, die sich unmittelbar auf den *Leistungsinhalt* kassenärztlicher Tätigkeit auswirken. Hierunter wären zu nennen:
   - Die Richtlinien der Bundes- und Landesausschüsse, die Inhalt und Umfang der im Rahmen der kassenärztlichen Versorgung zu erbringenden Leistungen regeln. Zu nennen wären hier beispielsweise die Krebsfrüherkennungsrichtli-

nien, Heil- und Hilfsmittelrichtlinien, Psychotherapierichtlinien usw., um nur einige zu nennen. Die sog. Qualitätsrichtlinien gehören auch in diese Kategorie. Letztere machen die Erbringung einzelner Leistungen von der Erfüllung bestimmter technischer und personeller Voraussetzungen abhängig. Hierunter wären beispielhaft zu nennen die Richtlinien der Kassenärztlichen Bundesvereinigung für Radiologie und Nuklearmedizin, die Zytologierichtlinien, die Richtlinien zur Durchführung der Sonographie, die Laborrichtlinien usw. Unter die Steuerungsinstrumente mit unmittelbarer Auswirkung auf den Leistungsinhalt kassenärztlicher Tätigkeit fallen aber auch einige spezifische Regelungen in der Reichsversicherungsordnung, wie z. B. die jüngst verabschiedete Ausgrenzung von Bagatellarzneimitteln nach dem § 182 f RVO.

3. Steuerungsinstrumente mit unmittelbarer Auswirkung auf die *Teilnahme* an der kassenärztlichen Versorgung.
   Darunter fallen die Regelungen in der Zulassungsordnung, die Voraussetzung und Verfahren der Zulassung von Kassenärzten zur kassenärztlichen Versorgung regeln, die Regelungen für die Beteiligung und Ermächtigung von Krankenhausärzten an der kassenärztlichen Versorgung, aber auch die von dem Bundesausschuß „Ärzte-Krankenkassen" erlassenen Richtlinien für die Bedarfsplanung.

4. Steuerungsinstrumente mit unmittelbarer Auswirkung auf die *wirtschaftliche Leistungserbringung.* Hier wären zu nennen die Prüfvereinbarungen zwischen den Kassenärztlichen Vereinigungen und den Landesverbänden der RVO-Kassen mit den Regelungen über Honorarkürzung und Regreß. Auch disziplinarische Maßnahmen gegen Kassenärzte fallen in diese Kategorie.

5. Steuerungsinstrumente mit unmittelbarer Auswirkung auf den *Bescheinigungs- und Abrechnungsverkehr.* In diese Kategorie fallen die Vordruckvereinbarungen zwischen den Spitzenverbänden der Krankenkassen und der Kassenärztlichen Bundesvereinigung.

Lassen Sie mich diese übersichtsartige Darstellung abschließen und nun zu der Darstellung der Wirkungsweise der wichtigsten Instrumente kommen. Das bekannteste Instrument ist sicherlich das der Wirtschaftlichkeitsprüfung; die aus meiner Sicht wirkungsvollsten sind jedoch die verschiedenen in den Kassenärztlichen Vereinigungen geltenden Honorarverteilungsmaßstäbe. Ich möchte deshalb mit dem letzteren beginnen.

Honorarverteilungsmaßstab

Gesetzliche Grundlage für den Honorarverteilungsmaßstab ist der § 368 f Abs. 1 RVO. Ich zitiere:

„Die Kassenärztliche Vereinigung verteilt die Gesamtvergütung unter die Kassenärzte. Sie wendet dabei den Verteilungsmaßstab an, den sie im Benehmen mit den Verbänden der Krankenkassen festgesetzt hat. Bei der Verteilung sind Art und Umfang der Leistung des Kassenarztes zugrundezulegen. Eine Verteilung der Gesamtvergütung nur nach der Zahl der Fälle (Krankenscheine) ist nicht zulässig. Der Verteilungsmaßstab soll zugleich sicherstellen, daß eine übermäßige Ausdehnung der Tätigkeit des Kassenarztes verhütet wird."

Der Honorarverteilungsmaßstab hat weniger eine Leitfunktion für den Kassenarzt im Sinne der Anregung zu einem Tun oder Unterlassen, weil er erst ex post im Sinne der Korrektur der Abrechnungsergebnisse wirkt. Die Notwendigkeit zur zeitlich überschneidenden Korrektur der Gebührenordnung ist gegeben, weil von dieser gewisse Fehlsteuerungen ausgehen. In dem Honorarverteilungsmaßstab sehe ich 2 wesentliche Aufgaben:

1. Die im Verhältnis zwischen Arzt und Kassenärztlichen Vereinigungen nach Einzelleistung in Rechnung gestellten Leistungspositionen in Einklang zu bringen mit der zwischen Kassenärztlicher Vereinigung und Krankenkasse vereinbarten und gezahlten Gesamtvergütung.
2. Eine übermäßige Ausdehnung kassenärztlicher Tätigkeit zu verhindern.

Mit der Verfolgung dieser beiden Ziele hat die Kassenärztliche Vereinigung ein strukturpolitisches Instrument in der Hand, das es ihr ermöglicht, honorarmäßig zum Ausgleich zwischen den Arztgruppen und einzelnen Leistungsgruppen beizutragen. Die Ausprägung der Honorarverteilungsmaßstäbe ist von Kassenärztlicher Vereinigung zu Kassenärztlicher Vereinigung unterschiedlich.

Im Prinzip funktionieren sie jedoch wie folgt:

1. Der Arzt stellt seine erbrachten Leistungen unter Nennung der Gebührenordnungsziffern in Rechnung.
2. Die Kassenärztliche Vereinigung bewertet alle abrechnungsfähigen Leistungen nach dem gültigen Bewertungsmaßstab (BMÄ) für kassenärztliche Leistungen.
3. Nicht abrechnungsfähige Leistungen eleminiert die Kassenärztliche Vereinigung vor der Honorarverteilung aus der Abrechnung. Nichtabrechnungsfähige Leistungen sind in dem HVM aufgezählt. Dies sind z. B. fachfremde Leistungen oder solche Leistungen, für deren Erbringung der Arzt keine spezielle Genehmigung hat.
4. Durchführung von strukturellen Bereinigungen. Zur Zeit werden beispielsweise 30 definierte rationalisierungsfähige Laborleistungen nur mit 70% der vorgesehenen Punktzahlen bewertet. Dafür erhalten eingehende, das gewöhnliche Maß überschreitende Untersuchungen einen Zuschlag von 50 Punkten (unterschiedliche Regelung je Kassenärztlicher Vereinigung).
5. Von der zur Verfügung stehenden Gesamtvergütung werden vorweg bestimmte Leistungen erstattet, wie z. B. Fremdarztfälle, Zahlungen an Krankenhäuser und Polikliniken oder Notfallbehandlungen.
6. Der nach Abzug der Vorwegzahlung verbleibende Betrag der Gesamtvergütungen wird ggf. nach Leistungsgruppen (Beratung, Besuche, Sonderleistungen, physikalische Leistungen, Röntgenleistungen, Laborleistungen) gesondert errechnet.
7. Die zur Verfügung stehende Gesamtvergütung wird (ggf. nach Leistungsgruppen) durch die Anzahl der in Rechnung gestellten Punktzahlen dividiert und so der Punktwert ermittelt.
8. Um einer übermäßigen Ausdehnung kassenärztlicher Tätigkeit vorzubeugen, wird die nach der Prüfung anerkannte Gesamtpunktzahl eines Kassenarztes wegen übermäßiger Ausdehnung der Kassenpraxis einer Kürzung unterworfen, wenn bestimmte Punktzahlgrenzwerte überschritten werden. Dafür haben einige Kassenärztliche Vereinigungen fachgruppenbezogene Punktzahlgrenzwerte

erlassen. Bei der Überschreitung dieser Punktzahlgrenzwerte wird der überschießende Betrag um einen bestimmten Prozentsatz gekürzt.

9. Bei Gemeinschaftspraxen wird bei der Festsetzung des Punktzahlgrenzwertes die Zahl der Praxisinhaber berücksichtigt.

10. Darüber hinaus gibt es in einigen Kassenärztlichen Vereinigungen Regelungen, die bei einer bestimmten Menge von abgerechneten Laborleistungen einen prozentualen Abschlag von den Laborpunktzahlen vorsehen oder Laborleistungen je nach dem Ort der Leistungserstellung (mit einem Analysegerät in der Laborgemeinschaft oder in der eigenen Praxis) unterschiedlich bewerten.

Die Notwendigkeit der Honorarverteilungsmaßstäbe ergibt sich im Grunde aus der Unzulänglichkeit der Gebührenordnung und der von ihr ausgehenden Fehlsteuerung.

Änderungen der Gebührenordnung sind abhängig von vertraglichen Regelungen zwischen den Partnern der Kassen und den Kassenärzten, und in der Regel mit viel politischer Begleitmusik verbunden. Es ist deshalb äußerst schwer, mit der Gebührenordnung schnell und flexibel auf technische Veränderungen in der Leistungserstellung zu reagieren. Mit dem Instrument der Honorarverteilung haben die Kassenärztlichen Vereinigungen die Möglichkeit, schnell, flexibel und regional unterschiedlich auf strukturelle Ungleichgewichte zu reagieren. Ein gewisser Nachteil besteht in der HVM-Regelung darin, daß sie z. Z. nur auf die RVO-Kassen beschränkt ist. Ich sehe deshalb in dem weiteren Ausbau der Honorarverteilungsmaßstäbe das zukünftige Steuerungsinstrument kassenärztlicher Versorgung.

Aus meiner Sicht eröffnen sich dabei folgende Steuerungsperspektiven:

1. Die geltende Abstaffelungs- und Begrenzungsregelung auf dem Laborsektor legen die Vermutung nahe, daß man in Zukunft ähnliche Verfahrensregelungen für andere medizin-technische Leistungen vornehmen könnte, z. B. Röntgen oder Sonographie, um dafür Honorarumschichtungen zugunsten arztspezifischer Leistungen zu erreichen. Personale Leistungen im Bereich der Onkologie, der Sozialpädiatrie, der psychischen und geriatrischen Betreuung sind im Rahmen der Gebührenordnung heute noch nicht ausreichend berücksichtigt.

2. Die honorar- und strukturpolitischen Maßnahmen über den Honorarverteilungsmaßstab könnten in Zukunft stärker auf förderungswürdige Organisationsformen abzielen, die einen Beitrag zur Kostensenkung und zur Aufnahmebereitschaft für die zukünftige Ärztegeneration im ambulanten Bereich leisten. Denkbar ist es, daß aus diesem Grunde durch organisationsformabhängige Grenzwerte die gemeinschaftliche Praxisausübung stärker begünstigt wird als die in einer Einzelpraxis.

3. Schließlich ist es denkbar, daß Regelungen über den Honorarverteilungsmaßstab auch dazu genutzt werden könnten, Verlagerungen des ärztlichen Honorarvolumens in den fachärztlichen Bereichen aufgrund der zunehmenden Facharztdichte zugunsten der allgemeinmedizinischen Tätigkeit zu begrenzen.

Bei einem extensiven Ausbau der Steuerung über den Honorarverteilungsmaßstab muß man allerdings sehen, daß dies zu einer weiteren Aushöhlung der Steuerungsfunktion der Gebührenordnung führen würde. Preis-Leistung-Verhältnisse sind für den Arzt dann kaum erkennbar und das Prinzip der Einzelleistungsvergütung würde weiter ausgehöhlt. Damit würde die Gebührenordnung vollständig ihre Funktion als Orientierungs- und Steuerungsrahmen verlieren. Das Prinzip der Einzelleistungsvergütung ist bereits heute verwässert. Auf der Ebene zwischen Kassen und Kassenärztlichen Vereinigungen wird heute schon das Volumen der Gesamtvergütung nach gesamtökonomischen Kriterien festgelegt und nicht nach den tatsächlich von den Ärzten in Rechnung gestellten Leistungen.

Ich möchte nicht verhehlen, daß die Steuerung über das Instrument des Honorarverteilungsmaßstabes umstritten ist. Die Häufung von Meinungs- und Rechtsstreitigkeiten (Bundessozialgericht und Bundesverfassungsgericht) um die Auslegung des § 368 f Abs. 1 RVO ist ein Indiz dafür, daß hier ein neuralgischer Punkt im Vollzug des Kassenarztrechtes entstanden ist. Die Frage ist, wieweit die Organe der Kassenärztlichen Vereinigungen bei der Ausgestaltung der Verteilungsregelung frei sind bzw. welche inhaltlichen und rechtlichen Grenzen ihnen gesetzt sind. Zwei konträre Meinungen stehen sich gegenüber. Das Bundessozialgericht vertritt die Meinung, daß mit dem Honorarverteilungsmaßstab auch andere Zwecke und Ziele verfolgt werden dürfen, als die rein rechnerische Aufteilung des vorhandenen Geldes und die Verhütung der übermäßigen Ausdehnung der Tätigkeit des einzelnen Kassenarztes. Das Bundesverfassungsgericht dagegen hat entschieden, die Rechtsetzungsermächtigung der Kassenärztlichen Vereinigungen sei recht begrenzt, sie decke nur Regelungen über die rechnerische Verteilung und über die Verhütung der übermäßigen Ausdehnung des einzelnen Kassenarztes. Da das Urteil des Bundessozialgerichtes von September 1983 im Widerspruch zu dem zeitlich früheren Urteil des Bundesverfassungsgerichtes steht, ist eine erneute Anrufung des Bundesverfassungsgerichtes in Sachen „Honorarverteilungsmaßstab" nicht ausgeschlossen. Im Grunde geht es dabei um die Frage, ob der Honorarverteilungsmaßstab lediglich ein Instrument zur rechnerischen Aufteilung der verfügbaren Gesamtvergütung ist, wobei eine prinzipiell gleichmäßige Verteilung zu erfolgen hat oder ob der gesetzliche Rahmen des § 368 f Abs. 1 RVO mit dem Honorarverteilungsmaßstab auch strukturpolitische Maßnahmen der Umverteilung des Honorars ermöglicht. Denn Mehrheitsbeschlüsse der zur Normensetzung berufenen Vertreterversammlung der Kassenärztlichen Vereinigungen dürfen die durch den Gesetzgeber festgelegten Grenzen nicht überwinden.

Qualitätsrichtlinien

Ein weiteres Steuerungsinstrument, das Art, Umfang und Inhalt kassenärztlicher Tätigkeit zu steuern vermag, sehe ich in den Richtlinien der Kassenärztlichen Bundesvereinigung bzw. der Kassenärztlichen Vereinigungen der Länder über Qualitäts- und Qualifikationsnormen. So binden die Richtlinien für Radiologie und Nuklearmedizin die Abrechnungsfähigkeit bestimmter Leistungen an die Erfüllung von technischen Voraussetzungen in der Arztpraxis und an personelle Qualifikationsmerkmale des Arztes. Ähnlich ist es bei den Labor- und Sonographierichtlinien. Die meisten dieser Richtlinien gelten bundesweit; mir sind aber auch regional gültige Richtlinien bekannt. So werden beispielsweise in einer Kassenärztlichen Vereinigung spezielle Richtlinien für die Abrechnungsfähigkeit von EKGs erlassen. Der Arzt hat sich dabei einer Überprüfung seiner Kenntnisse bei der Auswertung von EKGs zu unterziehen.

Je nach Standpunkt wird man es als Vor- oder als Nachteil erachten, wenn die Ausführung bestimmter diagnostischer und therapeutischer Verfahren in der kassenärztlichen Versorgung neben den durch Aus- und Weiterbildung erworbenen Fähigkeiten von zusätzlichen Qualifikationsnachweisen abhängig ist. Eine restriktive Handhabung des Instruments der Qualitätsrichtlinien, sowohl was ihre Ausdehnung wie die Schwierigkeit, die gesetzten Normen zu erfüllen, anbetrifft, könnte aber letztlich die Gefahr beinhalten, daß Aus- und Weiterbildung alleine faktisch zur Ausübung kassenärztlicher Tätigkeit nicht mehr ausreichen. Innerärztliche Konflikte zwischen Kassenärztlichen Vereinigungen und Kammern sind dadurch möglicherweise vorprogrammiert.

Fachgebietsbegrenzung

Die Begrenzung der Tätigkeit auf das Fachgebiet ist für die Spezialisten ein gängiges Prinzip. Nur in manchen Bereichen sind die Übergangszonen recht fließend, weil nicht exakt definiert. Schwierig, aber nicht unmöglich, scheint die Umsetzung des Prinzips der Fachbegrenzung im Hinblick auf eine exakte Zuordnung der Gebührenordnungspositionen zu den Fachgebieten zu sein. Eine Verhinderung übermäßiger Ausdehnung kassenärztlicher Tätigkeit könnte deshalb auch von einer richtlinienmäßigen Gebietsabgrenzung der Gebührenordnungsposition erwartet werden.

Zulassungsverfahren

Ein im Verhältnis zu dem Honorarverteilungsmaßstab und den Richtlinien relativ schwaches Instrument sind die vorhandenen Steuerungsinstrumente im Rahmen der Zulassungsordnung. Diese regelt die Teilnahme an der kassenärztlichen Versorgung. Gemessen an dem durch die starke Zunahme der Arztzahlen ausgelösten Regelungsbedarf ist gerade in diesem Bereich die Schwäche dieses Instrumentes zu bedauern. Von wenigen Ausnahmen abgesehen, gibt die Zulassungsordnung der Kassenärztlichen Vereinigung wenig Handlungsspielraum. Sie regelt nur die formalen Voraussetzungen, die der Arzt erfüllen muß, um einen Rechtsanspruch auf Zulassung zu haben. Eine gewisse Zugangssteuerungsfunktion zur kassenärztlichen Tätigkeit haben die Kassenärztlichen Vereinigungen lediglich bei der Beteiligung und Ermächtigung von Krankenhausärzten an der kassenärztlichen Versorgung. Hier könnte daran gedacht werden, grundsätzlich nur eine befristete Beteiligung auszusprechen und die Ermächtigung von Krankenhausärzten für präventive Leistungen grundsätzlich an eine Bedürfnisprüfung zu knüpfen. Eine restriktive Handhabung der Zulassung kollidiert mit dem Grundrecht auf freie Berufsausübung. Zur Zeit ist eine Zulassungssperre im Rahmen der Bedarfsplanung und nur zum Zwecke der Beseitigung einer bestehenden Unterversorgung befristet möglich. Eine Zulassungssperre wegen drohender Überversorgung wäre dagegen zwingend notwendig, ihre Durchsetzbarkeit ist aber politisch wie rechtlich äußerst fraglich.

Wirtschaftlichkeitsprüfung

Das bekannteste Steuerungsinstrument in der kassenärztlichen Versorgung ist die Wirtschaftlichkeitsprüfung. Dieses Instrument wirkt zwar im Sinne der Korrektur von Abrechnungsergebnissen, dennoch ist zu vermuten, daß von der Wirtschaftlichkeitsprüfung auch Steuerungswirkungen und Anpassungsreaktionen auf Tun oder Unterlassen der Ärzte ausgehen.

Grundlage der Prüfung der Wirtschaftlichkeit der Behandlungs- und Verordnungsweise ist die Reichsversicherungsordnung (§ 368 e). Dort steht:

„Der Versicherte hat Anspruch auf die ärztliche Versorgung, die zur Heilung oder Linderung nach den Regeln der ärztlichen Kunst zweckmäßig und ausreichend ist. Leistungen, die für die Erzielung des Heilerfolges nicht notwendig oder unwirtschaftlich sind, kann der Versicherte nicht beanspruchen. Ein an der kassenärztlichen Versorgung teilnehmender Arzt darf sie nicht bewirken oder verordnen. Die Kasse darf sie nachträglich nicht bezahlen."

Die Auslegung dieser Begriffe erwächst vorrangig aus medizinisch-fachlichen und ärztlichen Handlungsmerkmalen. Alle genannten Begriffe sind dem Wandel der Zeit unterworfen und damit nicht festschreibbar und definierbar. Die Probleme, die sich für den Kassenarzt aus der Verpflichtung zur Wirtschaftlichkeit ergeben, sind auch die Probleme der Kassenärztlichen Vereinigungen. Für die Kassenärztliche Vereinigung kommt hinsichtlich der Wirtschaftlichkeitsbeurteilung hinzu, daß sie sich nachträglich schwer ein objektives Urteil darüber bilden kann, ob der Behandlungserfolg nicht auch mit einem geringeren diagnostischen und therapeutischen Aufwand erreichbar gewesen wäre. Wenn die Kassenärztliche Vereinigung ihren gesetzlichen und vertraglichen Pflichten zur Überwachung der kassenärztlichen Tätigkeit nachkommen will, so geht dies – von Ausnahmen abgesehen – nur mit Hilfe anerkannter statistischer Verfahren. Jedenfalls gilt dies für die große Zahl der vierteljährlich von einer Kassenärztlichen Vereinigung zu prüfenden Abrechnungen und Verordnungen der Kassenärzte. Forderungen nach einer totalen Einzelfallprüfung von Millionen von Abrechnungsfällen sind praktisch undurchführbar und würden das System der Berechnung der kassenärztlichen Gesamtvergütung nach Einzelleistung in Frage stellen. Das Verfahren der Wirtschaftlichkeitsprüfung ist zwischen Kassenärztlicher Vereinigung und Landesverbänden der Krankenkassen in der sog. Prüfungsvereinbarung geregelt. Formal läuft die Wirtschaftlichkeitsprüfung wie folgt ab:

1. Die Kassenärztliche Vereinigung stellt die Abrechnung des Arztes rechnerisch und sachlich bezüglich der ordnungsgemäßen Anwendung der Gebührenordnung sowie der vertraglichen Bestimmungen richtig. Leistungen, die nicht abgerechnet werden dürfen, werden gestrichen.
2. Von der sachlich, rechnerischen Prüfung zu trennen ist die Prüfung der Wirtschaftlichkeit der Behandlungs- und Verordnungsweise. Bei der Prüfung der Behandlungsweise erfolgen ggf. Abstriche an den Honorarforderungen. Für den Fall einer unwirtschaftlichen Verordnung von Arzneimitteln und Heilmitteln hat der Arzt hingegen ggf. Regreß-(Schadenersatz) zu leisten. Letzteres empfindet der Arzt in der Regel als besondere Härte, weil er für Fremdleistungen aufkommen muß.

3. Die Durchführung der Prüfung obliegt besonderen paritätisch besetzten Prüfungsausschüssen.
4. Geprüft werden die vom Arzt eingereichten Behandlungsausweise wie Krankenscheine, Überweisungen etc.
5. Zur Vorbereitung der Prüfung werden statistische Vergleichswerte ermittelt.
6. An Stelle der zulässigen und wünschenswerten, aber aus praktischen Gründen nicht durchführbaren Einzelfallprüfung führt die Kassenärztliche Vereinigung eine sog. Vergleichsprüfung durch. Diese Vergleichsprüfung wird in der Weise vorgenommen, daß die Abrechnungswerte der Ärzte einer Fachrichtung zusammengefaßt und daraus Vergleichswerte errechnet werden.
7. Bei einem auffälligen Mißverhältnis der Honoraranforderungen eines Arztes im Verhältnis zum Durchschnitt der Fachgruppe wird eine besondere Überprüfung der Wirtschaftlichkeit dieses Arztes veranlaßt.
8. Ein Überschreiten des Durchschnittswertes ist lediglich ein Aufgreifkriterium für die Prüfung, wobei der Grad der Überschreitung verschiedene Maßnahmen auslöst (der von Kassenärztlicher Vereinigung zu Kassenärztlicher Vereinigung unterschiedlich festgelegt ist):
   a) Zur Zeit werden Überschreitungen bis zu 40% über den jeweiligen Durchschnittswerten, vorbehaltlich der Feststellung der Unwirtschaftlichkeit, als ein Bereich angemessener Streuung angesehen. Überhöhungen in dieser Größenordnung führen daher nicht zur Annahme der Unwirtschaftlichkeit.
   b) Ein Überschreiten der unter a) genannten Prozentsätze kann aufgrund der statistischen Betrachtung den Anschein bzw. Verdacht auf Unwirtschaftlichkeit nach sich ziehen und entsprechende Prüfungsmaßnahmen einleiten.
   c) Werden jedoch Überschreitungen des Gesamthonorars bzw. der Verordnungsweise um wesentlich mehr als 50% festgestellt, so kann ein sog. offensichtliches Mißverhältnis zur Fachgruppe vorliegen.
   d) Wenn derartig starke Überhöhungen nicht durch Besonderheiten der Praxis insoweit den Mehraufwand rechtfertigen oder ursächliche Zusammenhänge den Mehraufwand durch Minderaufwendung in anderen Leistungsbereichen kompensieren, so kann eine Schätzung des auf Unwirtschaftlichkeit beruhenden Mehraufwandes allein auf statistischer Vergleichsbasis erfolgen, da unwirtschaftliches Verhalten bei einer Vielzahl von Einzelfällen angenommen werden muß. Der betroffene Arzt muß in diesem Falle ein offensichtliches Mißverhältnis, den Anschein der Unwirtschaftlichkeit widerlegen und die Wirtschaftlichkeit seiner Praxisführung beweisen.

Im Zusammenhang mit der Vergleichsprüfung ist die Frage der richtigen Vergleichsgrundlage, z. B. der Bildung von Untergruppen zu sehen. So werden z. B. Ärzte mit und ohne Röntgen oder mit und ohne Labor zusammengefaßt. Innerhalb solcher Untergruppen werden ggf. Praxisbesonderheiten berücksichtigt, z. B. Herausnahme spezieller Laborleistungen usw. Hervorzuheben ist bei der Vergleichsprüfung, daß es sich bei der Zugrundelegung der Statistik immer nur um ein Hilfsmittel handeln kann. Es geht lediglich um die Bestimmung einer Ausgangsbasis zur pauschalen Kenntlichmachung von irgendwie gearteten Auffälligkeiten. Wären die statistisch ermittelten Werte alleiniges Prüfungskriterium, könnte die Prüfung ausschließlich über eine EDV-Anlage erfolgen. Der Prüfungsgremien bedürfte es dann nicht mehr. Auffällig ist nicht immer gleich unwirtschaftlich und führt somit auch nicht in jedem Fall zu unmittelbaren Konsequenzen (Prüfmaßnahmen). Allerdings ist die Auffälligkeit mit einer Vermutung unwirtschaftlicher Behandlung bzw. Verordnungsweise verbunden, die dann durch Berücksichtigung besonderer Umstände der Praxisbesonderheit wieder ausgeräumt werden kann. In dieser Einschränkung läßt sich der statistische Prüfansatz vom Grundsatz her uneingeschränkt rechtfertigen.

Gesundheitsselbsthilfe im Alltag

D. Grunow

Inzwischen gilt es als selbstverständlich, von der Bedeutung der alltäglichen Gesundheitsselbsthilfe für den Gesundheitszustand der Bevölkerung und für die Chancen der Krankheitsbewältigung zu sprechen. Viele Fragen bleiben dabei jedoch offen oder empirisch nicht fundiert: Die Definition von Selbsthilfe; ob sie unabhängig von medizinischen Dienstleistungen oder in Ergänzung zu ihnen gesehen wird; welche Qualitäten und Quantitäten praktischer Handlungen sich damit verbinden lassen; u. a. m. Damit fehlen dann auch den sozialpolitischen Überlegungen zu Entwicklungs- und Förderungsmöglichkeiten der Gesundheitsselbsthilfe substantielle Grundlagen. Der folgende Beitrag, in dem über Ergebnisse einer empirischen Untersuchung[1] berichtet wird, möchte zur Klärung einiger dieser Fragen beitragen.

Zur Definition des Selbsthilfebegriffs

Ein Kernproblem der zu erörternden Fragestellung ist die Bestimmung und Beschreibung dessen, was als Gesundheitsselbsthilfe anzusehen ist. Dabei muß m. E. ein Argumentationsweg zwischen 2 Extrempositionen eingeschlagen werden. Die eine Extremposition sieht Gesundheitsselbsthilfe in direktem Zusammenhang mit Dienstleistungen des Medizinsystems: nur solche Aktivitäten, die von Laien durchgeführt werden, obwohl sie prinzipiell auch Gegenstand professionell-medizinischer oder pflegerischer Dienstleistungen sein können, werden als Gesundheitsarbeit anerkannt. Damit wird die Gesundheitsselbsthilfe auf Bereiche der Substitutionskonkurrenz zwischen Laien und Professionellen reduziert; die besonderen Aufgaben und nur sehr schwer ersetzbaren Leistungen der primär-sozialen Netzwerke werden dabei unbeachtet gelassen. Die andere Extremposition geht davon aus, daß alle Alltagshandlungen auf direkte oder indirekte Weise mit Gesundheit zu tun haben, daß Gesundheitsselbsthilfe so etwas wie eine alltägliche Trivialität dar-

---

[1] Dabei handelt es sich um eine repräsentative Befragung (mündlich und schriftlich) von 2037 Haushalten sowie eine qualitative Intensivstudie von 87 Haushalten. Da sich die Ausführungen auf die Ergebnisse dieser Untersuchung beziehen, wird auf Einzelreferenzen verzichtet. Die Projektarbeit wurde in 3 Publikationen dargestellt: Breitkopf H et al. (1980) Selbsthilfe im Gesundheitswesen: Einstellungen, Verhalten und strukturelle Rahmenbedingungen. Kleine, Bielefeld; Grunow D et al. (1983) Gesundheitsselbsthilfe im Alltag. Enke, Stuttgart; Grunow D et al. (1984), Gesundheitsselbsthilfe durch Laien: Erfahrungen, Motive, Kompetenzen. Kleine, Bielefeld.

stellt. Eine solche Position ist jedoch m. E. ebenfalls nicht haltbar, da man inzwischen selbst für die sog. trivialsten hygienischen Alltäglichkeiten (z. B. das Zähneputzen, das Zahnbürstewechseln, das Waschen/Baden/Duschen, das Wechseln der Leibwäsche und der Handtücher etc.) sehr wohl weiß, wie häufig diese sog. Selbstverständlichkeiten im Alltag der Bevölkerung *nicht* stattfinden oder ohne Wahrnehmung ihrer Gesundheitsimplikation ablaufen. Die Gleichsetzung von alltäglicher Gesundheitsselbsthilfe mit trivialen, quasi von allen automatisch vollzogenen Alltagshandlungen ist vor allem dann unzulässig, wenn es sich um sachlich, zeitlich und sozial anspruchsvollere Laienaktivitäten handelt – sei es in der gezielten Gesunderhaltung, in der Krankheitsbewältigung oder in der Rehabilitation. Eine definitorische Festlegung des Gegenstandsbereiches zwischen diesen beiden Extremen ist äußerst schwierig. Wir haben zunächst folgendermaßen definiert: Gesundheitsselbsthilfe steht als Kürzel für laienhaft, nicht erwerbsmäßig und informell im Rahmen sozialer Gruppen erbrachter Eigenleistungen und gegenseitiger Hilfestellungen, die auf die Gesunderhaltung oder Bewältigung von Krankheiten gerichtet sind. Dieser Begriff von Selbsthilfe läßt sich somit besonders deutlich abgrenzen gegenüber professioneller, erwerbsmäßiger und formal organisierter Fremdhilfe. Ein solcher definitorischer Rahmen ist m. E. groß genug, um die Vielfalt der gesundheitsbezogenen Aktivitäten im Alltag zu erfassen; gleichzeitig ist aber jeweils eine empirische Konkretisierung dessen erforderlich, worüber Aussagen und Prognosen gemacht werden sollen.

Gesundheitsbezogenes Alltagshandeln: Qualitäten und Quantitäten

Seit einigen Jahren wird die Bedeutung der Familie bzw. des Haushaltes für die Gesundheitsarbeit mit Hinweisen darauf zu beschreiben versucht, daß etwa ¾ aller sog. Krankheitsepisoden ohne Hinzuziehung von professionellem Personal, also durch die Individuen bzw. die Haushalte und Familien selbst bearbeitet bzw. bewältigt werden. Zur Überprüfung dieser Aussagen wurde im Rahmen unserer Untersuchung ein Gesundheitstagebuch entwickelt, das von 87 ausgewählten Haushalten im Durchschnitt 4 Wochen lang ausgefüllt wurde. Dabei mußte für jede Person jeden Tag ein ausführliches Protokoll erstellt werden, das einerseits die gesundheitsbezogenen Routineaktivitäten (Prävention im weitesten Sinne, ohne akuten, z. B. beschwerdebezogenen Anlaß) und andererseits die Reaktionen auf akute Anlässe (Befindlichkeitsstörungen, Beschwerden usw.) berücksichtigte. Auf diese Weise wurden 6205 Personentage im Hinblick auf solche Aktivitäten protokolliert. Bei 34,6% dieser erfaßten Personentage wurden gesundheitsbezogene Routineaktivitäten durchgeführt, von denen etwas mehr als die Hälfte (18,7% der Personentage) allein von dem Betroffenen, die andere knappe Hälfte mit Unterstützung anderer Personen, darin aber nur ¼ mit Unterstützung von Professionellen des Medizinsystems erfolgte. Das entspricht einem Anteil von 12% der Personentage mit Routinemaßnahmen, an denen Professionelle beteiligt waren. Der Anteil von Episoden mit professioneller Beteiligung war sogar noch geringer bei jenen 29,7% der Personentage, an denen akute Beschwerden oder Krankheiten auftraten (wovon immerhin mehr als die Hälfte zur Beeinträchtigung alltäglicher Aufgabenerledigung führten): In nur 1,5% der Personentage mit einem solchen spezifischen Anlaß wurde professionelle Hilfe in Anspruch genommen; alle anderen Episoden wurden im Haushalt selbst „bearbeitet". Dabei ist in ⅔ der Fälle der Betroffene selbst aktiv, während in ⅓ der Fälle andere Haushaltsmitglieder helfend beteiligt sind.

Die Ergebnisse machen deutlich, daß nicht nur im Hinblick auf die Prävention, sondern auch im Hinblick auf den alltäglichen Umgang mit Beschwerden und Krankheiten die individuelle Selbsthilfe dominierend ist. Auch der Anteil der Situationen, in denen Haushalts- bzw. Familienangehörige an der Problembewältigung beteiligt werden, ist sehr groß. Alltägliche Gesundheitsarbeit ist also zu großen Teilen ein *interpersonaler* Kooperationsprozeß. Es ist deshalb kritisch zu vermerken, daß die meisten empirischen Studien individualisierende Erhebungsformen benutzen, also selten alle Haushaltsmitglieder in die Untersuchung einbeziehen. Erst mit letzteren wird es m. E. möglich, genaue Aufschlüsse darüber zu erhalten, wie die Unterstützungsformen *innerhalb* des Haushalts auf *verschiedene* Personen verteilt sind. Die Ergebnisse der Gesundheitstagebücher zeigen sehr deutlich die Tatsache, daß bei beiden Formen der Handlungsveranlassung die Ehefrauen/Mütter in mehr als der Hälfte der Fälle die unterstützende Person darstellen. Dies bestätigt die allgemeine Auffassung, daß die Gesundheitsarbeit im Familienhaushalt v. a. eine Domäne der Frauen ist. Allerdings darf angesichts dieser einseitigen Aufgaben- und Lastenverteilung nicht übersehen werden, daß die Ehemänner/Väter immerhin prozentual noch wesentlich häufiger an der Bewältigung von Krankheitsepisoden oder an präventiver Gesundheitsarbeit beteiligt sind als professionelle Helfer. Auf diese haushaltsinterne Arbeitsteilung wird später noch einzugehen sein.

Die zuvor beschriebenen empirischen Befunde können dazu anregen, sich die Verteilung von Gesundheitsarbeit zwischen dem Laienbereich und dem professionellen Medizinsystem als Pyramide vorzustellen, wobei das umfassende Fundament aus der Selbsthilfe im Haushalt besteht, während die Dominanz professioneller Hilfeleistung anteilmäßig nur die Spitze der Pyramide umfaßt.

Im Rahmen der von uns durchgeführten mündlichen Haushaltsbefragung wurde versucht, möglichst deutlich abgrenzbare, aber relativ verhaltensnahe Formen der Gesundheitsselbsthilfe, sei es als gezielt vorsorgendes Verhalten oder als auf die Bewältigung von Krankheiten und ihre Folgen gerichtetes Verhalten, zu berücksichtigen. Die Ergebnisse zeigen, daß die ausgewählten Inhalte der Selbsthilfe keineswegs alltäglich „trivial" sind oder zum „selbstverständlichen" Erfahrungshorizont der Bevölkerung gehören. Im Hinblick auf die 10 Items zur präventiven Selbsthilfe läßt sich zunächst feststellen, daß 87% der Befragten die Hälfte der Items oder weniger angekreuzt haben; in nur 13% der befragten Haushalte wurden also mehr als die Hälfte dieser 10 aufgeführten Aktivitäten schon einmal durchgeführt. Besonders häufig erwähnt wurden: gezielte Maßnahmen zur Verhütung von Unfällen im Haushalt (52%); gezielte Einführung besonderer Ernährungs- und Eßgewohnheiten (50%) und im Haushalt durchgeführte Selbstuntersuchungen (43%). Besonders selten genannt wurden die folgenden präventiven Aktivitäten: Einführung *besonderer* hygienischer Maßnahmen zur Vermeidung spezifischer Krankheiten (21%); im Haushalt durchgeführte Kontrollen zentraler Körperfunktionen (26%) und gegenseitige emotionale Hilfestellung und Unterstützung (31%).

Im Hinblick auf die *krankheitsbezogenen* Selbsthilfeaktivitäten sind erwartungsgemäß die Erfahrungen der Bevölkerung – z. T. wegen mangelnder Anlässe – noch sporadischer verteilt als dies für den Präventionsbereich gilt. So zeigt sich zum Beispiel, daß 94% der Befragten nur die Hälfte der Items oder sogar weniger ankreuzen; also nur in 6% der bundesdeutschen Haushalte mehr als die Hälfte dieser Aktivitäten schon realisiert wurden. Besonders häufig liegen Erfahrungen mit folgenden krankheitsbezogenen Selbsthilfeaktivitäten vor: Besuche von kranken Haushaltsangehörigen im Krankenhaus (61%); nichtmedikamentöse Selbstbehandlung (57%) und besondere emotionale Zuwendung und Verständnis für die im Haushalt erkrankten Personen (49%). Besonders selten werden dagegen angegeben: Beten, daß die Krankheit vorübergeht (27%); einschneidende Veränderungen von Lebensgewohnheiten, um die Genesung zu beschleunigen (19%) und zukunftssichernde Maßnahmen für Kranke und Behinderte zu ergreifen (8%).

Gesundheitsselbsthilfe als arbeitsteiliger Prozeß innerhalb und außerhalb des Haushalts

Die Ergebnisse der Tagebuchanalyse haben bereits deutlich gemacht, daß neben der *individuellen* Selbsthilfe bei einem Großteil der gesundheitsbezogenen aber auch der krankheitsbewältigenden Aktivitäten andere Personen, insbesondere aus dem Haushalt bzw. aus der Familie beteiligt sind. Die Leistungsfähigkeit und Handlungsmöglichkeiten in der alltäglichen Gesundheitsselbsthilfe sind also *nicht* nur Folge individueller Handlungsfähigkeit und Handlungsbereitschaft, sondern auch Folge der Unterstützungsmöglichkeit, die man durch andere Personen aus dem näheren oder weiteren sozialen Kooperationszusammenhang gewinnen kann. Möglichkeiten der Gesundheitsselbsthilfe lassen sich also nicht ausreichend durch die *individuellen* Kompetenzen definieren. Diese Überlegungen führten zu entsprechenden Fragen bei dem schriftlichen Interview aller Haushaltsmitglieder (n = 3712).

Betrachtet man also die Erfahrungen im Hinblick auf die *individuelle* Problembewältigung (Hilfe für sich selbst) und im Hinblick auf die Herbeiziehung von Hilfen aus den primären Bezugsgruppen, so zeigt sich, daß die Aktivierung von Unterstützung, um mit eigenen Krankheits- und Gesundheitsproblemen fertigzuwerden, zu den kulturellen Selbstverständlichkeiten in der Bundesrepublik Deutschland gehört. Nur 8% der befragten Personen sagen aus, daß sie bisher keine der in der Frage aufgeführten Unterstützungsleistungen für sich in Anspruch genommen haben. Dagegen haben 92% der Bevölkerung zumindest in der einen oder anderen Hinsicht schon einmal individuelle oder interpersonale Selbsthilfe zur Gesunderhaltung oder Krankheitsbewältigung aktiviert. Allerdings geschieht dies in qualitativ recht unterschiedlicher Weise, je nachdem, welche Personengruppe (mit welcher sozialen Distanz) beteiligt wird:

- Ich helfe mir selbst, indem ich Maßnahmen ergreife, die mir helfen, gesund zu werden; z.B. Einnahme von Medikamenten oder Veränderung von Lebensgewohnheiten oder häufige Bettruhe usw.: 26% haben dies sehr häufig gemacht, 51% haben dies gelegentlich schon gemacht.
- Ich hole mir Informationen und Rat von Familien- bzw. Haushaltsmitgliedern: 16% haben dies schon sehr häufig gemacht, 47% haben dies gelegentlich schon gemacht.
- Ich lasse mich von Familienmitgliedern durch *praktische* Hilfen unterstützen, z.B. Verbandswechsel oder Hilfestellung beim Waschen oder Anziehen usw.: 12% haben dies schon sehr häufig gemacht, 37% haben dies gelegentlich schon gemacht.
- Ich frage Freunde und Bekannte, wie sie meine Gesundheitssituation beurteilen und was ich am

besten tun soll: 3% haben dies schon sehr häufig gemacht, 23% haben dies gelegentlich schon gemacht.
- Ich bitte Nachbarn um Unterstützung bei der gesundheitsbezogenen Lebensbewältigung: 1% hat dies schon sehr häufig gemacht, 8% haben dies gelegentlich schon gemacht.
- Ich bitte Arbeitskollegen um besondere Unterstützung am Arbeitsplatz: 1% haben dies sehr häufig gemacht, 8% haben dies schon gelegentlich gemacht.
- Ich nehme an einer Selbsthilfegruppe teil, wo ich Leute treffe, die die gleichen Schwierigkeiten und Beschwerden haben wie ich: 1% hat dies schon sehr häufig gemacht, 2% haben dies gelegentlich schon gemacht.

Diese Ergebnisse zeigen (in Übereinstimmung mit anderen Untersuchungen auch aus anderen Ländern), daß man von einer *sozialen Selektivität* der Nutzung von gesundheitsbezogenen und krankheitsbezogenen Unterstützungsleistungen im Alltag sprechen kann. In der Grundtendenz kann man davon ausgehen, daß um so häufiger und intensiver Hilfeleistungen angeboten und auch in Anspruch genommen werden, je geringer die soziale Distanz zu diesen Personen ist. Dabei zeigt sich ganz deutlich die Tendenz, Gesundheits- und Krankheitsprobleme entweder für sich selbst oder im Rahmen des Haushaltes bzw. der Familie im engeren Sinne zu „bearbeiten".

Anhand der vorliegenden Ergebnisse läßt sich auch zeigen, daß Haushaltsmitglieder und auch Verwandte (nur in Ausnahmefällen auch gute Freunde und Bekannte) als *funktional unspezifische* Helfer in Gesundheits- und Krankheitsbelangen angesehen werden können; demgegenüber werden die haushaltsexternen und nichtverwandten Bezugspersonen eher anlaß- und aufgabenspezifisch um Hilfe gebeten. Folgende Schwerpunkte der Mitwirkung lassen sich für verschiedene Bezugsgruppen beschreiben:

- für Freunde und Bekannte sind gemeinsame Freizeitaktivitäten, die der Gesundheit dienen, das dominanteste Unterstützungselement;
- für Verwandte sind es Maßnahmen zur Krankheitsfrüherkennung und praktische Hilfen bei der Krankheitsbewältigung sowie bei der alltagsbezogenen Entlastung kranker Haushaltsmitglieder (Hausarbeiten u. ä.);
- für Nachbarn spielt die situativ benötigte praktische Hilfeleistung im Krankheitsfall (akute Erkrankungen; Unfallverletzungen; Krankenhaustransport u. ä.) eine dominante Rolle.

Nachdem festgestellt wurde, daß neben der individuellen Selbsthilfe die Unterstützung durch Haushalts- bzw. Familienangehörige (in universeller Form) zu den bedeutendsten Leistungen der alltäglichen Gesundheitsarbeit gehören, ist die Frage von Bedeutung, wie die diesbezüglichen Aufgaben im Alltag tatsächlich verteilt werden. Hier läßt sich zunächst wieder anknüpfen an die Frage nach den Unterstützungspräferenzen, die sich etwa auf haushaltsangehörige Personen beziehen. Dabei wird - wie schon bei der Tagebuchanalyse - deutlich, daß die Frauen eindeutig die Hauptlast der alltäglichen Gesundheitsselbsthilfe tragen. In einigen soziometrischen Fragen konnte auch zwischen den Haushaltsmitgliedern differenziert werden. Die Antworten bei der Frage nach der gewünschten Informationsunterstützung zeigen, daß die Mütter und Ehefrauen mit 64% der „ersten Wahlen", d.h. als vorrangig präferierte Helferinnen, eine ganz dominierende Rolle als gesundheits- und krankheitsbezogene Ratgeber anderer Haushaltspersonen spielen. Die Väter bzw. Ehemänner erhalten nur 21% der ersten Wahlen, die hauptsächlich durch die

Wahlentscheidungen der Ehefrauen zustandekommen, da diese ganz überwiegend ihren (männlichen) Ehepartner als wichtigste Hilfeperson ansprechen. Alle anderen Personen werden erheblich seltener „gewählt": Sohn 2%, Tochter 2%; alle anderen unter 1%. Ein sehr ähnliches Bild ergibt sich auch dann, wenn nicht nach Informationen über eine gesunde Lebensführung gefragt wird, sondern wenn es um praktische, tatkräftige Hilfe geht, die von anderen zu erbitten ist. Auch hier spielt die Mutter bzw. Ehefrau (mit 62%) die dominante Rolle.

Schwierigkeiten bei der Ausweitung alltäglicher Gesundheitsselbsthilfe

Mit den zuletzt beschriebenen Ergebnissen sollte deutlich gemacht werden, daß die Frage der Arbeitsteilung und der Kooperation in der Gesundheitsselbsthilfe ein wichtiges Analysethema und ein zentrales praktisches Gestaltungsproblem für die Haushaltsebene darstellt. Angesichts der Tatsache, daß außerhalb dieses mikrosozialen Bezugsrahmens vergleichsweise wenig Unterstützungsleistungen ausgetauscht werden, ist mit Blick auf generelle Mängel oder die beschriebenen einseitigen Belastungen der Frauen eine Reorganisation alltäglicher Gesundheitsselbsthilfe auf dieser Ebene erforderlich. Anknüpfungspunkte für eine Umverteilung zwischen Haushaltsmitgliedern und eine weitere Aktivierung anderer primärer Gruppen sind – wie die Ergebnisse zeigen – durchaus vorhanden.

Eine entsprechende Erweiterung und/oder Reorganisation von Gesundheitsarbeit im Haushalt stößt aber nicht nur an die Grenze schon vorhandener Belastungen, sondern in bestimmtem Umfang auch an die Grenzen *dezidierter Ablehnung* von Selbsthilfeaktivitäten. Bei der Erfassung der Selbsthilfeerfahrungen der Bevölkerung war für die Befragten auch die Möglichkeit gegeben darauf hinzuweisen, daß sie einzelne Formen von alltäglicher Selbsthilfe *nicht* aktivieren können oder aktivieren wollen: bei der individuellen Selbsthilfe sind es 6% „Ablehner"; Informationen und Rat von Familienangehörigen holen sich 15% *nicht;* von Haushaltsmitgliedern praktisch unterstützen lassen sich 14% der Befragten grundsätzlich nicht. Bei der Frage nach Hilfen von außerhalb des Haushalts werden die Ablehnungsquoten drastisch höher: bei Freunden und Bekannten 42%, bei Nachbarn 59%, bei Arbeitskollegen 59% und bei Selbsthilfegruppen 61%. Gleichwohl ist bei den zuletzt genannten Bezugsgruppen auch noch ein relativ großer Anteil der Befragten bereit, sich auf einen Austausch von Hilfeleistungen einzulassen; dieser Anteil beträgt etwa 30% der Befragten. Insofern kann man davon sprechen, daß eine grundsätzliche Möglichkeit der Ausweitung gegenseitiger Hilfeleistungen darin besteht, diese Gruppen – wie Freunde, Nachbarn, Arbeitskollegen, Selbsthilfegruppen – stärker als bisher in konkreten Situationen als Helfer einzubeziehen.

Damit sind wir abschließend bei der Betrachtung des *Gesamtbestandes* an Anforderungen, Aktivitäten und Hilfemöglichkeiten. Bilanziert man über alle Haushalte hinweg und beachtet man dabei nicht die konkreten Detailschwierigkeiten bei dem Verknüpfen konkreter Hilfeanforderungen und konkreter Hilfsbereitschaft, so kann man von potentiellen Entlastungsmöglichkeiten *außerhalb* des Haushaltes sprechen: Ein bisher nicht ausgeschöpftes Hilfepotential besteht v.a. gegenüber Nachbarn, Arbeitskollegen und Selbsthilfegruppen. Hier wäre eine Umverteilung von Aufgaben und Belastungen möglich. Dabei ist besonders beachtenswert, daß

bei einem solch globalen quantitativen Vergleich ein „Überhang" an Hilfsbereitschaft gegenüber der Bereitschaft zur Nutzung von Gesundheitsselbsthilfe besteht.
Mit anderen Worten: Es gibt mehr Personen dieser Gesellschaft, die sich dazu bereit erklären würden, verschiedene Personen oder Gruppen bei der Gesundheitsarbeit zu unterstützen als es Personen gibt, die ihrerseits solche Hilfe annehmen würden. Man kann kaum annehmen, daß der Grund für diese Differenz aus dem
Prinzip „Geben ist seliger denn nehmen" erklärt werden kann. Es ist statt dessen
notwendig, die beobachtbare *„Unfähigkeit, sich helfen zu lassen"* ebenso in die detaillierten Analysen einzubeziehen wie den *Mangel,* in bestimmten Situationen oder
unter bestimmten strukturellen Rahmenbedingungen auf soziale Unterstützung in
der Gesundheitsselbsthilfe nicht zurückgreifen zu können.

Gesundheitsselbsthilfe in Gruppen: Effektivität und Wirkungen krankheitsbezogener Selbsthilfegruppen

A. Trojan

Eine Fragestellung des Hamburger Projekts über „Gesundheitsselbsthilfegruppen" lautete: Wie „effektiv" sind Selbsthilfegruppen, welche Wirkungen haben sie?

Hierzu empirisch fundiert etwas auszusagen, ist deswegen wichtig, weil in der aktuellen sozialpolitischen Diskussion oft unrealistische Hoffnungen und unbegründete Ängste, teilweise auch mythische Verklärungen immer noch stark überwiegen gegenüber nüchterner Einschätzung der Bedeutung von Selbsthilfegruppen für die Gesundheitsversorgung. In diesem Beitrag möchte ich 2 Fragen beantworten:

1. Welche Ziele werden in Selbsthilfegruppen erreicht?
2. Welche Wirkungen haben Selbsthilfegruppen?

Beides sind Fragen nach dem Erfolg der Arbeit von und in Selbsthilfegruppen und basieren auf einer Befragung von 232 Mitgliedern aus 60 verschiedenen krankheitsbezogenen Selbsthilfegruppen[1].

Welche Ziele werden in Selbsthilfegruppen erreicht?

Die „Effektivität" einer Institution oder Organisation wird daran gemessen, ob sie ihre Ziele erreicht. Für Selbsthilfegruppen gibt es unseres Wissens bisher keinerlei allgemeine Effektivitätsstudien, sondern nur Fallberichte von einzelnen Personen oder Gruppen. Dies ist nicht gar so erstaunlich, wenn man sich die Probleme bei der Beantwortung entsprechender Fragen vor Augen führt:

- Die Ziele verschiedener Gruppen unterscheiden sich ganz erheblich voneinander;
- es gibt meistens keine ausdrücklich festgelegten Gruppenziele, sondern nur – wiederum von Person zu Person unterschiedliche – Ziele einzelner Gruppenmitglieder;
  es gibt unbewußte Ziele;
- die Ziele der Mitglieder und der Gruppe verändern sich im Zeitverlauf;
- Ziele werden meist nicht voll und ganz, sondern nur zu einem bestimmten Grad erreicht;

---

[1] Ausführlicher: Trojan [9]. Weitere Ergebnisse unserer Studien – insbesondere der qualitativen Studien finden sich in [3, 4, 6].

- Ziele sind unterschiedlich schwer zu erreichen usw.

Der Medizinsoziologe Manfred Pflanz (1979) hat wegen all dieser Schwierigkeiten halb resignativ, halb weise die Grenzen der wissenschaftlichen Forschung über die Effektivität von Selbsthilfegruppen benannt:

„Trotz vieler Systematisierungsversuche und vieler Forschungsansätze ... gelingt es nicht, dieses Gebiet mit einer analytischen Betrachtungsweise zu erfassen. Vielleicht beruht dies darauf, daß man die Selbsthilfegruppen nicht mit medizinsoziologischen oder epidemiologischen Effektivitätskriterien messen kann, vielleicht auch weil sie einen Sinn zu erfüllen versuchen, der sich wissenschaftlichen Kriterien entzieht, nämlich die Befreiung von gesellschaftlichen Zwängen, um zu sich selbst zu finden."

Trotz dieser m.E. richtigen Einschätzung haben wir uns an die Frage herangetraut. Die Ergebnisse stellen allerdings eine starke Vergröberung und Einschränkung dessen dar, was in den Selbsthilfegruppen und durch sie tatsächlich geschieht.

Die erhobenen Ziele haben wir aus qualitativen Studien gewonnen. In Tabelle 1 geben wir sie - nach ihrer Reichweite geordnet - wieder. Es versteht sich von selbst, daß Ziele in der Regel um so schwerer zu erreichen sind, je weitreichender sie sind, z.B. ist es leichter, Menschen zu finden, mit denen man reden kann, als Institutionen zu verändern.

Es besteht außerdem die Möglichkeit, daß teilweise zu positive Antworten gegeben wurden. Ein anderer methodischer Ansatz, der sich nicht auf die subjektiven Angaben der Betroffenen verläßt, konnte von uns jedoch nicht ermöglicht werden.

Tabelle 1. Ziele und Zielerreichung der Mitglieder von krankheitsbezogenen Selbsthilfegruppen (n = 232). (Die Angaben beziehen sich auf den Zeitpunkt der Befragung)

| | Ziele geringerer Reichweite | Häufigkeit der Nennung [%] | Verwirklichung | | |
			Gelingt [%]	Gelingt teilweise [%]	insgesamt [%]
Innenorientiert	Unterstützung anderer Mitglieder	95	37	61	98
	Informationsaneignung über Krankheit	87	71	26	97
	Menschen zum reden finden	84	82	17	99
	Selbständiger Umgang mit Krankheit	80	64	34	98
	Gemeinsame Freizeit	54	61	32	93
	Ziele mittlerer Reichweite				
Außenorientiert	Einstellungsänderung bei Betroffenen	84	28	64	92
	Interessenvertretung für Betroffene	72	32	59	91
	Einstellungsänderung im Umfeld (Familie etc.)	61	25	67	92
	Ziele großer Reichweite				
	Institutionen verändern	68	12	61	73
	Einstellungsänderung bei Professionellen	63	19	56	75

Zusammenfassende Beurteilung der Ergebnisse in Tabelle 1

Die aus qualitativen Studien gewonnenen Ziele erwiesen sich auch quantitativ tatsächlich als bedeutsam: Die innenorientierten Ziele (d. h. geringer Reichweite) werden von 80 bis 95% der Befragten angestrebt (einzige Ausnahme: Freizeitgestaltung mit 54%); die außenorientierten Ziele (d. h. mittlerer und großer Reichweite) werden nur geringfügig seltener angestrebt, nämlich jeweils von 60 bis 80%.

Je weitreichender die Ziele sind, desto häufiger wird nur teilweises Erreichen angegeben. Insgesamt gelingt die zumindest teilweise Verwirklichung der Ziele geringer und mittlerer Reichweite zu über 90%, bei Zielen großer Reichweite zu ca. 75%. Die Teilnehmer von Selbsthilfegruppen können ihre selbstgesetzten Ziele also in sehr hohem Maße verwirklichen.

Ein weiteres auffälliges Ergebnis: Außenorientierte Ziele entstanden bei zwischen einem Drittel und der Hälfte der Befragten erst durch die Selbsthilfegruppe. Dieses Ergebnis einer sozialen Aktivierung und weitere Wirkungen der Selbsthilfegruppen werden im folgenden Abschnitt angesprochen.

Welche Wirkungen haben Selbsthilfegruppen?

Es gibt inzwischen vielfältige Belege, daß Selbsthilfegruppen erfolgreich sind, in dem Sinn, daß sich die Teilnehmer zufrieden oder sogar begeistert über ihre Gruppenarbeit äußern (vgl. z.B. Deimer/Jaufmann 1983, S.77, Wieltschnig 1983, S.155ff.). Was aber bewirken Selbsthilfegruppen?

Unsere Durchsicht der Literatur zu dieser Frage kommt zu demselben Ergebnis wie Kickbusch und Hatch (1983, S.194/95) in ihrem kürzlich erschienenen internationalen Übersichtsbuch zu „Self-help and Health in Europe": Es gibt so gut wie gar keine Ergebnisse über größere Zahlen von Teilnehmern aus *unterschiedlichen* Gruppen; die Untersuchungen berücksichtigen zu selten, daß Selbsthilfe ein medizinisches *und* soziales Phänomen ist. Auch Lieberman und Borman (1979) können über Wirkungen und Effektivität von einzelnen Selbsthilfegruppen nur sehr begrenzt Nachweise ihrer Wirksamkeit liefern. In einem einleitenden Abschnitt über die Probleme der Evaluationsforschung raten Lieberman und Bond (S.340) aufgrund ihrer Erfahrungen davon ab, einfach die Methoden der Psychotherapieforschung auch bei Selbsthilfegruppen zu verwenden; vielmehr sollten auch Faktoren konzeptualisiert werden, die sonst keine Beachtung finden.

Die Vielzahl der Fragen, die wir – ohne sie vorher in ihrer jeweiligen Bedeutung einschätzen zu können – gestellt hatten, haben wir auf bestimmte Erfolgsdimensionen zusammengefaßt.

Tabelle 2 faßt die im folgenden kurz zu besprechenden Wirkungen auf den genannten Dimensionen zusammen.

Krankheit besser bewältigen

80% der Befragten spüren mindestens in einem von 9 Merkmalen des gesundheitlichen Befindens eine Verbesserung. Im Durchschnitt wird bei mehr als einem Drittel (35%) der gesundheitlichen Probleme, die jemand hat, eine Besserung durch die Arbeit in der Selbsthilfegruppe erlebt. Die positivsten Veränderungen zeigen sich erwartungsgemäß im psychosozialen Bereich: 70% nennen eine Verringerung

Tabelle 2. Wirkungen von Selbsthilfegruppen

Wirkungen	Positive Wirkung hinsichtlich mindestens 1 item [%]
1. *Wirkungen auf krankheitsbedingte Belastungen des einzelnen Gruppenteilnehmers*	
– Positive Wirkungen auf Gesundheit	80
– Allgemeine Kompetenzerweiterung	78
– Allgemeine soziale Aktivierung	85
2. *Wirkungen auf die Beziehung zu Familie und Freunden*	
– Verbesserung der Partnerbeziehung	42
– Verbesserung der primären Netzwerke (Haushalt, Familie, Freunde, Nachbarn usw.)	49
3. *Wirkungen auf den Umgang mit professioneller Versorgung*	
– Kompetenzerweiterung bezüglich professioneller Versorgung	91
– Soziale Aktivierung bezüglich des professionellen Versorgungssystems	87

seelischer Belastungen, weniger Angst vor Krisen und andere positive Auswirkungen.

Die Fragen waren jeweils so gestellt, daß auch *Verschlechterungen* angekreuzt werden konnten. Dies kam jedoch entweder gar nicht vor oder bei nur maximal 3%. Am häufigsten wurde die Angst vor Krankheitskrisen durch die Selbsthilfegruppe vergrößert. Dies wurde jedoch auch nur von 4% genannt, obwohl es durchaus verständlich gewesen wäre, wenn durch negative Krankheitsverläufe andere Gruppenmitglieder in stärkerem Maße Ängste geweckt worden wären. Diese Ergebnisse widerlegen die häufig von Professionellen geäußerten Ängste, daß die „Gesellschaft anderer Kranker" und „das viele Reden über Krankheit" die psychischen Belastungen der Teilnehmer an Selbsthilfegruppen eher vergrößern als verringern.

Leben lernen

Der enge inhaltliche Zusammenhang von verbessertem psychischen Wohlbefinden sowie neuerworbenen Fähigkeiten *(Kompetenzerweiterung)* und einer aktiveren Lebensführung *(soziale Aktivierung)* liegt auf der Hand. *Kompetenzerweiterung* und *soziale Aktivierung* sind m. E. die bedeutsamsten Dimensionen für die *Messung* einer neuen *Lebensqualität.* So wie der Übergang von *gesund* zu *krank* ein fließender ist und keine feste Grenze hat, ist auch der Übergang von „Krankheit bewältigen" zu *Leben (neu) lernen* ein fließender.

Leben lernen in der Selbsthilfegruppe meint vor allem, daß dort lebenspraktische Fähigkeiten *(Kompetenzen)* erworben und neue Aktivitäten *in Angriff genommen* werden.

Krankheiten bewältigen bezog sich auf die *defensiven* Leistungen der Selbsthilfegruppen; *Leben lernen* in Form von Kompetenzerweiterungen und neuen sozialen Aktivitäten charakterisiert die *offensiven* Leistungen von Selbsthilfegruppen. Mindestens eine Angabe erweiterter Kompetenzen machten mehr als ¼ (78%) der Teilnehmer, mindestens einen Hinweis auf eine stärkere soziale Aktivierung nannten 85% der Befragten (bei jeweils 5 Items).

Beziehungen verbessern

Auch die beste Selbsthilfegruppe kann selten die sog. primären Netzwerke, d. h. die unmittelbaren Beziehungsnetze eines Menschen ersetzen. Zum primären Netzwerk gehören: Partner/in, Kinder, Eltern, nächste Angehörige, enge Freunde/Nachbarn/ggf. Arbeitskollegen.

Verbesserte Beziehungen zu Partner, Familie, Haushaltsmitgliedern und Freunden (im sog. primären Netzwerk) entstehen jeweils bei einem knappen Viertel der Befragten. Verbesserungen zumindest in Einzelaspekten werden sogar von knapp der Hälfte der Befragten angegeben. Selbsthilfegruppen verschlechtern in der Regel nicht die nahen persönlichen Beziehungen, aber sie ersetzen sie auch nicht.

Die Selbsthilfegruppen können am besten als zusätzliches Element des primären Netzwerks aufgefaßt werden, das in vielen Fällen positive Rückwirkungen auf die Qualität anderer – zumeist familiärer – Beziehungen hat.

Fachwissen erwerben

Die Arbeit in Selbsthilfegruppen bewirkt wesentliche Veränderungen hinsichtlich der professionellen bzw. sozialstaatlichen Versorgung, die unter den folgenden Stichworten besprochen werden: „Fachwissen erwerben", „eigene Interessen aktiv vertreten" und „professionelle Dienste sinnvoll nutzen".

Zu diesen Wirkungen muß allerdings etwas Grundsätzliches ergänzend hervorgehoben werden: Die Selbsthilfegruppen machen fast nie die zusätzliche Behandlung durch Professionelle überflüssig. Erst auf diesem Hintergrund wird die große Bedeutung eines veränderten Umgangs mit professioneller Versorgung verständlich.

Über 90% aller Befragten geben mindestens eine Kompetenzerweiterung, d. h. Informationszugewinn oder die gezieltere Nutzung von Mitteln und Diensten an. Die durchschnittliche Kompetenzerweiterung ist – wie zu erwarten – am höchsten bei den Angehörigengruppen, die sich mit dem professionellen System am meisten auseinandersetzen.

Eigene Interessen aktiv vertreten

Als Anzeichen einer „sozialen Aktivierung" hinsichtlich der professionellen Versorgung im Sinne einer direkteren und mutigeren Vertretung eigener Interessen haben wir Antworten auf 11 verschiedene Fragen angesehen. Die Fragen bezogen sich v. a. darauf, ob in Selbsthilfegruppen gewonnene Informationen auch angewendet wurden, ob der Umgang mit dem professionellen System selbstbewußter wurde und ob neue Ziele angegangen wurden.

Mindestens einzelne Anzeichen einer sozialen Aktivierung in bezug auf die professionelle Versorgung finden sich bei 87% der Teilnehmer an krankheitsbezogenen Selbsthilfegruppen. Besonders häufig und stark ausgeprägt ist die soziale Aktivierung in Angehörigengruppen. Die aktive Vertretung eigener Interessen wird von fast allen Befragten gewünscht und ansatzweise auch schon praktiziert.

Professionelle Dienste sinnvoll nutzen

An gesundheitlichen Versorgungsdiensten wurden im Jahre 1982 v.a. in Anspruch genommen: Fachärzte (von 69%), praktische Ärzte (von 51%), Krankenhaus (von 39%), Psychologen/Psychotherapeuten (von 29%), Apotheker (von 26%), Gesundheitsamt (von 19%), Sozialstationen (von 6%) und „sonstige Dienste", d.h. Beratungsstellen, Wohlfahrtseinrichtungen, ambulante Dienste u.ä. (von 16%). Laienhelfer wurden von 14% und Priester/Geistliche von 9% genannt. Heilpraktiker (11%) und andere „Heiler" (2%) spielten keine herausragende Rolle.

Eine Änderung des Nutzungsverhaltens *durch die Selbsthilfegruppe* bestätigen insgesamt, bezogen auf *alle abgefragten Versorgungsdienste,* nur ca. 40% der Mitglieder (die meisten Angaben entfallen auf Fachärzte: 22%). Eine differenzierte Auswertung nach einzelnen Versorgungsdiensten ist durch wechselnde und z.T. sehr geringe Nennungshäufigkeiten erschwert und nur mit Vorbehalt möglich.

Eindeutig ist jedoch die allgemeine Richtung der Veränderungen: Es werden *mehr* und nicht weniger Dienste in Anspruch genommen, und zwar v.a. die Psychologen/Psychotherapeuten, sozialen Dienste und Fachärzte (mengenmäßige Zunahme zumindest eines professionellen Dienstes bei 21% aller Befragten, Abnahme nur bei 7%).

Schließlich kommt in vorliegenden Angaben deutlicher noch als die Tendenz quantitativer Zunahme die schon erwähnte „gezieltere" Nutzung der genannten und weiterer Versorgungsmöglichkeiten zum Ausdruck. Eine Veränderung des Medikamentenverbrauchs durch die Selbsthilfegruppe ergab sich nur bei 18% aller Befragten (am häufigsten in den Angehörigengruppen: 29%). ¾ von ihnen *verringerten* den Medikamentenkonsum. Dafür *erhöhten* ¾ derjenigen, die den Gebrauch von Heilmitteln veränderten (16%), ihren diesbezüglichen Konsum. Angesichts der geringen Zahlen derer, die ihre Nutzungsgewohnheiten änderten, wären in diesem Punkt intensivere Untersuchungen für definitive Aussagen nötig. Es besteht jedoch eine eindeutige Tendenz, statt Medikamenten häufiger Heilmittel (Bäder, Massagen, Gymnastik u.ä.) zu nehmen.

Zusammengefaßt: Die Ergebnisse über die veränderte Nutzung von Diensten lassen sich am schwersten bewerten. (Eine „Begutachtung" jeden einzelnen Falles durch medizinische Sachverständige war uns vom Aufwand her nicht möglich und hätte ebenfalls zu erheblichen methodischen Problemen geführt.)

Trotzdem geht aus den Ergebnissen hervor, daß die veränderte Nutzung i.allg. gleichbedeutend mit gezielterer und sinnvollerer Nutzung ist. Eine verringerte Nutzung läßt sich kaum feststellen. Häufiger wird eine stärkere Inanspruchnahme von Diensten durch die Arbeit in der Selbsthilfegruppe angegeben.

Dem entspricht auch der in einer Einstellungsfrage geäußerte Wunsch von 71% der Befragten nach einer Ausdehnung der professionellen Dienste für den Bereich ihrer jeweiligen Krankheit; nur 3% meinten, die professionelle Versorgung solle eingeschränkt werden.

Zusammenfassung

Die Befragung von 232 Teilnehmern in 60 krankheitsbezogenen Selbsthilfegruppen hat ergeben, daß fast alle in vielerlei Hinsicht positive Veränderungen erlebten. Erfolge ließen sich v. a. hinsichtlich der Verbesserung folgender Fähigkeiten feststellen:

- Krankheit bewältigen,– Leben lernen („Kompetenzerweiterung und soziale Aktivierung"),
- Beziehungen verbessern,
- Fachwissen erwerben,
- eigene Interessen aktiv vertreten,
- professionelle Dienste sinnvoll nutzen.

Plakativer zusammengefaßt: Selbsthilfegruppen haben emanzipative Wirkungen; sie dienen der Befreiung aus Fesseln krankheitsbedingter Belastungen, aus Passivität, Unwissen, unbefriedigenden Beziehungen und v. a. aus professioneller und bürokratischer Bevormundung. Es wird zu Recht von einer „Selbsthilfebewegung" gesprochen, weil Selbsthilfegruppen in starkem Maße sozial aktivieren. Mit anderen sozialen Bewegungen haben sie gemeinsam, daß sie Wünsche nach Mitsprache und Beteiligung nicht nur bündeln, sondern auch verstärken.

Negative Wirkungen wurden nur in Einzelfällen genannt und sind angesichts der Fülle positiver Wirkungen relativ bedeutungslos.

Literatur

1. Asam WH, Heck M (Hrsg) (1983) Soziale Selbsthilfegruppen in der BRD. Aktuelle Forschungsergebnisse und Situationsdiagnosen, Bd 7. München, Minerva
2. Deimer K, Jaufmann D (1983) Soziale Selbsthilfegruppen, Bestandserfassung und Potentialabschätzungen in unterschiedlich strukturierten Raumeinheiten. In: Asam WH, Heck M (Hrsg) Soziale Selbsthilfegruppen in der BRD. München, S 68–94 Minerva
3. Dobler M, Enkerts V, Kranich C, Trojan A (Hrsg) Wünsche – Wissen – Widerstand. Selbsthilfegruppen diskutieren mit Professionellen und Politikern. (zu bestellen bei: S. G. e. V. c/o Kiss, Gaußstraße 21, 2 Hamburg 50, DM 7,– im Eigenverlag)
4. Ferber C von, Badura B (Hrsg) (1983) Laienpotential, Patientenaktivierung und Gesundheitsselbsthilfe. München, Oldenbourg
5. Hatch S, Kickbusch I (1983) Self-help and healthy in Europe. New approaches in health care. WHO, Copenhagen
6. Kickbusch I, Trojan A (Hrsg) (1981) Gemeinsam sind wir stärker! Selbsthilfegruppen und Gesundheit. Fischer, Frankfurt/M
7. Lieberman MA, Borman LD (eds) (1979) Self-help groups for coping with crisis. Jossey-Bass Publ., San Francisco
8. Pflanz M (1979) Medizinsoziologie. In: König R (Hrsg) Handbuch der empirischen Sozialforschung, Bd 14. Enke, Stuttgart
9. Trojan A (Hrsg) (im Druck) Wissen ist Macht – Selbsthilfegruppen als Befreiung aus der Expertokratie. Fischer, Frankfurt/M
10. Wieltschnig E (1983) Die Rolle von Selbsthilfegruppen von chronisch Kranken im Gesundheitswesen der Deutschen Schweiz. Arbeitsberichte aus dem Institut für Soziologie, Universität Bern

Förderung des Gesundheitsverhaltens in der Gemeinde

H. G. Abt

Der Gesundheitsbericht der Bundesregierung von 1971 hat die Gesundheitsvorsorge als einen Schwerpunkt der Gesundheitspolitik bestimmt und damit Erwartungen geweckt, daß neue Wege der Gesundheitssicherung beschritten würden ([5] S. 13 u. 73 ff.).

Unsere Untersuchung – an der O. Gieseke gleichermaßen beteiligt war – setzte 10 Jahre nach dieser Absichtserklärung ein und sollte den erreichten Stand der Gesundheitsvorsorge in einem wesentlichen Teilbereich des sozialen Lebens, in der Gemeinde, nachzeichnen und Möglichkeiten der Weiterentwicklung aufzeigen.

Die Ausgangsfrage der Untersuchung läßt sich folgendermaßen formulieren: Wie ist es um die Unterstützung bestellt, die die Bürger in der Gemeinde erhalten, um unter sich verändernden Lebens- und Arbeitsbedingungen eine gesundheitsgerechte Lebensweise zu praktizieren? Und als weitere wesentliche Leitfrage: Wie wird die Vermittlung zwischen professionellem Wissen und den Alltagserfahrungen der Bürger geleistet?

Wir gingen diesen Fragen mit einer Untersuchung in einer bestimmten Region (Kreis Mettmann) nach, indem wir ein breites Spektrum öffentlicher und öffentlich geförderter Institutionen und freier Zusammenschlüsse daraufhin überprüften, welche Angebote den Bürgern vor Ort zur Förderung des Gesundheitsverhaltens unterbreitet wurden, wie sie begründet und organisiert wurden, welche Gruppen sie erreichten und wie sich das Verhältnis der Träger untereinander und zu den Bürgern gestaltete.

Die untersuchten Träger reichten vom öffentlichen Gesundheitsdienst über Krankenkassen, Erziehungs- und Bildungseinrichtungen, Wohlfahrtsverbände bis hin zu Kirchengemeinden, Sportvereinen und anderen geselligen Zusammenschlüssen.

Gesundheitsvorsorge mit unterschiedlichem Selbstverständnis

Für das Verständnis der Ergebnisse ist v. a. wichtig zu wissen, daß die Angebote nicht einer irgendwie gearteten medizinischen Beurteilung unterzogen wurden. Dies hätte eine Vorauswahl bedeutet, die andere fachliche Verständnisse und Laienverständnisse von Gesundheitsvorsorge aus dem Untersuchungsrahmen ausgeschlossen hätte. Auf solche Vorstellungen und ihren organisatorischen Niederschlag richtete sich jedoch u. a. das Interesse.

Wir entschlossen uns daher, mit einem möglichst offenen Raster ins Untersuchungsfeld zu gehen. Dazu dienten uns 5 „Gesundheitsfunktionen", welche die im Vordergrund stehenden, durch den sozialen Wandel mitbedingten Gesundheitsgefährdungen abdecken sollten, denen man durch gemeindebezogene Gesundheitsvorsorge begegnen kann:

Gesundheitsfunktionen (Dimensionen der Förderung des Gesundheitsverhaltens):
1. Bewegung,
2. Ernährung,
3. Umgang mit psychosozialen Problemen:
   3.1 Umgang mit Suchtmitteln,
   3.2 Umgang mit Streß,
   3.3 Bewältigung bestimmter belastender Lebenssituationen.

Alle Angebote, die sich unter diese Gesundheitsfunktionen subsumieren ließen, wurden erfaßt (Ausnahmen: Leistungs- und Wettkampfsport, Krisenintervention, Therapie).

Angebotsstruktur in der gemeindebezogenen Gesundheitsvorsorge

Auffallend an den Ergebnissen unserer Angebotserhebung ist der geringe Anteil, den die Institutionen der Gesundheitsversorgung an den Bemühungen um die Förderung des Gesundheitsverhaltens der Bevölkerung haben. (Die Krankheitsfrüherkennung wurde in diesem Rahmen nicht untersucht, weil wir uns in stärkerem Maße für die Möglichkeiten der primären Prävention interessierten.)

Der Öffentliche Gesundheitsdienst beschränkt sich der sozialhygienischen Tradition gemäß auf Reihenuntersuchungen, Einzelvorträge und Broschüren.

Daß sich unter den aktiven Trägern auch eine Krankenkasse (AOK für den

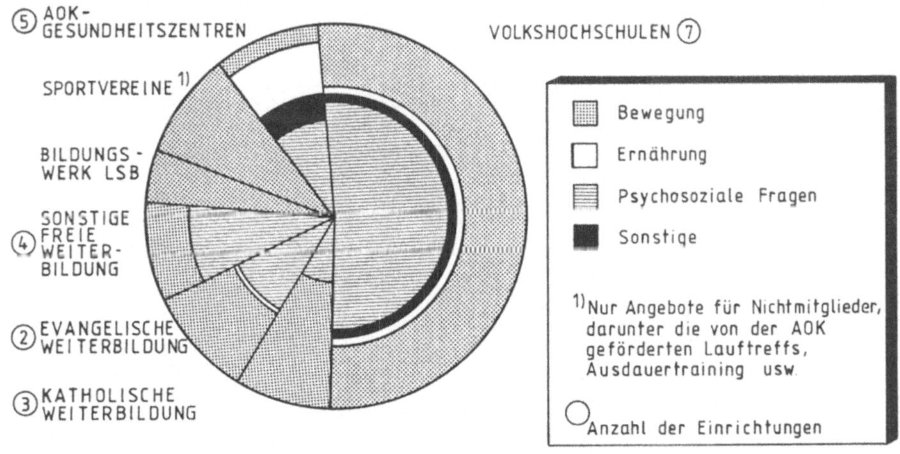

Abb. 1. Gesundheitsvorsorgeangebote in der Gemeinde. Veranstaltungen verschiedener Träger im Kreis Mettmann 1981 [n = 840]

Kreis Mettmann) befindet, ist eine Ausnahme. Das Engagement dieser Ortskrankenkasse besitzt zum größten Teil Modellcharakter [1].

Gemessen am Umfang können die Weiterbildungseinrichtungen das größte Kontingent für sich verbuchen (Abb. 1). Sie tragen ¾ aller Veranstaltungen, die öffentlich zugänglich sind.

Darüber hinaus – aber hier auch nicht dargestellt – finden sich noch einige Versuche von sozialen Diensten, im Rahmen ihrer Beratungstätigkeit zu Einzelaspekten vorbeugende Arbeit zu leisten.

Wer sich daher heute Gedanken über die Weiterentwicklung der Gesundheitsvorsorge machen will, ist auf eine Zusammenarbeit mit vielen Trägern außerhalb des Gesundheitswesens angewiesen. Mit welchen Fragen er in einem solchen Fall konfrontiert wird, und welche sich generell bezüglich der Organisation solcher Angebote stellen, soll nun exemplarisch am Beispiel der Weiterbildungsträger gezeigt werden, die in allen Städten des Kreises präsent sind.

Gesundheitsvorsorge in der Weiterbildung

Rechtliche Grundlagen der Gesundheitsvorsorge in der Weiterbildung

Im Kreis Mettmann arbeiten 7 Volkshochschulen und 10 freie Weiterbildungswerke auf der Grundlage des 1. Weiterbildungsgesetzes für Nordrhein-Westfalen (1974) für die Gesundheitsförderung. Dieses Gesetz nimmt keinen unmittelbaren Bezug auf die Gesundheitsvorsorge. Es definiert die Aufgaben der Weiterbildung jedoch so offen, daß sich die Gesundheitsvorsorge mehrfach legitimieren kann:

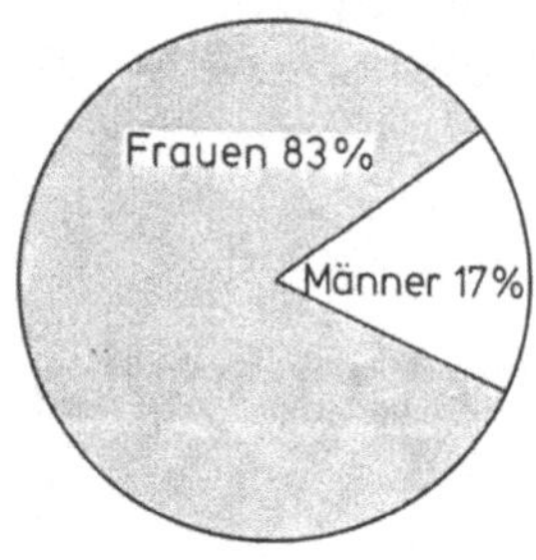

Abb. 2. Gesundheitsvorsorgeangebote der Volkshochschulen. Teilnehmer nach Geschlecht. (Kreis Mettmann 1981)

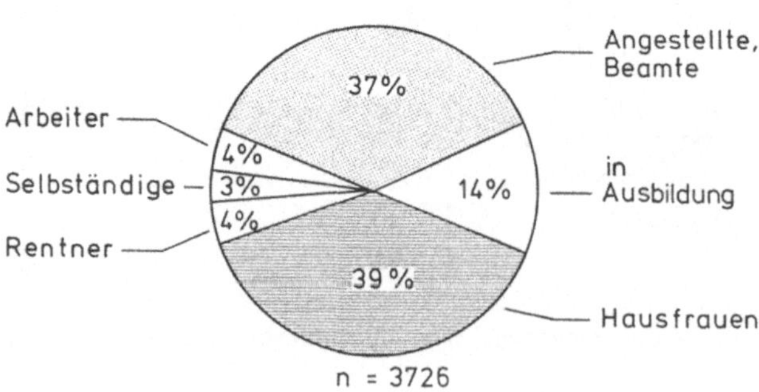

Abb. 3. Gesundheitsvorsorgeangebote in Volkshochschulen. Teilnehmer nach Beruf. (Kreis Mettmann 1981)

- als „freizeitorientierte und die Kreativität fördernde Bildung",
- als „Eltern- und Familienbildung" oder
- als „personenbezogene Bildung" (§ 3 Abs. 1 WbG).

Die Funktion der Weiterbildung wird im „Erwerb von neuen Kenntnissen, Fertigkeiten und Verhaltensweisen" gesehen (§ 2). Damit ist zunächst eine breite Basis für Aktivitäten der Gesundheitsvorsorge geschaffen, die entsprechend den örtlichen Bedingungen ausgefüllt werden kann.

Die Organisation der Gesundheitsvorsorge: ein Gesundheitspuzzle

Die vorgegebenen Aufgaben erfahren schon beim organisatorischen Aufbau der Weiterbildungseinrichtungen weitere Interpretationen. Die Gliederung in Fachbereiche bzw. Abteilungen und die entsprechende Zuordnung der Angebote lassen den Trägern größere Spielräume, die sich auch auf das Gesundheitsvorsorgeangebot auswirken. Dieses findet sich in ganz unterschiedlichen Zusammenhängen wieder, so die Ernährung unter „Hauswirtschaft" oder „Praktische Hilfen", unter „Gesundheit" - soweit überhaupt aufgeführt - v.a. die Sportangebote und das Autogene Training.

Beispiele für die Fachbereichsorganisation

Fachbereiche	Angebote
Gesundheit / Sport	Gymnastik Schwimmen Yoga Autogenes Training Raucherentwöhnung
Freizeit und praktische Hilfen / Hauswirtschaft	Ernährung - Kochen
Naturwissenschaften / Biologie	Medizin (spezielle Krankheiten) Heilpflanzen
Pädagogik und Psychologie / Erziehung und Soziales Familienbildung	Eltern-Kind-Gruppen Frauengesprächskreis
Kommunikation und Lernen Lerntechniken	Selbsterfahrung Selbstsicherheitstraining
Mensch und Gesellschaft	Seniorenangebote Behindertenangebote

Gesundheitsvorsorge ist in partielle Themenbereiche aufgegliedert, die auch ein unterschiedliches Selbstverständnis tragen. Die Frage nach den Gesundheitsvorsorgeangeboten - an einen Fachbereichsleiter gestellt - erbringt daher auch ganz unterschiedliche Ergebnisse in Abhängigkeit von Ausbildung und Zuständigkeit des Befragten. Häufig werden Angebote für chronisch Kranke besonders hervorgehoben.

Darin drückt sich das „Bezugssystem" [7] der Weiterbildung aus, die gewohnt ist, Lernen als Weiterentwicklung spezifischen Wissens nach Themen und Fächern zu ordnen, so daß die Zuordnung zu einer umfassenden Aufgabe wie der Gesundheitsvorsorge schwerfällt.

Für den interessierten Außenstehenden, den Gesundheitspolitiker, -planer oder -koordinator, bedeutet dies, daß er sich ein eigenes Bild von Gesundheitsvorsorge machen muß, um sich innerhalb der Bezugssysteme und der Angebotsvielfalt zu orientieren.

Die Rolle fachlichen Wissens

Dort, wo die Förderung des Gesundheitsverhaltens konkrete Formen annimmt, nämlich auf der Kursebene, findet man eine weitere Differenzierung und Spezialisierung der Angebote vor. Sie folgt im wesentlichen den beruflichen und persönlichen Interessen der Kursleiter.

Niemand wird bezeifeln, daß die in den Kurs eingebrachten Wissensbestände der Sportpädagogik, der Psychologie, der Sozialpädagogik und der Hauswirtschaftslehre auch gesundheitsrelevant sind. Doch steht die Gesundheitsvorsorge vor der Frage, welche Bedeutung dieses Wissen für den alltäglichen Umgang der Bürger mit ihrer Gesundheit bzw. gesundheitlichen Belastungen gewinnen kann.

Die genannten Wissensbestände haben immer nur kleine Ausschnitte aus dem Alltagshandeln zum Gegenstand, nämlich diejenigen, die sich für die wissenschaftliche Modellbildung als notwendig und auch als generalisierbar erweisen. Denn nur diese lassen sich in Fachwissen transformieren [3, 4, 8].

Gesundheitsverhalten baut dagegen auf dem Erfahrungswissen von Laien auf. Darin gehen z. B. die Handlungsspielräume und die Situationsdefinitionen der Laien ein [2].

Die Vermittlung zwischen wissenschaftlich gewonnenen Standards und dem Erfahrungswissen der Bürger ist eine Grundbedingung für die Förderung gesundheitsgerechter Lebensweisen. Dies verlangt jedoch den Austausch auf mehreren Ebenen: zwischen Fachleuten und Laien in beiden Richtungen und unter den Laien selbst.

Gängige Bildungsauffassungen sehen diesen Austausch eher einseitig vom Experten zum Laien. Die Handlungsrelevanz des so vermittelten Wissens wird vorausgesetzt. Daß sie zu Geltung kommt, wird dem Lernenden überantwortet. Beispielhaft kann dafür die traditionelle Gesundheitsaufklärung stehen.

In den Weiterbildungseinrichtungen wird es dem Kursleiter in der Regel überlassen, wie er in dieser Hinsicht verfährt. Insbesondere in den Volkshochschulen ist die Autonomie der Kursleiter groß.

In dieser Situation findet man ein Nebeneinander von unterschiedlichen didaktischen Ansätzen. Das Spektrum reicht von fest vorstrukturierten Kursen bis bis hin zu „Gesprächskreisen", deren Inhalt zusammen mit den Teilnehmern abgesprochen wird. In Veranstaltungen des ersten Typs schlagen sich divergierende Teilnehmerperspektiven in höheren Flukutationsquoten nieder. Darin sehen einige Kursleiter nicht ihr Konzept in Frage gestellt, sondern einen notwendigen Anpassungsprozeß der Teilnehmer an ihre Kursvorstellungen.

Da nur wenige Kurse unmittelbar auf die Initiative von Teilnehmern zurückgehen, muß man annehmen, daß damit ganz unreflektiert ein gewisses Potential für die Gesundheitsförderung ausgefiltert wird.

Zehn Wochen gesundheitliche Bildung – was dann?

Der organisatorische Rahmen der Weiterbildung gibt – unabhängig vom Kursinhalt – eine standardisierte zeitliche Form vor. Meist umfassen die Kurse 10 bis 12 wöchentliche Doppelstunden, in die ein Thema eingepaßt werden muß.

Damit konfligieren die Ansprüche der Gesundheitsvorsorge teilweise deutlich, denn diese bedarf der Kontinuität.

Es gibt nur in der Organisation liegende Gründe, warum 2 Viertel des Jahres Freizeitsport betrieben wird und für den Rest des Jahres nicht. Solange den Teilnehmern nur die Sportvereinsmitgliedschaft als Alternative angeboten wird, wobei noch offen bleibt, ob deren Angebote überhaupt ausreichen, wird dies vorerst ein Dauerkonflikt bleiben.

Auch für handlungsorientierte Lernprozesse liegt in der Kursform eine künstliche Begrenzung vor, an deren Nutzen gezweifelt werden kann.

Vor allen Dingen aber wird häufig unterschätzt, wie bedeutsam für die Teilnehmer die Herstellung bzw. Intensivierung sozialer Kontakte im Kurs ist. Dies gilt für den Gymnastikkurs ebenso wie für den Gesprächskreis.

Der Gesundheitsförderung könnte es zugute kommen, wenn dieses zumeist fachfremde Motiv berücksichtigt würde. Gegenwärtig findet es bei einem Teil der Kursleiter Ablehnung bzw. Nichtberücksichtigung, bei anderen aktive Unterstützung. In wenigen Ausnahmefällen wird der Kurs sogar inoffiziell über die Ferienquartale hinweg geführt, um die entstandene soziale Gemeinschaft zu erhalten.

Hier müssen also die Kursleiter durch zusätzliches Engagement die engen organisatorischen Vorgaben überwinden.

Die Exklusivität des Publikums

Die Weiterbildungseinrichtungen folgen der „Nachfrageorientierung", d. h. Angebote, deren Inanspruchnahme als gesichert erscheint, werden ausgebaut. Die Untergrenze liegt bei 10 Teilnehmern pro Kurs. Durch Nachfrageüberhang ist z. B. der große Anteil der Gymnastikkurse (71% der Bewegungsangebote bei den Volkshochschulen) entstanden.

Eine Zielgruppenorientierung ist insofern unterentwickelt, als nur sehr allgemeine Nennungen erfolgen: Frauen, Senioren, Eltern mit Kindern usw. Teilweise schlagen sie sich in den Veranstaltungszeiten nieder (z. B. am Vormittag für Hausfrauen). Trotz des relativ hohen Anteils der Weiterbildung an den Gesundheitsvorsorgeaktivitäten erweist sich ihre Bedeutung als eingeschränkt, wenn man die Teilnehmerstruktur näher betrachtet.

Die Angebote zur Gesundheitsvorsorge in den Volkshochschulen erweisen sich als Domäne der Frauen (Abb. 2). Die Altersverteilung zwischen 19 und 50 Jahren variiert dabei wenig. Die Berufsstruktur weist eine starke Vertretung von Hausfrauen und der Mittelschicht angehörenden Berufstätigen auf (Abb. 3).

Diese Selektivität, die praktisch ganze Bevölkerungsgruppen ungeachtet ihrer gesundheitlichen Bedürfnisse vom Angebot ausschließt, ist ein deutliches Handikap für den weiteren Ausbau der Gesundheitsvorsorge in den Weiterbildungseinrichtungen. Sie erfordert neue Zielgruppenansätze, insbesondere die Hinwendung zu anderen Sozialsituationen wie der betrieblichen Lebenswelt.

Zusammenfassung

Das Beispiel der Weiterbildungseinrichtungen verdeutlicht einige Probleme, vor die sich die Weiterentwicklung der Gesundheitsvorsorge gestellt sieht.

Einerseits wird die Gesundheitsvorsorge als gesellschaftspolitische Aufgabe auf das Engagement auch solcher Träger außerhalb der Gesundheitsversorgung angewiesen bleiben. Andererseits läuft sie damit Gefahr, so umgedeutet zu werden, daß sie sich in die traditionellen Bezugssysteme solcher Träger und in ihren festgesetzten organisatorischen Rahmen einpaßt. Im Endeffekt werden ihr damit verschiedene Möglichkeiten beschnitten, die sie zu ihrer weiteren Entfaltung braucht. Daran wird sich vermutlich nichts wesentliches ändern, solange die Gesundheitsvorsorge für die Weiterbildung nicht zu einer klar umrissenen Aufgabe gemacht wird, die mit eigenständigen Ansprüchen an die Weiterbildung aufwarten kann.

Die schwierige Frage der Vermittlung zwischen Fachleuten und Laien ist noch weit von einer Lösung entfernt. Wir müssen davon ausgehen, daß für die Bedürfnisse der Bürger nach gesundheitlichen Informationen die Experten wichtige Ansprechpartner darstellen.

Als Adressaten solcher Bedürfnisse haben diese einen Handlungsspielraum, den sie in unterschiedlicher Weise nutzen können. Sie können sich auf die Präsentation wissenschaftlich gewonnener Standards zurückziehen. Damit wahren sie ihren Expertenstatus, verzichten jedoch auf eine Auseinandersetzung mit dem konkreten gesundheitsbezogenen Handeln.

Experten können sich aber auch um eine Beratung bemühen, die sich auf die konkrete Situation des Ratsuchenden, auf seine Erfahrungen und seine Bedenken einläßt. Dabei sind sie auf Wissen und Erfahrungen außerhalb ihres Expertenhorizonts angewiesen; denn eine solche Beratung bedarf der authentischen Erfahrung, auf die sie nicht unbedingt bei sich selbst, sondern nur beim Klienten zurückgreifen können.

Eine effektive Beratung verlangt daher vom Experten einen besonderen Schritt, nämlich seine Person und sein fachliches Können in der Interaktion ein Stück zurückzunehmen und sich dem Ratsuchenden in einer Form zur Verfügung zu stellen, die dem ursprünglichen Sinn der vielgebrauchten Umschreibung seiner Tätigkeit als einer „Dienst"-Leistung entspricht.

Literatur

1. AOK für den Kreis Mettmann (Hrsg) (1981) Grundlagenbricht zur Aktion Gesundheit. Velbert
2. Bahrdt HP (1958) Industriebürokratie. Enke, Stuttgart
3. Böhme G (1979) Die Verwissenschaftlichung der Erfahrung. Wissenschaftsdidaktische Konsequenzen. In: Böhme G, Engelhardt M von (Hrsg) Entfremdete Wissenschaft. Suhrkamp, Frankfurt/M, S 114–136

4. Böhme G (1981) Wissenschaftliches und lebensweltliches Wissen am Beispiel der Verwissenschaftlichung der Geburtshilfe. In: Stehr N, Meja V (Hrsg) Wissenssoziologie. Westdt. Verlag, Opladen, S 445–463
5. Bundesminister für Jugend, Familie und Gesundheit (Hrsg) (1971) Gesundheitsbericht. Kohlhammer, Stuttgart
6. Ferber C von, Badura B (Hrsg) (1983) Laienpotential, Patientenaktivierung und Gesundheitsselbsthilfe. Oldenbourg, München
7. Ferber C von, Ferber L von (1978) Der kranke Mensch in der Gesellschaft. Rowohlt, Reinbek
8. Freidson E (1979) Der Ärztestand. Enke, Stuttgart

Patientenorientierung in der Herzinfarktrehabilitation

H. Lehmann

Das Referat basiert auf Ergebnissen der Oldenburger Longitudinalstudie, einer Mehrfachbefragung bei ca. 1000 männlichen Erstinfarktpatienten im Alter bis zu 60 Jahren. Diese Studie wurde unter Leitung von Prof. B. Badura von der Projektgruppe „Laiensystem und Rehabilitation" im Auftrag des BMFT durchgeführt [1].

Einleitung

Mein Referat befaßt sich mit der Patientenorientierung in der Herzinfarktrehabilitation. Es versucht, Handlungsweisen der Ärzte und Sozialversicherungsträger herauszustellen, die geeignet sind, eine Orientierung auf den Patienten zu erleichtern oder zu erschweren.

Bei Eintritt der Erkrankung bzw. bei Einlieferung in das Krankenhaus verliert eine Person viele ihrer Eigenschaften und wird auf die biomedizinischen Funktionen reduziert. Entsprechend dieser kritischen Feststellung des Mediziners und Psychiaters *Engel* [5] bleibt wenig Raum für die psychische und soziale Dimension der Krankheit. Eine ganzheitliche, den personalen Charakter [9] betonende Behandlung bzw. Rehabilitation wird durch diese reduktionistische Betrachtung der Krankheit erschwert.

Ausgehend von der Beobachtung, daß Patienten mit ähnlichen körperlichen Voraussetzungen eine schwere Krankheit unterschiedlich bewältigen und ausgehend von der Annahme, daß eine Krankheit nicht nur ein somatisches, sondern auch psychisches und soziales Geschehen ist, lautet eine zentrale These: Von großer Bedeutung für eine erfolgreiche Rehabilitation nach einem Herzinfarkt ist die soziale Umwelt des Rehabilitanden; d.h. der Rehabilitationserfolg wird mitbestimmt durch a) die als hilfreich empfundenen sozialen Beziehungen und Interaktionen, b) das Ausmaß der Belastungen, denen der Betroffene ausgesetzt ist.

Ich beschränke mich hier auf das, was im *medizinischen Bereich* als unterstützend oder belastend empfunden wurde. Die Patientenorientierung wurde dabei im folgenden Sinne erfaßt:

1. In der Zufriedenheit des Patienten mit den empfangenen Leistungen bzw. dem Grad der Erfüllung seiner Bedürfnisse,
2. in den Auswirkungen ärztlicher Unterstützungsleistungen („medical support") auf das Wohlbefinden des Patienten, und

3. in den Auswirkungen von Eigengesetzlichkeiten des Versorgungssystems auf das
   Wohlbefinden des Patienten.

Die Beratung als patientenorientierte Handlungsweise

Als Beispiel für mögliches patientenorientiertes Handeln möchte ich die Beratungstätigkeit der Ärzte betrachten. Tabelle 1 zeigt einen Vergleich zwischen den Bera-
tungswünschen der Patienten und den Beratungsleistungen der Ärzte im Krankenhaus. Es zeigt sich, daß zu den im engeren Sinne medizinischen Themen (Krankheit
und Medikamenteneinnahme; Gewichtskontrolle und Diät; Rauch- und Trink-
gewohnheiten) ausführlich beraten wird und die Patientenwünsche hier voll
abgedeckt werden, während bei den übrigen Themen die Beratungswünsche die
Beratungsleistungen übersteigen. Besonders gilt dies beim Thema Sexualität,
obwohl verbreitete Patientenratgeber [6] die Wichtigkeit dieses Themas unterstrei-
chen.
   Die Themenauswahl und der jeweilige Grad der Ausführlichkeit, mit der beraten wurde, deuten darauf hin, daß noch viele Ärzte dem reduktionistischen Leitbild
bewußt oder unbewußt anhängen. Sie beschränken ihre Beratungstätigkeit auf das
biomedizinisch Notwendige und kleiden sie oft – wie in Patienteninterviews zu erfahren war – in Form von Verboten. Nur ein geringerer Teil der Ärzte im Akutkrankenhaus will oder ist in der Lage, die medizinisch relevanten Informationen auch
im psychosozialen Kontext des Patienten zu interpretieren und entsprechend mitzuteilen. Diese Feststellung trifft auch auf die Beratung durch die Hausärzte zu, die
ein sehr ähnliches Beratungsverhalten zeigen (Tabelle 2).
   Die Beratung ist aber andererseits sicherlich eine ärztliche Tätigkeit, die nicht
ausschließlich dem biomedizinischen Leitbild verhaftet ist, denn die Beratung richtet sich an die ganze Person. Sie umfaßt bzw. sie soll die Lebensumstände des Patienten umfassen, wie die Forderung nach mehr konkreter Lebenshilfe auf seiten
der Patienten zeigt und wie die folgenden Ergebnisse belegen.

Tabelle 1. Beratung im Akutkrankenhaus (n = 998)

Beratungsthemen	Wunsch des Patienten nach Beratung		Beratungsleistung des Arztes	
	Ausführlich [in %]	Knapp oder gar nicht	Ausführlich [in %]	Knapp oder gar nicht
Krankheit und Medikamenteneinnahme	97	3	92	8
Gewichtskontrolle und Diät	85	15	70	30
Rauch- und Trinkgewohnheiten	76	24	87	13
Sexualität	74	26	19	81
Körperliche Belastung im Alltag	95	5	80	20
Nervliche Belastung in Beruf und Familie	88	12	59	41
Wiederaufnahme der Arbeit	92	8	63	37
Berentung, Pensionierung	68	32	23	77
Stationäre Heilmaßnahme	91	9	72	28
Ambulante Koronargruppen	70	30	25	75

Tabelle 2. Beratung durch den Hausarzt ein halbes Jahr nach dem Infarkt (Patientenangaben) (n = 608)

Beratungsthemen	Beratungsintensität	
	Ausführlich [in %]	Knapp oder gar nicht [in %]
Krankheit und Medikamenteneinnahme	79	21
Gewichtskontrolle und Diät	55	45
Rauchgewohnheiten	51	49
Trinkgewohnheiten	43	57
Sexualität	23	77
Körperliche Belastung im Alltag	64	36
Nervliche Belastung in Beruf und Familie	45	55
Wiederaufnahme der Arbeit	52	48
Berentung, Pensionierung	26	74
Heilverfahren, Kur	36	64
Gesprächs- und Sportgruppen	28	72
Hinweise auf Literatur zum Herzinfarkt	23	77
Inanspruchnahme nichtmedizinischer Leistungen	13	87

Tabelle 3. Auswirkungen einer guten ärztlichen Beratung im Akutkrankenhaus auf das Wohlbefinden von Patienten mit unterschiedlichem somatischen Zustand zur Krankenhausentlassung[a]

Auswirkungen auf	Bei allen Patienten	Bei Patienten mit relativ gutem körperlichen Zustand[a]	Bei Patienten mit relativ schlechtem körperlichen Zustand[b]
Krankheitsbelastung	−0,14	−0,15	−0,45
Positive Stimmung (nach Bradburn)	0,16	0,15	0,32
Negative Stimmung (nach Bradburn)	−0,09	−0,08	−0,35
Angst (nach Pearlin)	−0,07	n. s.	−0,34
Depressivität (nach Pearlin)	−0,14	−0,15	n. s.
Selbstwertgefühl (nach Rosenberg)	0,11	0,08	0,62
Gefühl der Wertlosigkeit (nach Rosenberg)	−0,10	−0,08	−0,51
Selbstvertrauen (nach Pearlin)	0,07	0,08	0,39

[a] Die Tabelle zeigt Pearson-Korrelationskoeffizienten (p < 0,05), die für den Zusammenhang zwischen der positiven Beratung und den aufgeführten Variablen beschreiben.

[b] Der körperliche Zustand der Patienten wurde hier nach dem klinischen Beschwerdebild für Angina pectoris und/oder Atemnot bestimmt. In der Gruppe mit gutem körperlichen Zustand sind Patienten, die erst bei überdurchschnittlichen Belastungen Beschwerden haben, in der anderen Gruppe sind Patienten, die bereits in Ruhe Beschwerden haben.
Ähnliche Ergebnisse wurden erzielt bei einer Bestimmung des körperlichen Zustandes nach dem Schweregrad des Infarkts und nach der Anzahl prognostisch ungünstiger Faktoren (Herzvergrößerung, Aneurysmaverdacht, ischämische ST-Senkungen, ventrikuläre Extrasystolie).

Die Tabelle 3 zeigt die Auswirkungen ärztlicher Beratung auf das Wohlbefinden der Patienten. Erfuhren die Patienten eine gute, d. h. eine problemgerechte, ausreichende und auf die persönliche Situation zugeschnittene Beratung, zeigten sie ein besseres psychisches Befinden, insbesondere war ihre allgemeine Stimmungslage positiver und sie waren weniger depressiv. Am deutlichsten sind die Wirkungen einer guten Beratung bei Patienten mit schweren somatischen Befunden. Bei ihnen wurde zudem eine deutliche Steigerung des Selbstwertgefühls und des Selbstvertrauens durch eine gute Beratung registriert. Diese Wirkungen der Beratungen sind unabhängig vom psychischen Zustand des Patienten vor dem Infarkt, und sie sind von längerer Dauer, da sie auch noch zu einem späteren Zeitpunkt (ca. ½ Jahr nach der Krankenhausentlassung) nachweisbar sind.

Schlechte Beratungsleistungen der Ärzte haben im Vergleich dazu negative Auswirkungen auf die psychische Situation der Patienten, wie die Tabelle 4 zeigt.

Die Beratung tangiert aber nicht nur die psychische Seite im Genesungsgeschehen, sondern auch die soziale Seite. So zeigten sich die Patienten, mit denen im Krankenhaus noch nicht über die zukünftige Erwerbstätigkeit gesprochen wurde, skeptischer hinsichtlich der Wiederaufnahme der Arbeit. Sie erwarteten, wenn überhaupt, eine eher spätere Rückkehr. Dies heißt, daß durch eine frühzeitige Besprechung gerade dieses Themas auch die Weichen für die weitere soziale Situation des Betroffenen günstiger gestellt werden können.

Diese Ergebnisse zeigen, daß die ärztliche Beratung über die engen Grenzen medizinischen Handelns hinausgeht. Es sei erlaubt, hier aus analytischen Gründen zwischen ärztlichem und medizinischem Handeln zu unterscheiden. Die Beratungsleistung erfaßt, sowohl hinsichtlich der Beratungsthemen als auch hinsichtlich der jeweiligen Wirkungen, die verschiedensten Aspekte des Rehabilitationsgeschehens.

Als Fazit aus dem bisher Gesagten ist festzuhalten: will der Arzt eine gute Beratung erbringen, muß er sich auf den Ratsuchenden einstellen, d.h. er muß in der

Tabelle 4. Auswirkungen einer verunsichernden Beratung im Akutkrankenhaus auf das Wohlbefinden von Patienten mit unterschiedlichem somatischen Zustand zur Krankenhausentlassung[a]

Auswirkungen auf:	Bei allen Patienten	Bei Patienten mit relativ gutem körperlichen Zustand	Bei Patienten mit relativ schlechtem körperlichen Zustand[b]
Krankheitsbelastung	0,09	0,08	n.s.
Positive Stimmung (nach Bradburn)	n.s.	n.s.	n.s.
Negative Stimmung (nach Bradburn)	0,14	0,17	n.s.
Angst (nach Pearlin)	0,13	0,12	n.s.
Depressivität (nach Pearlin)	0,15	0,17	n.s.
Selbstwertgefühl (nach Rosenberg)	n.s.	n.s.	n.s.
Gefühl der Wertlosigkeit (nach Rosenberg)	0,14	0,17	n.s.
Selbstvertrauen (nach Pearlin)	−0,09	−0,14	n.s.

[a] Die Tabelle zeigt Pearson-Korrelationskoeffizienten, die den Zusammenhang zwischen der verunsichernden Beratung und den aufgeführten Variablen beschreiben ($p < 0,05$).

[b] Der körperliche Zustand der Patienten wurde hier nach dem klinischen Beschwerdebild für Angina pectoris und/oder Atemnot bestimmt. In der Gruppe mit gutem körperlichen Zustand sind Patienten, die erst bei überdurchschnittlichen Belastungen Beschwerden haben, in der anderen Gruppe sind Patienten, die bereits in Ruhe Beschwerden haben.

Ähnliche Ergebnisse wurden erzielt bei einer Bestimmung des körperlichen Zustandes nach dem Schweregrad des Infarktes und nach der Anzahl prognostisch ungünstiger Faktoren (Herzvergrößerung, Aneurysmaverdacht, ischämische ST-Senkungen, ventrikuläre Extrasystolie).

Lage sein, auch die biomedizinisch gewonnenen Fakten im Kontext der Probleme und Fragen des Patienten zu interpretieren. Mit einer guten Beratung wird so auch ein Beitrag zur Patientenaktivierung geleistet.

Die Einbeziehung wichtiger anderer Personen als patientenorientierte Handlungsweise

Ein weiteres Beispiel für patientenorientiertes Handeln ist in der Einbeziehung wichtiger anderer Personen in die Behandlung zu sehen. Die Tabelle 5 zeigt den starken Wunsch der Herzinfarktpatienten nach Einbeziehung der Partnerin in den Beratungs- und Behandlungsprozeß. Er ist etwa bei ¾ der Befragten zu finden. Die Beteiligung am Beratungsprozeß wird für erwachsene Kinder, Arbeitgeber/Vorgesetzte und Betriebsärzte noch von rund ⅓ der Patienten gewünscht. Tatsächlich werden aber diese Wünsche nach Beteiligungen anderer nur unzureichend erfüllt: sogar im Falle der Einbeziehung der Partnerin nur zur Hälfte. Dies beweist, daß gerade auf diesem Gebiet noch viel an ärztlichem Engagement gefordert ist. Der beachtliche Wunsch nach Beteiligung des Arbeitgebers/des Vorgesetzten oder des Betriebsarztes zeigt aber auch, daß der Datenschutz nur ein sehr vordergründiges Argument ist, um mit den Rehabilitationsbemühungen vor den Werkstoren halt zu machen. Vielmehr wird die Notwendigkeit einer stärkeren Verzahnung zwischen medizinischem und betrieblichem Bereich dadurch unterstrichen.

Tabelle 5. Patientenorientierte Behandlung durch die Einbeziehung wichtiger anderer Personen in den Behandlungs- und Beratungsprozeß (n = 608)[a]

Wichtige andere Person	Einbeziehungswunsch des Patienten		Davon erfolgte Einbeziehung durch den Arzt	
	absolut	(%)	absolut	(%)
Partnerin	420	(76)	230	(55)
Erwachsene Kinder	120	(32)	16	(13)
Arbeitgeber/Vorgesetzte	104	(26)	11	(11)
Betriebsarzt	137	(36)	24	(18)

[a] Die Tabelle zeigt den Anteil der Patienten, die eine Einbeziehung Anderer wünschten, und die Realisierung dieses Wunsches durch den Hausarzt. So wünschten sich 420 Patienten eine Beteiligung ihrer Partnerin am Behandlungs- und Beratungsprozeß, aber nur bei 230 Patienten, etwas mehr als der Hälfte, wurde dieser Wunsch in die Tat umgesetzt.

Daß die Einbeziehung positive Auswirkungen hat, läßt sich aus folgendem ableiten; so ist beispielsweise die Compliance der Patienten besser, deren Partnerin auf die Medikamenteneinnahme und auf genügend Bewegung achtete, die Hilfestellungen zur Lebensumstellung gab und den Patienten vor nervlichen Belastungen abschirmte. Diese konkreten Unterstützungsleistungen sind aber in der Regel nur dann gezielt zu erbringen, wenn die Ehefrau auch früh und intensiv am Behandlungsprozeß beteiligt wurde. Hier ist die Chance, die Partnerin des Patienten als Kotherapeutin zu gewinnen. Der behandelnde Arzt sollte diese Ressource im nächsten Umfeld des Patienten bewußter nutzen. Ähnliches gilt für die Einbeziehung der erwachsenen Kinder und für die Einbeziehung enger Freunde oder Arbeitskollegen.

In der Einbeziehung wichtiger anderer Personen kann ebenfalls ein Beitrag zur Patientenaktivierung gesehen werden, denn durch die Beteiligung dieser Personen können für den Patienten neue Handlungsoptionen eröffnet werden. Der Rehabilitand muß sich nicht allein auf die Beurteilungen und Einschätzungen des Arztes stützen, der ja im allgemeinen, was die psychischen und sozialen Folgen des Infarktes betrifft, auch nur über ein Laienwissen verfügt; er kann sich mit der gezielten Hilfe der anderen ein besseres, weil konkreteres, Bild seiner Situation machen. Diese Klärung der eigenen Situation ist ein wichtiger Schritt im Prozeß der Krankheitsbewältigung [7].

Ambulante Koronargruppen als Form patientenorientierten Handelns

Die ambulanten Koronargruppen sind ein Beispiel für neue Formen der Zusammenarbeit zwischen Arzt und Patient. Hier begegnen sich Arzt und Patient außerhalb der Praxisroutine und gewinnen ein anderes Verhältnis zueinander. So bestätigen 83% der Teilnehmer an diesem Gruppensport, daß der Arzt hier viel mehr Partner ist als sonst. In der Gruppensituation kann es also dem Arzt gelingen, speziell die nichtmedizinischen Themen der Infarktnachsorge mit den Patienten zusammen anzugehen, da man hier mehr von Mensch zu Mensch zueinander spricht und sich eher als Partner gegenübersteht.

Die Gruppensituation überwindet aber auch noch auf eine andere Art eine rein medizinische Betrachtung des Infarkts und seiner Folgen. Das Zusammensein mit anderen Betroffenen gibt Hilfestellungen zur Bewältigung der verschiedensten Problemlagen. Das Gemeinschaftserlebnis wird am stärksten als unterstützend empfunden. Die Teilnehmer heben hervor, daß der ständige Kontakt zu anderen Gruppenmitgliedern hilft, den eigenen Zustand besser einzuschätzen und es leichter macht, mit den eigenen Problemen umzugehen. Die Gruppenaktivitäten dienen also nicht nur dem körperlichen Training, sie können eine echte Bewältigungshilfe darstellen. Wie die Tabelle 6 zeigt, wird durch die Teilnahme die psychische Situation des Rehabilitanden leicht verbessert. Die ambulanten Koronargruppen sind somit eine Maßnahme zur Aktivierung der Bewältigungsressourcen, die in den Patienten selbst liegen.

Tabelle 6. Auswirkungen der Teilnahme an ambulanten Koronargruppen auf das Wohlbefinden der Patienten 1 Jahr nach dem Infarkt[a]

Auswirkungen auf:	
Krankheitsbelastung	−0,08
Umgang mit den Krankheitsbelastungen	0,07
Einschätzung des Gesundheitszustandes	0,11
Angst (nach Pearlin)	−0,09
Depressivität (nach Pearlin)	−0,10
Positive Stimmung (nach Bradburn)	0,07
Selbstwertgefühl (nach Rosenberg)	0,08

[a] Die Tabelle zeigt die Partialkorrelationskoeffizienten, die den Zusammenhang zwischen der Teilnahme an einer ambulanten Koronargruppe und den aufgeführten Variablen für das Wohlbefinden beschreiben. Diese Zusammenhangsmaße zum Meßzeitpunkt T3 (1 Jahr nach dem Infarkt) wurden für den jeweiligen Befindenszustand zu T1 (bei Krankenhausentlassung) kontrolliert ($p < 0,05$).

Mangelnde Patientenorientierung im Akutkrankenhaus

Nach diesen positiv wertbaren Beispielen, die im Prinzip alle geeignet sind, die Patienten zu aktivieren und zu einem besseren Rehabilitationserfolg zu führen, folgen nun 2 Beispiele für eine mangelhafte Patientenorientierung.

Zum ersten soll die Liegedauer im Akutkrankenhaus betrachtet werden. Sie ist in Abb. 1 dargestellt. Im internationalen Vergleich gesehen ist sie mit durchschnittlich 32 Tagen zu lang. In den USA werden für unkomplizierte Infarktverläufe [11] 7–14 Tage angegeben, und das Department of Health and Social Security [3, 4] in Großbritannien weist für Infarktpatienten unter 65 Jahren ein Sinken der Verweilzeiten von 23 Tagen auf 15 Tage aus im Zeitraum von 1968 bis 1973. Selbst bei „leichten Infarkten" liegt noch mehr als die Hälfte der Patienten unserer Stichprobe länger als 28 Tage im Krankenhaus. Wichtigster Bedingungsfaktor für die langen Verweilzeiten ist nicht der körperliche Zustand des Patienten, hierfür von entscheidender Bedeutung erscheinen vielmehr die praktizierte Behandlungsphilosophie, die immer noch Maßnahmen der Frührehabilitation vernachlässigt, und Imperative der Krankenhausorganisation. Nur ¼ der in unserer Longituninalstudie beobachte-

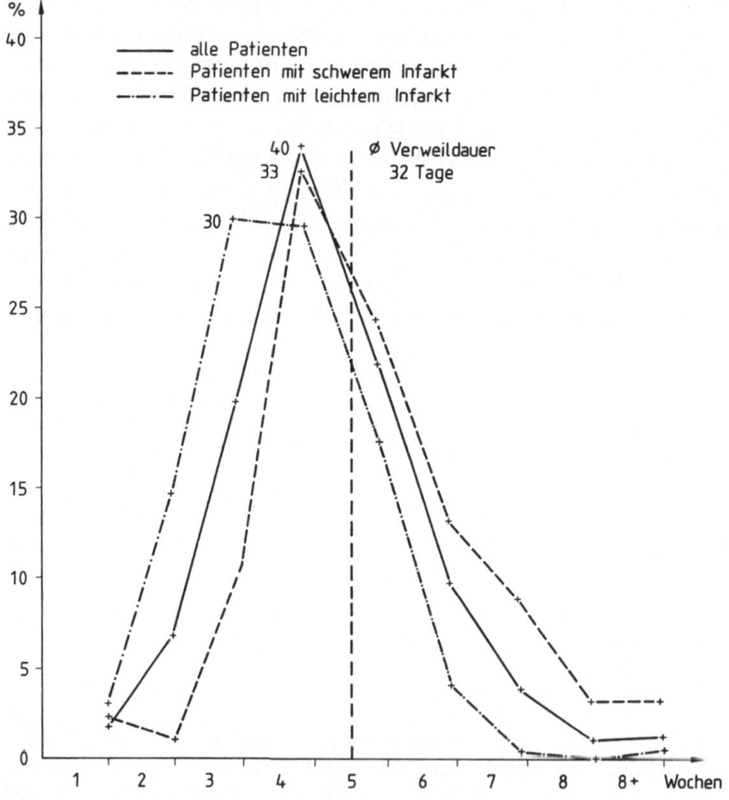

Abb. 1. Verweildauer im Krankenhaus

ten Patienten konnte als frühmobilisiert bezeichnet werden, obwohl eine entsprechende Behandlungsempfehlung der WHO seit Jahren vorliegt. Darüber hinaus konnten wir feststellen, daß die Verweildauer abhängig ist von der Versorgungsstufe, der das Krankenhaus zugeordnet ist, d.h. daß insbesondere in Krankenhäusern niedriger Versorgungsstufe besonders die leichten und mittelschwerden Fälle aus Gründen der Kapazitätsauslastung länger gehalten werden.

Dieses in ökonomischer Sicht fragwürdige Verhalten richtet sich aber auch letztlich gegen den Patienten, denn wir stellten fest, daß die lange Verweildauer unabhängig vom Alter des Patienten und vom Schweregrad seines Infarktes einen eigenständigen negativen Effekt auf die Zukunftsangst hat. Je länger die Patienten im Krankenhaus sind, desto mehr Angst haben sie vor einem Reinfarkt, vor dem Tod, vor der Wiederkehr der Schmerzen und allgemein vor der Zukunft. Die Patienten werten den langen Aufenthalt als negatives Signal und glauben deshalb, von dem Infarkt besonders schwer betroffen zu sein.

Die Behandlungsphilosophie, verbunden mit betrieblichen Zwängen der (meist kleineren) Krankenhäuser, führen so zu psychischen Folgekosten bei den Patienten. Eine aktive Krankheitsbewältigung wird dadurch erschwert.

Mangelnde Patientenorientierung in der Sozialbürokratie

Auch in der nachstationären Phase können durch Zwänge, die im Versorgungssystem begründet sind, negative Folgewirkungen für die Rehabilitanden entstehen. Sozialversicherungsrechtliche Kontrollen, meist Begutachtungen des Gesundheitszustandes der Rehabilitanden zur Beurteilung ihrer Erwerbs- oder Arbeitsfähigkeit, führen zu psychischen Folgekosten bei den Betroffenen. Rund die Hälfte der in unserer Studie erfaßten Rehabilitanden wurde ein- oder mehrmals begutachtet. Tabelle 7 zeigt die Auswirkungen dieser Praxis auf das Wohlbefinden der Rehabilitanden. Unabhängig von der Schwere des Infarktereignisses und unabhängig vom Gesundheitszustand nach der Krankenhausentlassung haben diese Begutachtungen einen negativen Effekt auf Angst, Depressivität und Selbstvertrauen der Betroffenen. Die Begutachtungen, oft durch verschiedene Sozialleistungsträger durchgeführt, verstärken zudem die Rollenunsicherheit und die Zukunftsungewißheit.

Tabelle 7. Auswirkungen sozialversicherungsrechtlicher Begutachtungen auf das Wohlbefinden der Patienten 1 Jahr nach dem Infarkt[a]

Auswirkungen auf:	
Krankheitsbelastung	0,24
Angst (nach Pearlin)	0,33
Depressivität (nach Pearlin)	0,25
Negative Stimmung (nach Bradburn)	0,22
Selbstvertrauen (nach Pearlin)	−0,18
Rollenunsicherheit	0,41[b]

[a] Die Tabelle zeigt die Partialkorrelationskoeffizienten, die den Zusammenhang zwischen den Begutachtungen und den aufgeführten Variablen für das Wohlbefinden beschreiben. Diese Zusammenhangsmaße zum Meßzeitpunkt T3 (ein Jahr nach dem Infarkt) wurden für den körperlichen Zustand zu T1 (bei Krankenhausentlassung) kontrolliert (p = 0,0).

[b] Hier handelt es sich um einen Pearsonkorrelationskoeffizienten.

Diese Begutachtungen, auch als „bürokratischer Risikofaktor" bezeichnet, können massiv den längerfristigen Rehabilitationsprozeß stören. Die Verwendung des Begriffes Begutachtung greift hier allerdings etwas zu kurz, denn letztlich ist es die lange Zeit der Nichtentscheidung, die zu den negativen Einflüssen auf das Wohlbefinden der Rehabilitanden führt. Speziell die vertrauensärztliche Tätigkeit muß daher diese psychischen Folgekosten für den Patienten in ihrer Praxis stärker in Rechnung stellen.

Zusammenfassung

Die Ergebnisse zeigen, daß in der bisherigen Rehabilitationspraxis die psychischen Nöte und die sozialen Problemlagen der Patienten nicht ausreichend berücksichtigt werden.

Weiter ist festzustellen, daß das soziale Umfeld der Rehabilitanden nicht oder nicht in dem gewünschten Ausmaß an der Beratung und Behandlung beteiligt wird. Dies gilt einmal für die nächste Umgebung des Betroffenen, für die Familie, und seinen Freundeskreis, dies gilt aber auch für die Arbeitswelt. Gerade hier scheinen noch die größten Hindernisse zu bestehen.

Aus diesen Resultaten lassen sich m. E. folgende Forderungen an die Sozial- und Gesundheitspolitik ableiten:

1. Stärkere Betonung sozialmedizinischer Grundlagen in der ärztlichen Ausbildung und Rehabilitation als festes Lernfach medizinischer Curricula.
2. Integration paramedizinischer Berufe (insbesondere Psychologen und Sozialarbeiter) in Rehabilitationsteams innerhalb stationärer und ambulanter Einrichtungen.
3. Verstärkte Erforschung des Zusammenspiels psychischer, sozialer und somatischer Faktoren im Genesungsprozeß und Entwicklung neuer Evaluationskriterien zur Bestimmung des Rehabilitationserfolges.
4. Organisatorische Veränderungen in den Trägerstrukturen zur Gewährleistung einer einheitlichen und bruchlosen Rehabilitationskette.
5. Aufhebung der Trennung zwischen ambulanter und stationärer Versorgung zur Gewährleistung einer umfassenden orts- und situationsnahen Rehabilitation.

Literatur

1. Badura B et al. (1983) Herzinfarktrehabilitation und soziale Unterstützung. In: Ferber C von, Badura B (Hrsg) Laienpotential, Patientenaktivierung und Gesundheitsselbsthilfe. München Wien S 191–221
2. Bradburn N (1969) The Structure of Well-being. Chicago
3. Department of Health and Social Security (1972) Report on hospital in-patient enquiry for the year 1968, part I, tables. HMSO, London
4. Department of Health and Social Security (1977) Report on hospital in-patient enquiry for the year 1973, Tables. HMSO, London
5. Engel GL (1977) The need for a new medical model: A challenge for biomedicine. Science 196/4286: 129–135
6. Halhuber C, Halhuber M (oJ) Sprechstunde: Herzinfarkt. München

7. Idelson RK et al. (1974) Changes in self-concept during the year after a first heart attack: A natural history approach, part I. Am Arch Rehabil Ther 22/1: 10–21
8. Pearlin LI et al. (1981) The Stress Process. JHSB 22, 337–356
9. Paeslack V (1979) Aufgaben und Grenzen der Rehabiliation. In: Scholz JF (Hrsg) Rehabilitation als Schlüssel zum Dauerarbeitsplatz
10. Rosenberg M (1965) Society and the Adolescent Self-Image. Princeton
11. Wenger NK (1982) Rehabilitation of the coronary patient in the United States. Gutachten für die Projektgruppe Laiensystem und Rehabilitation an der Universität Oldenburg. Atlanta

Gesundheitsgerechte Arbeitsgestaltung durch Beteiligung der Beschäftigten

L. von Ferber und W. Slesina

Sozialpolitischer Hintergrund

Wir können von 3 sozialmedizinisch unbestrittenen Tatsachen ausgehen:

- Zum einen ist die Rate der Frühberentungen seit über 20 Jahren nahezu unverändert [4].
- Zum zweiten hat sich im gleichen Zeitraum der Abstand zwischen den Frühberentungen von Arbeitern und Angestellten nicht verändert. Nach wie vor liegt die Rate der Frühinvalidität bei den Arbeitern deutlich über jener der Angestellten [6].
- Zum dritten ist die Mortalitätsrate der gewerblichen Arbeitnehmer höher als die der Angestellten [12].

Daraus läßt sich entnehmen, daß die großen Anstrengungen im Bereich der Rehabilitation nur begrenzt wirksam waren. Vielfach setzen die Rehabilitationsmaßnahmen außerdem zu spät ein, zu einem Zeitpunkt nämlich, wo eine Chronifizierung von Krankheitsbildern bereits erfolgt ist. Bei den medizinischen Rehabilitationsmaßnahmen sind mehr als die Hälfte der Personen 50 Jahre und älter.

Die genannten Indikatoren lassen es geboten erscheinen, nach neuen Wegen zu suchen, dem vorzeitigen gesundheitlichen Aufbrauch der gewerblichen Arbeitnehmer entgegenzuwirken. Dabei kommt der Gesundheitsvorsorge am betrieblichen Arbeitsplatz eine Schlüsselstellung zu.

Die Erfahrungen mit dem technischen Fortschritt haben gelehrt, daß entgegen manchen optimistischen Erwartungen der technische Wandel nicht von selbst zu gesundheitsgerechteren Arbeitsplätzen geführt hat, sondern vielfach zu einer Verlagerung der Belastungen. Den psychosozialen Belastungen ist dabei besondere Aufmerksamkeit zu widmen.

Stellen wir den weiteren Ausführungen den Gedanken voran: Gesundheitsvorsorge am Arbeitsplatz vor Rehabilitation und vor Rente. Das Arbeitssicherheitsgesetz (ASiG) hat hierfür die notwendigen normativen Grundlagen geschaffen. Es enthält Vorschriften zur Gesundheitsvorsorge im Betrieb und zur gesundheitsgerechten Arbeitsgestaltung. Die faktische Ausfüllung des ASiG durch den betrieblichen Arbeitsschutz beschränkt sich jedoch auf bestimmte Gefährdungsaspekte: die Unfallrisiken und die gefährlichen Arbeitsstoffe. Für diese Gesundheitsgefährdungen besteht ein dichtes Regelwerk in Form von Sicherheitsvorschriften, MAK-Werten und Vorsorgeuntersuchungen. Erfolg und Grenze dieses Ansatzes liegen darin, daß die gesundheitlichen Risiken in Form von allgemeinen Normen und Grenz-werten gefaßt werden, die das Handeln der Arbeitsschutzexperten gewissermaßen vorprogrammieren.

Dies ist jedoch nur für bestimmte Erkrankungsrisiken möglich. Der an generel-len Normen orientierte Arbeitsschutz läßt jene arbeitsbedingten Krankheiten außen vor, deren Entstehung auf sozio-psycho-somatischen Wirkungszusammenhängen beruht. Dies trifft insbesondere für chronisch-degenerative Krankheiten wie chroni-sche Herz-Kreislauf-, Magen-Darm- und Wirbelsäulenkrankheiten zu. Der Kom-mentar zum ASiG ([11], S. 83) führt zwar aus, daß alle Erkrankungen, die „ganz oder teilweise durch die Arbeitsumstände verursacht" sind – und nicht nur die Berufskrankheiten – als arbeitsbedingte Krankheiten anzusehen sind. Die Ermitt-lung ihrer Ursachen und Vorschläge zu ihrer Verhütung gehören zum Aufgabenka-talog des Betriebsarztes. Doch steht der Umsetzung der gesetzlichen Vorgabe zum einen entgegen, daß viele Experten die Risiken solcher Krankheiten weitgehend im außerberuflichen Bereich sehen. Hinzu kommt zweitens, daß es sich in der Regel um multifaktorielle Risikozusammenhänge handelt, wo sich erst aus dem Zusam-menwirken mehrerer Einflüsse ein erhöhtes Gesundheitsrisiko ergibt (Risikomu-ster). Drittens kommt den psychosozialen Belastungen bzw. Stressoren eine beson-dere Bedeutung zu. Sie sind aber der naturwissenschaftlichen Quantifizierung und Normierung nicht zugänglich.

Daher lautet der Auftrag an die sozialmedizinische Forschung, Verfahren zu entwickeln, die zur Aufdeckung belastungsbedingter Gesundheitsrisiken chro-nisch-degenerativer Krankheiten geeignet sind. Sie sollen dem betrieblichen Ar-beitsschutz in seinem Wirkungsfeld „Betrieb" die Bereiche aufzeigen, wo Arbeit-nehmer einem relativ erhöhten, arbeitsbedingten Gesundheitsrisiko unterliegen. Sie sollen damit zugleich die Richtung und Ansatzpunkte für Maßnahmen der Ge-sundheitsvorsorge geben. Wir haben ein solches betriebsepidemiologisches Verfah-ren der Risikoaufdeckung entwickelt und wollen einige Ergebnisse vorstellen.

Verfahren der Risikoaufdeckung

Das Verfahren ist so aufgebaut, daß innerhalb des Betriebs belastungshomogene Tätigkeitsgruppen gebildet werden. Dabei werden die Arbeitsplätze, deren Bela-stungen einander ähnlich sind, zu einer Gruppe zusammengefaßt. Jede Gruppe ist somit durch ein spezifisches Belastungsmuster charakterisiert. Für jede Gruppe werden dann die Prävalenzraten chronisch-degenerativer Krankheiten bestimmt, und es werden die Gruppen herausgefiltert, deren Prävalenzraten sich markant vom Betriebsdurchschnitt unterscheiden. Die Auswertung prüft, welche Arbeitsbela-stungen in den Gruppen mit erhöhter Prävalenzrate vorliegen, und fragt, ob die Be-lastungen als Risiken in Betracht kommen [7].

Zur Feststellung chronisch-degenerativer Krankheiten dienen die Arbeitsunfä-higkeitsdaten der Betriebskrankenkassen des Betriebs. Die Arbeitsbelastungen wer-den durch Befragung der Beschäftigten erhoben („wahrgenommene Belastungen") und durch Befragung einer Vergleichsgruppe aus Vorgesetzten oder Arbeitsstudien-experten methodisch gesichert.

Durchgeführte Untersuchungen und Ergebnisse

Mehrere Betriebe wurden von uns nach dem beschriebenen Verfahren untersucht: eine Großdruckerei sowie 2 Stahlwerke des gleichen Unternehmens. Die Druckereistudie prüfte die Arbeitsbedingtheit chronischer Wirbelsäulen- und Herz-Kreislauf-Krankheiten. In den beiden Stahlwerksstudien wurden zusätzlich chronische Magen-Darm-Krankheiten berücksichtigt. Es ist anzumerken, daß in der Druckereistudie das Kriterium für chronische Wirbelsäulenkrankheiten etwas anders lautete als in den beiden Stahlwerksstudien, bei denen das Kriterium verschärft wurde [7].

Großdruckerei

Die Großdruckerei gliedert sich in mehrere große Betriebsbereiche: Vorausabteilungen, Druck, Buchbinderei, technische Dienste/Lager. Für jeden Bereich sind bestimmte Aufgabenstellungen und Tätigkeiten typisch. Daraus ergeben sich trotz mancher Unterschiede zwischen den Arbeitsplätzen eines Betriebsbereichs ähnliche Belastungen. Wir sehen die 4 Betriebsbereiche daher als *relativ belastungshomogen* an [5, 14].

In den *Vorausabteilungen* (sie umfassen Tätigkeiten wie Setzer, Lithographen, Montierer) findet sich eine erhöhte Rate chronischer Herz-Kreislauf-Erkrankungen (Tabelle 1). – Die Arbeitsbedingungen der Vorausabteilungen sind geprägt durch

Tabelle 1. Prävalenzraten chronisch-degenerativer Krankheiten in den Betriebsbereichen der Großdruckerei[a]

Tätigkeitsgruppen	Krankheitsarten				
	Herz-Kreislauf-Kranke			Wirbelsäulenkranke	
	n	n	%	n	%
Untersuchte Stichprobe: 46,7% der männlichen Arbeitnehmer	686[b]	25	4	45	7
Vorausabteilungen	152	10	7	6	4
Druckabteilung	179	2	1	13	9
Binderei	279	9	3	23	8
Technische Dienste/Lager	73	2	2	2	2
				$\chi^2 = 12,11$	P < 0,01

[a] Prävalenz zum 30. September 1979. Bei allen Prävalenzraten handelt es sich um altersstandardisierte Werte, die nach der direkten Standardisierungsmethode gewonnen wurden. Zwei Altersklassen wurden zugrundegelegt: bis einschließlich 35 Jahre, über 35 Jahre.

[b] Die Untersuchung bezog sich auf die männlichen gewerblichen Arbeitnehmer, die zum Stichtag dem Druckereiunternehmen angehörten (n = 2383 Beschäftigte). Aus ihnen wurde eine Stichprobe von 46,7% der Arbeitnehmer gezogen.
Der obigen Tabelle liegen die Arbeitnehmer der Stichprobe zugrunde, die zum Stichtag in den 4 Betriebsbereichen der Großdruckerei beschäftigt waren (n = 686). Die Gesamtheit (100%) der männlichen Beschäftigten betrug in den 4 Betriebsbereichen: Vorausabteilungen 338, Druckabteilung 386, Binderei u. Kalenderfertigung 599, technische Dienste u. Lager 157.
Drei chronisch Kranke, die nach Krankheitsbeginn den Betriebsbereich gewechselt hatten, blieben in den Prävalenzen der Betriebsbereiche unberücksichtigt.

hohe psychomentale Belastungen, insbesondere aufgrund der Verknüpfung hoher Qualitätsanforderungen (Genauigkeit, Konzentration, Nachdenken) mit starkem Termindruck. Diese psychomentalen Stressoren sind überwiegend mit einer bewegungsarmen, physisch passiven Tätigkeit verbunden. Auf eine einfache Formel gebracht, besteht in den Vorausabteilungen Streß in Verbindung mit körperlicher Unterforderung.

In 2 Abteilungen treffen wir auf eine erhöhte Rate chronischer Wirbelsäulenkrankheiten: in der *Druckabteilung* und in der *Buchbinderei* (Tabelle 1). Beide Abteilungen sind durch maschinelle Produktionsbedingungen gekennzeichnet (Druckmaschinen, Buchbindemaschinen). Es wird durchgängig im Stehen gearbeitet, wobei an vielen Arbeitsplätzen nur geringe Bewegungsmöglichkeit besteht. In der Binderei ist ferner die Belastung durch schwere Muskelarbeit und ungünstige Körperhaltung ausgeprägt. Hinzu kommen in beiden Bereichen mehrere psychosoziale Belastungen.

Stahlwerk A

In den beiden Stahlwerksuntersuchungen bildeten wir belastungshomogene Gruppen, indem wir die Tätigkeiten mit ähnlicher Funktion (z. B. die Kranfahrer) zusammenfaßten und für jede Gruppe die Belastungshomogenität kontrollierten.

Mehrere Tätigkeitsgruppen in ‚Werk A' zeichnen sich im Vergleich zum Werksdurchschnitt durch deutlich erhöhte Prävalenzraten chronisch-degenerativer Krankheiten aus (Tabelle 2).

Die *Meister* weisen eine stark erhöhte Rate chronischer Herz-Kreislauf-Krankheiten auf. Die Schwerpunkte der Belastung liegen bei psychosozialen Stressoren wie Verantwortung, Termin- und Leistungsdruck, Dispositions- und Leitungsaufgaben, Unterbrechungen, Ärger mit Kollegen und Vorgesetzten. Einige dieser Belastungen erreichen die höchsten Werte aller Gruppen des Werks. Dagegen fehlen muskuläre Belastungen vollständig. - Leicht erhöht ist auch die Prävalenz chronischer Herz-Kreislauf-Krankheiten bei den *Kranfahrern*. Die Kranfahrer unterliegen hohen psychomentalen Anforderungen (Konzentration, Genauigkeit). Sie sind verantwortlich für die Gesundheit/Sicherheit der Mitarbeiter und werden zugleich getrieben vom Tempo der Bodentruppe, woraus sich häufig Konfliktsituationen ergeben. Die Körperhaltung ist durch Sitzen, Bewegungsmangel und Zwangshaltung bestimmt. Wie bei den Meistern finden wir folglich auch hier eine Verbindung von hohen psychosozialen Belastungen und physischer Unterforderung. - Eine dritte Gruppe mit erhöhter Rate chronischer Herz-Kreislauf-Krankheiten bilden die *Werkstoffprüfer*. Termindruck und Kontrolle durch Vorgesetzte zeichnen sich durch erhöhte Beanspruchungswerte aus. Die physischen Belastungen sind uneinheitlich.

Bei den *Schmelzern, Maschinenbedienern* und *Oberflächenkontrolleuren* finden sich erhöhte Raten chronischer Wirbelsäulenkrankheiten. - In der Arbeit der *Schmelzer* herrschen Belastungen durch schwere körperliche Arbeit vor, zu denen ausgeprägte Umgebungseinflüsse sowie auch psychosoziale Belastungen hinzukommen. - Die Belastungen der *Maschinenbediener* sind gekennzeichnet durch ständiges, bewegungsarmes Stehen, durch (vom Maschinenrhythmus bestimmte) stereotype Bewegungsabläufe sowie durch kurzzeitige Anteile schwerer Muskelarbeit. Hinzu kommen mehrere hohe psychosoziale Belastungen (z. B. maschinenbe-zogene Verantwortung, Abhängigkeit vom Maschinentempo. Termin-/Leistungs-druck). – Im Belastungsbild der *Oberflächenkontrolleure* kombinieren sich muskulä-re Belastungen (bedingt durch das Heben, Wenden, Tragen von Stahlstäben, -platten u. ä.) und fast ständiges Stehen mit psychosozialer Belastung in Form von Einförmigkeit und Tempoabhängigkeit von den Kollegen bzw. Maschinen (letzte-res bei den Bandkontrolleuren).

Chronische Magen-Darm-Krankheiten kommen gehäuft bei den *Fahrern* (Sta-plerfahrer u. a.) und *Kaltwalzern* vor. – Unter den Belastungen der *Fahrer* treten v. a. die Konzentration, sicherheits- und materialbezogene Verantwortung sowie die per-sonenbedingten Unterbrechungen und das Kontrolliertwerden durch Vorgesetzte hervor. An physischen Belastungen sind Sitzen, Bewegungsmangel und Zwangshal-tung zu nennen. – Bei den *Kaltwalzern,* denen die Bedienung und Führung/Steue-rung von Kaltwalzgerüsten obliegt, stehen psychosoziale Belastungen im Vorder-grund (z. B. Konzentration, Verantwortung, Termin-/Leistungsdruck, Tempoab-hängigkeit, Wochenendarbeit). Ferner sind einige muskuläre Belastungen und Umgebungseinflüsse (feiner Ölnebel) zu verzeichnen.

Tabelle 2. Prävalenzraten chronisch-degenerativer Krankheiten für ausgewählte belastungshomo-gene Tätigkeitsgruppen in Stahlwerk A[a]

Tätigkeitsgruppen	Krankheitsarten						
		Herz-Kreislauf-Kranke		Magen-Darm-Kranke		Wirbelsäulen-Kranke	
	n	n	%	n	%	n	%
Deutsche Arbeitnehmer[b]	2831	98	3,5	109	4	131	5
Schmelzer	39	0	0	1	2	6	14[c]
Maschinenbediener	162	4	3	4	3	11	7
Oberflächenkontrolleure	86	2	2	3	4	8	10[c]
Fahrer	72	2	3	7	9	3	4
Kaltwalzer	42	1	2	4	12[c]	2	3
Kranfahrer	137	8	5[c]	7	5,5	6	4
Meister	95	18	14[c]	3	2	1	1
Werkstoffprüfer	82	7	9[c]	6	7	3	5

[a] Prävalenz zum 31. Dezember 1980. Bei allen Prävalenzraten handelt es sich um altersstandardi-sierte Werte, die nach der direkten Standardisierungsmethode berechnet wurden. Drei Altersklas-sen wurden zugrundegelegt: bis 35 Jahre, 35–49 Jahre, 50 Jahre und älter.

[b] In die Untersuchung wurden alle deutschen gewerblichen Arbeitnehmer, zuzüglich der Meister, einbezogen, die zum Stichtag seit mindestens 2 Jahren dem Werk angehörten. Dies waren 3311 Be-schäftigte.

Die der obigen Tabelle zugrundeliegende Grundgesamtheit von 2831 Beschäftigten ergibt sich aus der Herausnahme folgender Gruppen:

– der „Allgemeinen Verwaltung" mit ca. 350 Beschäftigten, da sie nicht zum Produktionsbereich zählt,

– der Beschäftigten (ca. 100), die chronische Mehrfacherkrankungen aufweisen. Die Prävalenz-berechnung bezieht sich folglich nur auf die Beschäftigten mit *einer* chronischen Erkrankung.

[c] p < 0,05, einseitige Fragestellung.

Stahlwerk B

Den Ergebnissen der 2. Stahlwerksstudie ist voranzustellen, daß ein Vergleich der beiden Werke aus 3 Gründen nur sehr begrenzt möglich ist. Zum einen waren im ‚Werk B' aus werksorganisatorischen Gründen Gruppen wie Schmelzer oder Fahrer nicht Gegenstand der Untersuchung. Zweitens ist der Altersaufbau der beiden Werke unterschiedlich. Drittens bestehen bei einigen Tätigkeitsgruppen zwischen den Werken wichtige arbeitsorganisatorische und qualifikatorische Unterschiede. In ‚Werk B' sind z. B. die Krankfahrer zentral in einem eigenen Betrieb zusammengefaßt, und es gibt die Möglichkeit der Ablösung durch Springer. In ‚Werk A' gehören dagegen die Krankfahrer organisatorisch zu den einzelnen Produktionsbetrieben, und es gibt kein Ablösesystem durch Springer. Oder: in ‚Werk B' verfügen mehr Meister über eine Meisterausbildung als in ‚Werk A'.

Bei den Herz-Kreislauf-Krankheiten liegt die Gruppe der *Disponenten* – sie sind für die Termin- und Materialdisposition sowie für die Programmverfolgung zuständig – deutlich über dem Werksdurchschnitt (Tabelle 3). Die Belastungssituation der Disponenten läßt sich dahingehend charakterisieren, daß hoher psychosozialer Arbeitsstreß (z. B. Verantwortung, Leistungsdruck, Ärger) einhergeht mit körperlicher Inaktivität (Sitzen, Bewegungsmangel).

Eine erhöhte Rate an Wirbelsäulenkrankheiten liegt u. a. bei den Gruppen der *Stationsschlosser* und der *Werkzeugmacher* vor. Aufgabe der *Stationsschlosser* ist die

Tabelle 3. Prävalenzraten chronisch-degenerativer Krankheiten für ausgewählte belastungshomogene Tätigkeitsgruppen in Stahlwerk B[a]

Tätigkeitsgruppen	Krankheitsarten					
		Herz-Kreislauf-Kranke		Magen-Darm-Kranke		Wirbelsäulenkranke
	n	n	%	n	%	n	%
Deutsche Arbeitnehmer[b]	1902	98	5	140	7	90	5
Stationsschlosser	104	6	9	9	6	10	11[c]
Werkzeugmacher	36	2	6	2	5	3	9
Kranfahrer	158	8	5	19	12[c]	8	5
Werkstattelektriker	32	0	0	3	11	1	5
Steuerleute Warmwalzen	48	2	3	4	11	1	2
Disponenten	38	6	12	0	0	1	1

[a] Prävalenz zum 31. Dezember 1981. Bei allen Prävalenzraten handelt es sich um altersstandardisierte Werte, die nach der direkten Standardisierungsmethode berechnet wurden. Drei Altersklassen wurden zugrundegelegt: bis 35 Jahre, 35–49 Jahre, 50 Jahre und älter.

[b] Die Untersuchung erstreckte sich auf 20 Betriebe. Nicht einbezogen waren (im Unterschied zum Stahlwerk A) Betriebe wie Schmelz-/Gießbetriebe, Transportbetrieb, Allgemeine Verwaltung u. a. Das erklärt, weshalb in dieser Tabelle keine Schmelzer, Fahrer, Kaltwalzer erscheinen. Die Grundgesamtheit (n = 1902) umfaßt alle deutschen gewerblichen Arbeitnehmer der 20 Betriebe zuzüglich der Meister, die zum Stichtag seit mindestens 2 Jahren dem Werk angehörten. Herausgenommen wurden 45 Beschäftigte, die chronische Mehrfacherkrankungen aufweisen.

[c] $p < 0{,}05$. einseitige Fragestellung.

Instandhaltung und -setzung der Maschinen und Anlagen eines bestimmten Produktionsbetriebs. Ihre Belastungssituation ist geprägt durch schwere körperliche Arbeit sowie nahezu ständiges Stehen, wozu eine Reihe psychosozialer Belastungen hinzukommen. In dieser Gruppe ist zugleich auch der Anteil der Herz-Kreislauf-Kranken erhöht. – Die *Werkzeugmacher* bilden eine spezielle Kategorie von Maschinenbedienern. Ihre Arbeit enthält körperliche Belastungen (u. a. bewegungsarmes Stehen) und einige psychosoziale Belastungen (aus maschinenbezogener Verantwortung, zeitlichen Anforderungen). – Die Schmelzer des ‚Werks B' konnten wie erwähnt nicht in die Studie einbezogen werden.

Kranfahrer, Steuerleute Warmwalzen, Werkstattelektriker haben gegenüber dem Werksdurchschnitt merklich erhöhte Krankheitsraten im Bereich chronischer Magen-Darm-Krankheiten. Die Belastungsprofile der Gruppen sind sehr unterschiedlich. Hier fehlt uns ein Schlüssel für das Verständnis des Belastung-Krankheit-Zusammenhangs.

Resümee

Fassen wir zusammen: chronische Herz-Kreislauf-Krankheiten kamen in allen 3 Untersuchungen gehäuft in Bereichen vor, wo hohe psychosoziale Belastungen gekoppelt waren mit physischer Inaktivität. Dieses Belastungsmuster ist aus der Literatur als relatives Risiko für Herz-Kreislauf-Krankheiten bekannt [2, 8].

Chronische Wirbelsäulenerkrankungen traten gehäuft unter muskulären Belastungen (schwere Muskelarbeit und/oder ständiges Stehen) auf, wobei zusätzlich psychosoziale Belastungen hinzukamen. Auch für diese Belastungskombination gibt es in der Literatur Hinweise auf ein Risiko für Wirbelsäulenerkrankungen [1, 3, 9, 10, 13].

Für chronische Magen-Darm-Krankheiten fanden sich dagegen keine konsistenten Belastung-Krankheit-Zusammenhänge.

Folgerungen und Maßnahmen

Von den geschilderten Untersuchungsergebnissen führt kein vorprogrammierter Weg zu praktischen Verbesserungsmaßnahmen. Die Befunde geben Hinweise auf ein erhöhtes arbeitsbedingtes Erkrankungsrisiko der Arbeitnehmer bestimmter Betriebsbereiche. Ferner lassen sich Belastungsarten benennen, die in den Bereichen vorherrschen. Offen bleibt jedoch, welche besonderen Belastungsgegebenheiten das erhöhte Risiko bedingen und welche Maßnahmen zur Risikoverringerung geeignet sind. Wie schon bei der *Belastungsanalyse,* so ist auch bei der praktischen *Anwendung* der betriebsepidemiologischen Ergebnisse die Einbeziehung der Beschäftigten notwendig. Die Belastungsanalyse bediente sich des Erfahrungswissens der Beschäftigten, um v. a. die psychosozialen Aspekte der Arbeitssituation zu bestimmen. Für die Entwicklung von Gestaltungsmaßnahmen ist die Einbeziehung der Beschäftigten aus mehreren Gründen erforderlich:

- Zur Ermittlung, welche Belastungen als beschwerdeverursachend empfunden werden.
- Wegen des verfügbaren Änderungswissens der Beschäftigten aufgrund ihrer langjährigen Arbeitserfahrung. Sie verfügen über eine besondere Kompetenz

darin, wie sich Veränderungsmaßnahmen in den Arbeitsablauf integrieren lassen.

- Der Erfolg von Gestaltungsmaßnahmen hängt u.a. von der Akzeptanz der Beschäftigten ab. Technische und arbeitsorganisatorische Veränderungen können von den Arbeitnehmern „unterlaufen" werden, wenn sie den präventiven Sinn nicht verstehen und die Maßnahmen als etwas Fremdes, Zugemutetes empfinden.
- Viele präventive Maßnahmen bedürfen der Ergänzung und Abstützung durch ein entsprechendes Verhalten der Beschäftigten, manche sind nur durch Verhaltensmodifikation möglich. Die hierfür erforderliche Motivation läßt sich – wie aus der Arbeitssoziologie und -psychologie seit langem bekannt ist – durch Beteiligung der Betroffenen an der Problemdefinition und am Veränderungsprozeß gewinnen und verstärken.

In gemeinsamen Beratungen mit einem der Stahlwerke schälte sich das folgende Modell als Grundlage für eine präventionsorientierte Anwendung der betriebsepidemiologischen Ergebnisse heraus. Wir unterscheiden dabei zwischen der *Untersuchungs*ebene, der *Planungs*ebene und der *Bewertungs*ebene der Intervention (Abb. 1). Auf allen Ebenen sind die Beschäftigten repräsentiert.

1. Die *Untersuchungsebene* dient der Datenerhebung zwecks Feinanalyse der Arbeitsbelastungen und der mit ihnen verbundenen Beschwerden. Dazu werden in den für die Intervention ausgewählten Tätigkeitsgruppen wiederholt Befragungen von Beschäftigten durchgeführt.
2. Aufgabe der *Planungsebene* ist erstens die Diskussion, welche Arbeitsbelastungen Krankheitswert für chronisch-degenerative Krankheiten haben, zweitens die Erarbeitung präventionsorientierter Gestaltungsvorschläge. Zwei Gremien sind hierfür vorgesehen:
   - Die *Projektteams*, die den belastungshomogenen Gruppen zugeordnet sind und gruppenspezifisch die Diskussions- und Planungsaufgabe wahrnehmen.

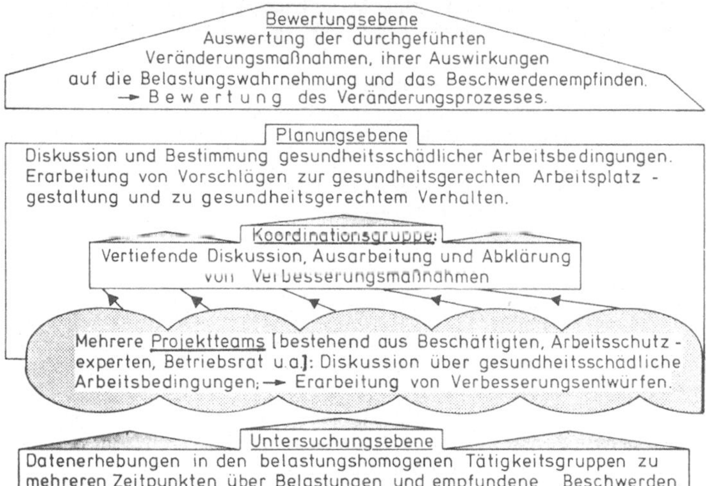

Abb. 1. Modell für eine präventionsorientierte Anwendung betriebsepidemiologischer Ergebnisse

- Eine *Koordinationsgruppe,* die den Diskussionsstand der Projektteams fortführt.

  Den Gremien gehören neben der Forschergruppe Vertreter der Werks-/Betriebsleitungen, des betrieblichen Arbeitsschutzes, des Betriebsrats und der Beschäftigten aus der jeweiligen Tätigkeitsgruppe an.

3. Die *Bewertungsebene* untersucht, wie sich die vorgenommenen Veränderungsmaßnahmen auf das gesundheitliche Befinden der Arbeitnehmer kurz- und längerfristig auswirken.

Ziel der genannten Gremien und Aktivitäten ist es, das Verfahren des betrieblichen Arbeitsschutzes auf die arbeitsbedingten Risiken chronisch-degenerativer Krankheiten zu erweitern und entsprechende Maßnahmen der gesundheitsgerechten Arbeitsgestaltung zu ermöglichen. An die Zusammenarbeit zwischen der externen Forschergruppe und dem Betrieb werden dabei besondere Anforderungen gestellt.

Literatur

1. Arnim D von, Höcherl G (1976) Die Bedeutung der nicht-beruflichen Erkrankungen aus der Sicht des Rheumatologen. Arbeitsmed Sozialmed Präventivmed 11: 245–248
2. Bronner K, Levi L (1973) Streß im Arbeitsleben. Musterschmidt, Göttingen
3. Dupuis H (1981) Belastungen – Beanspruchung – Streß am Arbeitsplatz durch Körperhaltung. In: Belastung – Beanspruchung – Streß am Arbeitsplatz. Universität Mainz (Berichte und Beiträge zur wissenschaftlichen Weiterbildung, Bd I, S 45–58)
4. Ferber C von (1983) Medizinsoziologische Aspekte der Vorsorge. In: Loose DA (Hrsg) Vorsorgemaßnahmen zur Erfassung der Gefäßkrankheiten. Einhorn, Reinbek, S 9–13
5. Ferber L von, Slesina W (1983) Betriebliche Mikroepidemiologie arbeitsbedingter Krankheiten. In: Deppe H-U, Gerhardt U, Novak P (Hrsg) Medizinische Soziologie, Jahrbuch 3. Campus, Frankfurt/M, S 105–131
6. Ferber C von, Ferber L von, Pöhler W (1983) Gesundheitsgerechte Arbeitsgestaltung – eine soziologische Utopie? In: Baethge M, Eßbach W (Hrsg) Soziologie: Entdeckungen im Alltäglichen. Hans Paul Bahrdt, Festschrift zu seinem 65. Geburtstag. Campus, Frankfurt/M, S 305–322
7. Ferber L von, Slesina W, Renner A, Schröer A (1983) Gesundheitsgerechte Arbeitsgestaltung. Sozialepidemiologische Untersuchung in einem Stahlwerk. In: Ferber C von, Badura B (Hrsg) Laienpotential, Patientenaktivierung und Gesundheitsselbsthilfe. Oldenbourg, München, S 237–254
8. Hüllemann K (1978) Zur Frage der Vermeidung der Streßreaktion durch körperliche Aktivität. In: Halhuber MJ (Hrsg) Psychosozialer „Stress" und koronare Herzkrankheit 2. Springer, Berlin, S 93–105
9. Junghanns H (1975) Die Wirbelsäule in der Arbeitsmedizin. Arbeitsmed Sozialmed Präventivmed 10: 157–160
10. Junghanns H (1977) Arbeitsmedizinische Vorsorge bei Wirbelsäulenschäden – Die Eignungsuntersuchung. Arbeitsmed Sozialmed Präventivmed 12: 49–53
11. Kliesch G, Nöthlichs M, Wagner R (1978) Arbeitssicherheitsgesetz. Kommentar. E. Schmidt, Berlin
12. Loose DA, Ferber C von, Ferber L von, Klocke A, Schmöe J (1982) Rehabilitationserfolg nach gefäßchirurgischen Eingriffen. Einhorn, Reinbek
13. Magora A (1973) Investigation of the relation between low back pain and occupation. Scandinav. Journal of Rehab Medicine, 5: 186–190
14. Slesina W (1985) Arbeitsanalyse unter dem Gesichtspunkt der Gesundheitsvorsorge. Habilitationsschrift Medizinische Fakultät Düsseldorf

Selbsthilfe und Gesundungsprozeß – dargestellt am Beispiel der Krebsselbsthilfegruppen*

E. Fink

Die Situation von Krebskranken

An Krebs zu erkranken, stellt für die Betroffenen eine erhebliche Einschränkung ihres körperlichen, psychischen und sozialen Wohlbefindens dar. Die Krankheit wird in hohem Maße als Belastung erlebt. Unsicherheit in bezug auf medizinischen Behandlungserfolg, die Angst vor dem Fortschreiten der Krankheit, und die Frage nach der Zeit, die noch bleibt, müssen irgendwie verarbeitet und beantwortet werden.

Da es in der Bundesrepublik Deutschland etwa 2 Millionen Krebskranke gibt, und jährlich ca. 220 000 Menschen neu an Krebs erkranken, und da die – wie die Statistik sie nennt – „bösartigen Neubildungen" an zweiter Stelle der Todesursachen stehen, stellt diese Krankheit ein gesundheitspolitisches und soziales Problem von hohem Ausmaß dar. Dieses wird im folgenden unter der Perspektive der Bewältigung im Alltag diskutiert.

Ein Leben mit Krebs bedeutet erstens körperliches Leiden. Schwerwiegende chirurgische, chemotherapeutische und/oder strahlentechnische Eingriffe gehen mit Schmerzen, Unwohlsein, Übelkeit, Haarausfall, u. U. auch Verbrennungen u. ä. einher. Krebs bedeutet in der Regel auch, mit einem „verstümmelten" Körper zu leben, sich mit der Tatsache auseinanderzusetzen, plötzlich behindert zu sein (Selbsthilfegruppen im Krebsnachsorgebereich bezeichnen sich z. T. selbst als Behindertengruppe).

Die Konfrontation mit dem eigenen beschädigten Körper und den darauf folgenden erwarteten und realen Reaktionen der anderen Menschen beinhaltet die Begegnung mit den Scham- und Peinlichkeitsschwellen unserer Kultur. Ausscheidungen des Körpers gehören in unserer Gesellschaft in den Tabubereich. Menschen mit einem künstlichen Harn- oder Darmausgang trauen sich oft nicht aus dem Haus, unter fremde Menschen, in die Öffentlichkeit zu gehen. Sie befürchten, „unangemessene Darmgeräusche und -gerüche" von sich zu geben. Deshalb ist die Frage des Versorgungsmaterials zentrales Thema in den Selbsthilfegruppen der ILCO (der Ileostomie-Kolostomie-Urostomie-Vereinigung). Dies ist nicht nur ein indivi-

---

* Das Projekt „Selbsthilfe im Krebsnachsorgebereich" wurde in der Zeit von 1980 bis 1983 am Institut für Soziale Medizin unter der Leitung von Professor H. A. Paul (†) durchgeführt. Mitarbeiter waren: Erika Fink, Monique Kriescher-Fauchs, Karlheinz Ortmann, Doris Schaeffer. Zeitweise mitgearbeitet haben Barbara Goez (†) und Jan Blumenstock.

duelles Problem, sondern Art und Ausmaß von Tabuisierungen und Sanktionen werden durch die Reaktionen der anderen konkretisiert. Ein „gut versorgter Anus praeter" trägt somit auch zur Verminderung des Risikos bei, einen „sozialen Tod" zu sterben.

Auch bei den brustamputierten Frauen ist die Ausstattung mit Prothesen und gut sitzenden Haltevorrichtungen ein wichtiges, aber nicht unumstrittenes Thema. Einige Frauen lehnen es ab, Brustprothesen zu tragen. Sie verstehen sich und ihre Krankheit im Zusammenhang mit der Umweltzerstörung, ihre Amputation als Zeichen für die Beschädigung unserer spezifisch organisierten, gesellschaftlichen Natur. Sie wollen nicht durch das Tragen einer Prothese dazu beitragen, diese Schäden zu verdecken und zu verheimlichen. Sie wollen sich in der Öffentlichkeit zeigen, so wie sie jetzt sind. Damit wollen sie ihre Mitmenschen auffordern, die Auseinandersetzung nicht nur über die „unheimliche Krankheit Krebs", sondern auch über unsere Lebensformen zu führen.

Es handelt sich aber nicht nur um den beschädigten Körper, sondern auch um die beschädigte Identität der betroffenen Frau oder des betroffenen Mannes. Von Teilnehmern der Selbsthilfegruppen wird es oft so formuliert: „Man ist kein vollwertiger Mensch mehr." Die Erkrankung stellt die gesamte Lebensführung in Frage. Zweifel tauchen auf: Was habe ich falsch gemacht in meinem Leben? Was kann ich noch tun, um das zu ändern? Die tägliche Auseinandersetzung mit dem Tod vor Augen ist unumgänglich. Darüber hinaus muß der Krebskranke auch lernen, mit der Angst und Hilflosigkeit der anderen – der Partner, Freunde, Bekannte oder auch der Ärzte – umzugehen. Die allgemeine Krebsangst sowie die Mystifikationen der Krankheit [7, 8] verkörpern sich in den anderen. Die Konfrontation mit dem Kranken führt dazu, daß diese signifikanten anderen oft in „stumpfem Schweigen" versinken. Der Rückzug der anderen erschwert die Auseinandersetzung mit der Krankheit.

Die Betroffenen sehen sich bei der Bewältigung des Alltags mit einer Reihe von sozialen Problemen konfrontiert. Sie müssen sich im Sozialversicherungs- und Behindertenrecht zurechtfinden und mit Rehabilitations- und Kuranträgen, dem unüberschaubaren Versorgungsangebot, der Vielfalt unterschiedlicher Zuständigkeiten usw. umgehen lernen. Die Rückkehr zum Arbeitsplatz ist oft schwierig, u. U. erfolgt eine Kündigung oder vorzeitige Berentung, das heißt oft auch Einkommensverlust und Prestigeeinbuße.

Gesundungsprozeß als Erwerb von Handlungskompetenz

Im folgenden wird der Beitrag diskutiert, den die Selbsthilfegruppen zur Gesundung des einzelnen leisten. Dabei wird hier gesund sein nicht als vollkommenes, körperliches, soziales und psychisches Wohlbefinden verstanden, denn dieses ist im Alltag und unter den gegebenen Umständen kaum erreichbar. Aus soziologischer Perspektive wird Gesundheit hier gesehen als Voraussetzung für Handlungsfähigkeit. Ein gesunder Mensch kann in seinem jeweiligen sozialen Zusammenhang Aufgaben übernehmen und Rollenerwartungen erfüllen. Durch zielgerichtetes Handeln entsteht Orientierung in seinem Leben, und sein Tun erhält einen Sinn. Für den einzelnen ist dies gleichbedeutend mit der Teilnahme am gesellschaftlichen Leben, an der Auseinandersetzung mit anderen und der Umwelt. Gesundsein bedeutet dann auch Akzeptieren der eigenen Einschränkung und Bejahung des Lebens mit den Behinderungen.

Krankheit ist u. a. gekennzeichnet durch Einschränkung der alltäglichen Aktivitäten und Erfahrungen sowie durch Rückzug aus dem gesellschaftlichen Leben. Im Laufe des Gesundungsprozesses gewinnt das Alltagshandeln – wieder oder auch neu – an Vielfalt, Differenziertheit und Kompetenz.

Die hier genannten Beispiele und Erfahrungen beziehen sich auf das Projekt „Selbsthilfe im Krebsnachsorgebereich" am Institut für Soziale Medizin an der Freien Universität Berlin, in dem eine mehrjährige Zusammenarbeit von 10 Berliner Krebsselbsthilfegruppen mit einer Arbeitsgruppe im Institut stattgefunden hat (vgl. Anmerkung, S. 171).

Gesundungsprozeß und Kompetenzaneignung in der Selbsthilfegruppe

In der psychosomatischen Forschung hat sich zunehmend die Erkenntnis durchgesetzt, daß der Patient größeren Einfluß auf den Krankheitsverlauf hat als bisher angenommen wurde [4, 5, 7].

Den ersten Schritt zur Gesundung muß jeder einzelne selbst gehen. Der Entschluß, in eine Selbsthilfegruppe zu gehen, für sich und für andere etwas zu tun, kann niemandem abgenommen werden. Dieser erste Schritt ist für Krebskranke besonders schwierig, weil die Psychosomatik der Krebserkrankung diese Menschen charakterisiert als solche mit gehemmter Bedürfnisäußerung, mit äußerlicher Angepaßtheit, Aufopferungsbereitschaft, einem harmonisierenden und konfliktvermeidenden Verhalten, das oft mit Hoffnungslosigkeit verbunden ist [3, 4, 5, 7, 8, 9]. Diese Struktur hat der Krebskranke zu überwinden, wenn er sich entschließt, in eine Selbsthilfegruppe zu gehen. Damit begibt er sich aus der passiven Patientenrolle heraus und ist entschlossen, selbst etwas für seine Gesundung zu tun.

Die Gruppe bietet ihm v. a. psychische Unterstützung. Er macht die Erfahrung, daß die leidvolle Begegnung mit der Krankheit von anderen geteilt wird, er mit seinen Schmerzen und seiner Not nicht alleine ist und daß auch andere damit fertig werden. Er erfährt, daß er durch die Gemeinschaft geschützt und getragen wird und seine lebensbedrohenden Probleme sich in der Gruppe relativieren können. Dadurch, daß er über seine speziellen Probleme und Ängste mit denen sprechen kann, die diese auch erfahren, wird er dahingehend ermutigt, daß es möglich ist, mit ihnen zu leben und das Leben lebenswert zu finden. Auch außerhalb der Gruppenabende besteht die Möglichkeit, jemanden anzurufen und mit ihm ein längeres Gespräch zu führen, wenn man glaubt, es nicht mehr alleine schaffen zu können.

Die therapeutischen Prozesse sowie die Aneignung von sozialer Kompetenz in Selbsthilfegruppen sind in der Literatur vielfach dargestellt worden [1, 2, 6]. In dieser Betrachtung werden v. a. Alltagsprobleme – wie Rechts- und Finanzierungsfragen, Therapiemöglichkeiten, prothetische Versorgungsangebote etc. – angesprochen.

Die Selbsthilfegruppe bietet eine Reihe von Hilfen bei praktischen Problemen. Das betrifft einmal die prothetische Versorgung. Für eine Brustprothese werden bestimmte Trägervorrichtungen gebraucht, um damit z. B. auch schwimmen gehen zu können. Da Chemotherapie oft mit Haarausfall verbunden ist, stellt sich auch die Frage nach tragbaren Perücken. Bei den Stoma-Trägern, also bei den Patienten mit künstlichem Harnblasen- oder Darmausgang, gibt es Probleme hinsichtlich der Hautverträglichkeit des auf den offenen Darmausgang gelegten Versorgungsmaterials. Viele Krebskranke stellen Fragen nach alternativen Therapien und entsprechenden Therapeuten. Außerdem informieren sie sich gegenseitig auch über Naturheilärzte und Heilpraktiker. Umfragen in Berlin haben ergeben, daß rund 50% der Krebskranken zusätzlich oder alternativ zu den naturwissenschaftlichen Methoden naturheilkundliche Präparate anwenden. Bei den brustamputierten Frauen tritt das Problem des Lymphödems auf, aber Lymphtherapeuten sind schwer zu finden. Einige Selbsthilfegruppen betonen immer wieder, daß sie keine medizinischen Ratschläge geben. Aber sie wissen oft Rat bei einer Reihe von praktischen Alltagsproblemen. Bei den Stoma-Trägern treten z. B. häufig Blähungen auf, die durch Verabreichung von Kümmel- oder Fencheltee gemildert werden können. Außerdem wird über Erfahrungen mit Medikamenten, Heilmethoden und Ernährungsumstellung etc. berichtet; d. h. es wird laienmedizinisches Wissen weitergegeben, das im Laufe mehrjähriger Zusammenarbeit auch hinterfragt werden kann.

Prothesen, Versorgungsmaterial, Heilmittel etc. sind teuer und stellen eine finanzielle Belastung für den Kranken dar. Hier findet ein Austausch darüber statt, inwieweit die Krankenkassen diese Kosten übernehmen, und es werden gemeinsame Anstrengungen zur Durchsetzung der Erstattungsfähigkeit unternommen. Auch Kuren werden unterschiedlich bezuschußt. Durch die gegenseitige Unterstützung ist es schon manchmal gelungen, einen höheren Zuschuß zu erhalten. In den Selbsthilfegruppen werden auch Akten über die verschiedenen Sanatorien geführt. Die Teilnehmer können sich informieren, welche Angebote in den verschiedenen Kurheimen gemacht werden, welche empfehlenswert sind und wie man zu einer Kur kommt, d. h. welche Formalitäten, Anträge usw. zu stellen sind.

Außerdem müssen Krebskranke, die oft vorzeitig - und manchmal auch gegen ihren Willen - in den vorzeitigen Ruhestand versetzt werden, sich mit ihren Rechten als Behinderte auseinandersetzen. Das heißt, sie müssen wissen, wie man einen Behindertenausweis beantragt, welche Vergünstigungen damit verbunden sind, wo man das zu beantragen hat, wie lange das dauert, wo ggf. Übergangsmöglichkeiten geschaffen werden können usw.

Hier eignen sich die Mitglieder in der Gruppe handfestes Wissen an, eine neue Kompetenz, die anderen nützlich ist. Dadurch werden sie zu Experten der Krebsnachsorge, und es besteht die Möglichkeit, daß der beschädigte Körper und die beschädigte Identität auf diese Weise in einem neuen Tätigkeitsfeld integriert und - mit neuem Sinn versehen - neu interpretiert werden können. Selbsthilfegruppenmitglieder erleben, daß sie Hilfe leisten, Trost spenden und andere unterstützen können. Sie wechseln damit ihre Rolle vom Kranken, vom Betreuten zu einem Betreuer und Helfer. Dementsprechend lehnen es einige Mitglieder aus Selbsthilfegruppen auch entschieden ab, als krank bezeichnet zu werden. Sie sind zwar von Krebs „betroffen", fühlen sich aber - zur Zeit - nicht krank oder eingeschränkt. - Dennoch wissen und fürchten sie, daß sie „es" wieder werden können.

In den Krebsselbsthilfegruppen entsteht auf diese Weise auch eine Orientierung und Handlungsfähigkeit, die über die Gruppe hinausweist und sich auch an die Öffentlichkeit richtet. Eine Frau von der Gruppe „Optimistische Krebse" formulierte das Ziel der Gruppe als „sich gegenseitig bei den durch die Krebserkrankung verursachten Problemen zu helfen. Ein Hauptaspekt liegt in der Erschaffung neuer Lebensperspektiven und neuer Lebensqualität. Einsamkeit und Isolation sollten aufgehoben und ein neues Selbstbewußtsein sollte erreicht werden. Mehr Aufklärung der Öffentlichkeit und Abbau der Tabuisierung und Diskriminierung der Krebskranken möchten wir gern erreichen." So kann die Gruppe zu einer Orientierung beitragen, die die Fähigkeit und den Willen zur Selbstabgrenzung, Selbstdifferenzierung und Selbstbehauptung stärkt. Adolf Muschg formuliert diese Möglichkeiten in seinem Vorwort zu Fritz Zorn's „Mars": Der Gedanke müßte unser Menschenbild umwälzen, daß wir an nichts so häufig sterben wie an unserer Unfähigkeit, mit den Bedingungen der selbstgeschaffenen Zivilisation in Frieden zu leben (jenem Frieden, der den Konflikt auslebt, statt ihn verdrängen zu müssen)" [10].

Literatur

1. Aßmann G et al. (1981) Lernen den Alltag besser zu bewältigen. In: Kickbusch I, Trojan A (Hrsg) Gemeinsam sind wir stärker. Fischer, Frankfurt/M
2. Deneke E (1979) Mein Weg in die Selbsthilfegruppe. Med Mensch Gesellschaft 4/1: 53–59
3. Grossarth-Maticek R (1979) Soziales Verhalten und die Krebserkrankung. Beltz, Weinheim Basel
4. Grossarth-Maticek R (1979) Krankheit als Biographie. Ein medizinsoziologisches Modell der Entstehung und Therapie der Krebserkrankung. Kiepenheuer & Witsch, Köln
5. Le Shan (1963) Untersuchungen zur Persönlichkeit der Krebskranken. Z Psychosom Med 9: 246–256
6. Moeller ML (1978) Selbsthilfegruppen. Rowohlt, Reinbek
7. Simonton OC et al. (1982) Wieder gesund werden. Rowohlt, Reinbek
8. Sontag S (1978) Krankheit als Metapher. Hanser, München Wien
9. Stierlein H, Wirsching M (1979) Psychische Aspekte der Onkologie. In: Krokowsky E (Hrsg) Neue Aspekte der Krebsbekämpfung. Thieme, Stuttgart, S 146–152
10. Zorn F (1977) Mars. Kindler, München

Sozialmedizinische Analyse der ambulanten Medizin mit Dokumenten der gesetzlichen Krankenversicherung

D. Borgers und W. F. Schräder

Ambulante Versorgung und Epidemiologie

Noch vor wenigen Jahren war die ambulante Medizin weitgehend unerforscht, und von einer ihr eigenen Forschungsmethodik konnte kaum gesprochen werden. Diese Aussage von Abelin [1] verweist auf ein Forschungsfeld, dem sich das Zentralinstitut für die kassenärztliche Versorgung und die Krankenkassen in den letzten Jahren widmeten. Die vom Zentralinstitut 1977 publizierte „Verden-Studie" [7], in der die Behandlung von 1276 Patienten aus 13 allgemeinärztlichen Praxen beschrieben wurde, sowie die 1979 veröffentlichten „Beiträge zur Analyse der Wirtschaftlichkeit ambulanter Versorgung" [10], die sich mit den Dokumenten der gesetzlichen Krankenversicherung auseinandersetzen, sind Ausdruck dieser Anstrengungen. Gleichzeitig begannen auch die gesetzlichen Krankenkassen Daten der ambulanten Versorgung für sozialmedizinische und gesundheitsökonomische Fragestellungen zu untersuchen. Der Schwerpunkt dieser Arbeiten lag auf der Analyse von Arzneimittelverordnungen [4, 13], die sich zunächst auf die Preis- und Ausgabenentwicklung konzentrierten, in letzter Zeit jedoch auch zunehmend sozialmedizinische Fragestellungen zum Gegenstand haben [2, 5, 8]. Ein wichtiger Ausgangspunkt dieser sozialmedizinischen Forschungsrichtung ist die Tatsache, daß in der ambulanten Medizin mehr noch als in anderen wissenschaftlich fundierten Praxisbereichen ein Widerspruch auftritt: das klinisch orientierte Ausbildungs- und Handlungsmodell der Medizin ist in vielen Fällen nicht adäquat einsetzbar, um die Probleme der Patienten zu lösen. Dieses Modell ist zugeschnitten auf einen morphologisch und pathophysiologisch beschriebenen Fall, seine differentialdiagnostische Abklärung und die darauf aufbauende spezifische Therapie. Dieses Denk- und Handlungsmuster gerät in Widerspruch zur Realität der Probleme von Patienten in der ambulanten Versorgung, deren Hauptausrichtung die allgemeinärztliche Betreuung der Bevölkerung darstellt. Die aus der klinischen Ausbildung entlassenen Ärzte müssen Strategien einer angemessenen ambulanten Behandlung selbst entwickeln, da eine systematische Ausbildung in diesem Bereich nicht existiert. Die an der Verden-Studie [7] beteiligten Allgemeinpraktiker haben daher gefordert, daß die wissenschaftliche Basis für die Allgemeinmedizin dringend verbessert werden muß.

Die geringe wissenschaftliche Fundierung der ambulanten Praxis hat zur Folge, daß über ihre Wirksamkeit und Wirtschaftlichkeit nur wenig bekannt ist [9]. Es sind daher sowohl Fragen nach der Wirksamkeit, Zielrichtung und Qualität der Behandlung aus sozialmedizinischer und epidemiologischer Sicht zu stellen, wie auch Fragen nach dem zweckmäßigen Einsatz der verfügbaren Mittel aus gesundheitsökonomischer Sicht. Die folgenden Fragestellungen sollten z. B. mit sozialmedizinischer Methodik beantwortet werden können:

- Wie erfolgt die Betreuung chronisch Kranker? Ist hier ein langfristiges Betreuungskonzept erkennbar? Wie ist die Kontinuität der Behandlung?
- Welche Auswirkungen hat die Arztdichte auf die Inhalte der Behandlung?
- In welcher Weise werden schulmedizinische Standards in der Praxis modifiziert?
- Auf welche Weise erfolgt der Einsatz von Medikamenten bei verschiedenen diagnostischen Gruppen?

Dies ist nur eine kleine Auswahl möglicher Fragestellungen, die dringend einer Beantwortung zugeführt werden müssen. Viele der vorliegenden Untersuchungen, die die Praxis des niedergelassenen Arztes zum Gegenstand haben, beschränken sich auf Fragen betriebswirtschaftlicher Rationalität. Dies liegt nicht zuletzt an den empirischen Schwierigkeiten von Untersuchungen, die die oben genannten Fragestellungen beantworten sollen.

Methodenprobleme einer behandlungsepidemiologischen Forschung

Für den empirischen Zugang zur ambulanten Versorgung stehen im wesentlichen 5 Forschungsmethoden zur Verfügung:

- die Befragung der Beteiligten (Arzt, Beschäftigte in der Arztpraxis, Patienten),
- die teilnehmende Beobachtung,

Tabelle 1. Individuenbezogene Prozeßdaten

Dokumente/Belege	Inhalt	Wichtige Einzelmerkmale
Mitgliederverzeichnis der Krankenkassen	Sozialdaten des Versicherten	Geburtsjahr, Geschlecht, Versichertenstatus, Beruf
Arbeitsunfähigkeitsbescheinigung	Arbeitsunfähigkeit	Begründung (Diagnose); Beginn und Ende
Krankenhausaufnahme- und Entlassungsanzeige	Stationäre Behandlung	Aufnahme- und Entlassungsdiagnosen, Beginn und Ende des Aufenthalts, Art des Krankenhauses
Behandlungsscheine der Ärzte (Kranken-, Überweisungs-, Notfall-, Vorsorge-, Belegarztscheine)	Behandlung durch niedergelassene Ärzte	Fachgruppe des Arztes; Diagnosen (quartalsbezogen); diagnostische und therapeutische Leistungen gemäß BMÄ-Positionen mit Datum
Verordnungsblätter (Rezepte)	Medikamentöse Behandlung	Verordnender Arzt, Arzneimittel nach Spezifität und Menge (Preis); Datum
Rechnungen der Heil- und Hilfsmittellieferanten	Physikalisch-therapeutische Behandlung, optische, akustische, orthopädische und sonstige Hilfsmittel	Verordnender Arzt; Heil- und Hilfsmittel nach Art und Menge; Datum

- die Auswertung der routinemäßig anfallenden Behandlungsunterlagen aus der Arztpraxis, wie sie z. B. in der klinischen Forschung in bezug auf die Krankheitsakte häufig angewendet wird,
- die Auswertung von standardisierten dokumentierten Behandlungsunterlagen einer Praxis, wobei die Dokumentationsstandards vorgegeben wurden und schließlich die hier zur Diskussion stehende
- Auswertung von Routinedaten der gesetzlichen Krankenversicherung (GKV).

Alle genannten Methoden haben spezifische Vor- und Nachteile. Die Vorteile der hier angewandten Auswertung von Routinedaten sind im Vergleich zu den anderen Methoden in folgenden Gesichtspunkten zu sehen:

- Die Erhebungs- und Erfassungskosten sind gering; insofern können Erhebungen für größere Populationen durchgeführt werden.
- Die ambulante Behandlung eines Patienten wird über verschiedene Institutionen über einen längeren Zeitraum chronologisch exakt abgebildet.
- Insbesondere die ärztlichen Leistungen sowie die einzelnen Arzneimittel und sonstige Heilmittel werden gut und ausreichend kommentiert.

Bevor auf die spezifischen Mängel der Methode eingegangen wird, sind in Tabelle 1 die GKV-Routinedaten schematisch zusammengefaßt.

Aufgrund der Auswertung und der Aufnahme dieser Daten mit Hilfe eines Datenbanksystems lassen sich spezifische Aufbereitungsformen erarbeiten, von denen eine wichtige das „Versichertenblatt" ist. Das Versichertenblatt beinhaltet die personenbezogene Darstellung der ärztlichen Behandlung in chronologischer Reihenfolge. Die folgende Übersicht enthält den Ausschnitt des Versichertenblattes (anonymisiert) eines 28jährigen diabetischen Patienten (All, Allgemeinarzt; D, Diagnose; L, ärztliche Leistung; R, Rezept).

Zum Aussagegehalt von Routinedaten der gesetzlichen Krankenversicherung

Die in der ambulanten Medizin bisher hauptsächlich benutzte Methode der Forschung beruhte entweder auf der nachträglichen Analyse von ärztlichen Unterlagen oder auf der speziellen Ausfüllung von Erhebungsbögen während oder nach dem Arzt-Patient-Kontakt. Die Verwendung der ärztlichen Niederschrift (Analog der Krankenakte) ist vor allem durch deren Unvollständigkeit und unsystematischen Charakter erschwert. Die Verwendung spezieller Erhebungsbögen auf der anderen Seite ist valider, aber sie ist aufwendig bzw. sie muß zusätzlich in den Arbeitsalltag eingeführt werden.

In Krankenversicherungssystemen, besonders in jenen, welche auf Einzelleistungsvergütung beruhen, hat man zusätzlich die Möglichkeit auf diese Unterlagen zurückzugreifen. Auf den Abrechnungs- und sonstigen Belegen werden dabei Behandlungsepisoden in unterschiedlicher Weise dokumentiert. Es gilt zu prüfen, ob nicht für bestimmte Fragestellungen auf diese Möglichkeit zurückgegriffen werden kann. Der große Vorteil besteht in dem Vorhandensein der Informationen in strukturierter Form, so daß, besonders bei Verwendung von EDV in der Verwaltung, Anwendungen möglich werden, die sonst vor allem wegen des hohen Aufwandes praktisch möglich sind. Die Arbeiten von Knoblich, Karbe u. a. zeigen verschiedene

Arzt	Datum		Behandlungsanlaß/Leistungen	Ausgaben
All	21.10.75	D	Diabetes mellitus	
	-22.12.75			
		D	N.N.bez. Bronchitis	
		D	Nervosität und Schwächezustände	
	22.04.75	L	chemisch-quantitative Analyse des Blutzuckers nach qualifiziertem Verfahren	10.00
		L	Mikroskopische Untersuchung des Harnsediments	3.50
		L	Harnuntersuchung mittels Teststreifen bzw. Reagenzzubereitungen	2.00
		R	Depotinsulin ‚Hoechst' AP	38.55
	05.05.75	L	Toxoidimpfung (Toxoidbehandlung) oder Toxoidzweitinjektion	3.00
		L	Blutkörperchen Senkungsgeschwindigkeit einschl. Blutentnahme	5.00
		L	2mal chem. A. schwierig-quantitativer Art, wie Aceton, Albumin u. dgl.	24.00
		R	Tetanol-Ampulle	2.35
		R	Otriven-Tropfen	3.85
		R	Mulltupfer	27.80
	26.05.75	L	Chemisch-quantitative Analyse des Blutzuckers nach qualifiziertem Verfahren	10.00
		L	Mikroskopische Untersuchung des Harnsediments	3.50
		L	Harnuntersuchung mittels Teststreifen bzw. Reagenzzubereitung	2.00
		R	Depotinsulin ‚Hoechst' AP	38.55
		R	Rezeptur	1.45

Gebiete und inhaltliche Fragestellungen, für die eine Bearbeitung möglich ist. Die Auswahl und Art der Unterlagen beschränkt die Möglichkeiten - z.B. sind Analysen, die auf die Ergebnisse von Diagnostik und ärztlicher Untersuchung angewiesen sind - nicht möglich, wegen des gänzlichen Fehlens dieser Angaben.

Die Validität der Diagnose

Für sozialmedizinische Fragestellungen, die sich nicht nur auf Mengen- oder Kostenaspekte beziehen, ist die Validität vor allem der Diagnose ein relevantes Kriterium für die Nützlichkeit dieses Ansatzes. Eine Skepsis gegenüber den dokumentierten „Abrechnungsdiagnosen" ist angebracht, wenn man die Gepflogenheiten ärztlicher Alltagspraxis in bezug auf das Ausfüllen der „Scheine und Zettel" kennt. Der Informationsgehalt einer solchen Diagnose muß spezifiziert werden, bzw. die Frage stellt sich, ob nicht durch ein geeignetes Verfahren die Aussagefähigkeit erhöht werden kann.

Welche Verfahren bieten sich hier an:

1. Verwendung von Diagnosen, die auch auf solchen Unterlagen als valide angesehen werden können, z. B. Unfalldiagnosen usw.
2. Kongruenz von Diagnosen auf den unterschiedlichen Belegen oder von verschiedenen Ärzten.
3. Einbettung der Diagnose in (validere) Informationen, z. B. Medikation, Krankheitsverlauf, diagnostische Tests (Kontextanalyse).

Von den verschiedenen Verfahren wird hier das letztere als universell verwendbares benutzt. Die Diagnose verliert dabei ihre Absolutheit zur Identifikation. Der Fall als Untersuchungsobjekt wird nämlich bei diesem Ansatz aus der Übereinstimmung mehrerer Teilinformationen rekonstruiert: 1. Diagnose, 2. Therapie, 3. Krankheitsverlauf, 4. Umfeldinformationen.

Mit diesem Verfahren können Behandlungsepisoden genügend genau abgegrenzt werden. Für die meisten Fragestellungen ist auch das Problem der Fehldiagnose nicht so relevant. Um eine Fehldiagnose auszuschließen, bedürfte es eigener Nachuntersuchungen mit expliziten Kriterien im Einzelfall. Solche Nachuntersuchungen sind jedoch nicht möglich, aber auch im Regelfall nicht nötig. In bezug auf die anderen dokumentierten Tatbestände (z. B. diagnostische Tests, Leistungen, Medikation) ist davon auszugehen, daß hier Validitätsprobleme vernachlässigbar sind. Da die Dokumentation gleichzeitig Basis für die Abrechnung ist, ist die hohe Vollständigkeit plausibel. Die „Fälschung" von Dokumenten soll hier nicht zur Debatte stehen.

Aktuelle Forschungen und Entwicklungsperspektiven

Bisher wurden erst wenige Studien, welche die GKV-Routinedaten in medizinischen Details benutzten, veröffentlicht [3, 7, 10]. Diese Studien befaßten sich mit folgenden Themen:

- Probleme bei der Behandlung mit Resochin,
- Verordnung von Distraneurin an Alkoholkranken,
- Kontinuität der Arzneimitteltherapie bei Hypertonie,
- Behandlung von Störungen der Zyklusreifung,
- Epidemiologie und Behandlung des Magengeschwürs,
- Arzneimittelverbrauch bei älteren Menschen,
- kurze Arbeitsunfähigkeit und ärztliche Behandlung,
- psychosoziale Betreuung im Rahmen der ärztlichen Behandlung Schwangerer,
- lange Perioden der Arbeitsunfähigkeit.

Auf der Jahrestagung der Deutschen Gesellschaft für Sozialmedizin im Jahre 1984 wurde in der Sitzung der Arbeitsgruppe Epidemiologie über einige Forschungsvorhaben berichtet, die hier abgedruckt sind. Zur Zeit befinden sich weitere Studien zu den folgenden Themen in Bearbeitung:

- ambulante Behandlung im Vorfeld des Myokardinfarkts,
- die ambulante Behandlung von Harnweginfekten bei Kindern und Jugendlichen,

- die ambulante Betreuung von Markumar-Patienten,
- die Antibiotikatherapie im Vergleich von deutschen und ausländischen Patienten,
- ambulante Therapie der Psoriasis,
- die Behandlung von Erkrankungen der Leber im Vergleich von Allgemeinärzten und Internisten,
- Krankheitsfälle mit psychosozialem Hintergrund bei Kindern.

Die Durchführung von Studien dieser Art ergibt einen konkreten und wichtigen Einblick in das alltägliche Geschehen der Arztpraxis. Auf dem Hintergrund solcher empirischer Belege können Programme für eine Verbesserung der Rationalität, Effektivität und Qualität der ambulanten Versorgung begonnen werden. Die Rückkoppelung des täglichen Geschehens in der Praxis und seine kritische Evolution ist wichtiger Input für die Fortbildung und gesellschaftliche Einflußnahme. Die vorgelegten Analysen sind insofern nur der 1. von 2 wichtigen Schritten.

Literatur

1. Abelin T (1984) Vorwort. In: Borgers D, Schräder WF (Hrsg) Behandlungsverläufe in der ambulanten medizinischen Versorgung. Bundesminister für Arbeit und Sozialordnung, Bonn (Schriftenreihe Gesundheitsforschung, Bd 99, S VII ff)
2. Borgers D, Schräder WF (Hrsg) (1984) Behandlungsverläufe in der ambulanten medizinischen Versorgung. Bundesminister für Arbeit und Sozialordnung, Bonn (Schriftenreihe Gesundheitsforschung, Bd 99)
3. Borgers D, Schräder WF (1984) Arbeitsunfähigkeit und ärztliche Behandlung. Technische Universität, Berlin (BASIG-Schriftenreihe, Bd 13)
4. Greiser E, Westermann E (1976) Verordnungen niedergelassener Ärzte in Niedersachsen, vorläufige Analyse. Ms, Düsseldorf Hannover
5. Mall G (1984) Die kassenärztliche Primärversorgung: Ein Vergleich zwischen praktischen Ärzten und Internisten. Mitt Berufsverbandes Dtsch Internisten 8: 170 ff
6. Meye MR, Schwärtz F-W (1984) Transparenzprojekte in der GKV. Hrsg. vom Zentralinstitut für die kassenärztliche Versorgung, Köln (Wissenschaftliche Reihe, Bd 29)
7. Moehr JR, Haehn KD (1977) Verdenstudie-Strukturanalyse allgemeinmedizinischer Praxen. Zentralinstitut für die kassenärztliche Versorgung, Köln (Schriftenreihe des Zentralinstituts für die kassenärztliche Versorgung in der Bundesrepublik Deutschland, Bd VII)
8. Reim H-G (1981) Kritik der Arzneitherapie in einer großstädtischen Allgemeinpraxis. Dissertation Freie Universität, Berlin
9. Schräder WF, Borgers D (1983) Qualität, Rationalität, Effektivität - Forschung in der ambulanten Medizin mit Dokumenten der gesetzlichen Krankenversicherung. Argument-Sonderband AS 102: 62-73
10. Schwefel D, Brenner G, Schwartz FW (1979) Beiträge zur Analyse der Wirtschaftlichkeit ambulanter Versorgung. Zentralinstitut für kassenärztliche Versorgung in der Bundesrepublik Deutschland, Köln (Wissenschaftliche Reihe, Bd 12)
11. Tietze KW, Thiele W (1984) Schwangerschaftsvorsorge, Schwangerschaftsversorgung und Betreuungsbedarf Schwangerer. In: Albrecht-Richter J, Thiele W (Hrsg) Prävention bei Schwangeren und Säuglingen. Technische Universität, Berlin (BASIG-Schriftenreihe, Bd 12)
12. Wissenschaftliches Institut der Ortskrankenkassen (1983) Analyse und Struktur von Arzneimittelausgaben der Krankenversicherung der Rentner. Wissenschaftliches Institut der Ortskrankenkassen, Bonn
13. Wissenschaftliches Institut der Ortskrankenkassen (1984) Arzneimittelverordnungen 1983 aus Daten des GKV-Arzneimittelindex. Wissenschaftliches Institut der Ortskrankenkassen, Bonn

Verordnung von Medikamenten während der Schwangerschaft

I. Knoblich

Einleitung

Es gehört zur traditionellen Aufgabe der Epidemiologie nicht nur das Krankheitsgeschehen in Bevölkerungsgruppen zu beschreiben, sondern auch im Hinblick auf spezifische Expositionen gegenüber einzelnen Schadstoffen zu analysieren, in der Umwelt - umweltmedizinisch -, der Arbeitswelt - arbeitsmedizinisch -, oder in der Reproduktionssphäre aufgrund von Nahrungs- oder Genußmitteln.

Zu diesem Ansatz gehört die Analyse der auf den Menschen einwirkenden iatrogenen Noxen durch Arzneimittel. Dieser Aspekt gewinnt dann an Bedeutung, wenn sich eine klinische Prüfung aus ethischen Gründen verbietet und Ergebnisse aus Tierversuchen eine beschränkte Übertragbarkeit auf den Menschen besitzen. Dies ist z. B. der Fall bei der Frage nach der keimschädigenden Wirkung (Teratogenität) von Arzneimitteln, die während der Schwangerschaft eingenommen werden. Wie man inzwischen weiß, ist die Plazenta für fast alle Medikamente mehr oder weniger durchlässig. Selbst hochmolekulare Substanzen, wie Insulin passieren in Anteilen die Plazentaschranke. Die Pharmakologie der Mutter kann deshalb die Toxikologie der Leibesfrucht sein.

Durch die Teratogenität vieler Wirkstoffe werden nach Schätzung von Kunz u. Schreiner [5] 1 bis 2 mißgebildete Kinder auf 2000 Neugeborene verursacht.

Da nur für einen kleinen Anteil der im Handel befindlichen Arzneimittel gesicherte Erkenntnisse über die Auswirkungen der enthaltenen Wirkstoffe auf das Ungeborene existieren, rät die Rote Liste in jedem Fall strengste Maßstäbe an die Indikation zu legen. Ärzte sollten sich bei erforderlicher medikamentöser Behandlung während einer Schwangerschaft außerdem auf langeingeführte Substanzen, für die Schäden der Frucht nicht bekannt sind, beschränken. Das Abwägen zwischen dem Risiko bleibender Schäden für das Kind und dem ärztlichen Auftrag, die Schwangere zu behandeln bzw. Befindensstörungen zu lindern, stellt eine ethische Herausforderung dar, und setzt auch Erfahrungen mit der medizinischen Betreuung von Schwangeren voraus.

Über das Verordnungsverhalten von Ärzten liegen für die Bundesrepublik nur bruchstückhafte Kenntnisse vor [6]. Die vorgestellte Untersuchung kann hierzu nur einen kleinen Ausschnitt beitragen. Da ihr routinemäßig von den Krankenkassen erfaßte Daten zugrundeliegen, läßt sich diese Darstellung jederzeit für größere Gruppen ermitteln und über lange Zeiträume fortschreiben sowie in flächendeckender Weise für Regionalvergleiche verwenden.

Eine Verknüpfung entsprechender Informationen mit den aufgetretenen Mißbildungen bei Neugeborenen könnte außerdem das Wissen über die Teratogenität von Arzneimitteln erweitern.

Methode

Das Verordnungsverhalten von Ärzten läßt sich von 3 Seiten her erfassen: Durch die Erhebung der Medikamente, die von Patienten in einem bestimmten Zeitraum eingenommen werden, Medikamente, die von Ärzten in entsprechendem Zeitraum verordnet werden und schließlich der Medikamente, die auf Rezept in Apotheken erworben werden.

Für den erstgenannten Ansatz kommen Patientenbefragungen oder Tagebuchaufzeichnungen als Erhebungsinstrument in Betracht. Diese Methode ist jedoch mit einem großen Bias behaftet, da das Gedächtnis von Laien für erfolgte Pharmakotherapie, wie jeder Arzt aus Erfahrung weiß, meist sehr unzuverlässig ist. Tagebuchaufzeichnungen über eingenommene Medikamente haben demgegenüber den Vorteil der relativ lückenlosen Erfassung aller Pharmaka, beeinflussen jedoch das Einnahmeverhalten, so daß hiervon keine repräsentativen Ergebnisse zu erwarten sind.

Wesentlich genauer und mit geringerem Aufwand läßt sich das Verordnungsverhalten der Ärzte auf Grundlage der ausgestellten Rezepte darstellen. Diese erlauben – im Gegensatz zu jeder Befragungsmethode – die namentliche Erfassung des verordneten Arzneimittels einschließlich Packungszahl und -größe. Diese Methode hat jedoch den Nachteil, daß Informationen über direkt an den Patienten ausgegebene Ärztemuster und freiverkäufliche Medikamente fehlen.

In der vorzustellenden Untersuchung wurden nur die Rezepte einbezogen, die auch tatsächlich in Apotheken eingelöst wurden. Somit nur die Verordnungsfälle, in denen Medikamente in die Hände von Patienten gelangten.

Da die eingelösten Rezepte in der Verwaltungsroutine der gesetzlichen Krankenkassen ohnehin erfaßt werden, bedarf es für die genannte Fragestellung keiner Sondererhebung. Dieser Umstand besitzt den Vorteil, daß für Abrechnungszwecke erhobene Daten einer sehr genauen Fehlerkontrolle unterzogen werden, da die Anforderung an Vollständigkeit und Genauigkeit entsprechend hoch ist. Zusätzlich lassen sich personenbezogene Merkmale aus den anonymisierten Versicherten- und Arztdateien der Kasse ohne großen Aufwand mit den Verordnungen verknüpfen.

Das empirische Ausgangsmaterial

Im Datenmaterial der Untersuchung sind 724 Frauen erfaßt, die zwischen dem 1. Januar 1975 und 31. Oktober 1976 entbunden haben. Nicht berücksichtigt sind die nichtausgetragenen Schwangerschaften, sowie die wenigen mit Hausgeburt.

Von den untersuchten 724 Frauen konnten nur 96 über ihre gesamte Schwangerschaftsdauer betrachtet werden. Deshalb wurden aus der Summe der je Frau erfaßten Schwangerschaftstage und der angenommenen Schwangerschaftsdauer von 270 Tagen rechnerische Schwangerschaften ermittelt, insgesamt 412. Der Schwangerschaftsbeginn wurde vom Aufnahmetag in der Klinik mit 270 Tagen zurückgerechnet. Ob die Schwangerschaft der Betroffenen oder dem Arzt zum gegebenen Zeitpunkt bekannt war, entzieht sich unserer Kenntnis.

Ein besonderes Problem hinsichtlich der zu befürchtenden Fruchtschäden stellt ohnehin die Frühschwangerschaft dar, die beiden – Arzt und Patientin – während der kritischen Phase häufig noch nicht bekannt ist. Eine Berücksichtigung erfährt diese Problematik durch spezielle Betrachtung der Verordnungen zu den einzelnen Stadien der Schwangerschaft.

Insgesamt wurden 812 verschiedene Arzneimittelspezialitäten verordnet, die nach 28 Indikationsgruppen – eine Zusammenfassung der von Greiser u. Westermann [2] erstellten 72 „Therapeutischen Klassen" – gruppiert wurden. Jede einzelne Arzneimittelspezialität wurde aufgrund der enthaltenen Wirkstoffe Risikoklassen zugeordnet. Diese Gruppierung erfolgte nach einem Vorschlag von Borchert und Baß vom Institut für Toxikologie und Embryonalpharmakologie der Freien Universität Berlin [4]. Dabei wurde berücksichtigt, daß einige Versuche zur Klassifizierung von Medikamentengefahren speziell bei Einnahme in der Schwangerschaft in deutscher Sprache bereits publiziert sind und dem verordnenden Arzt zur Verfügung stehen. Im Zeitraum der Erhebung (1975) gab es derartige Klassifizierungen jedoch noch nicht [1, 4, S. 15, 7].

In das Bewertungsschema wurden Ergebnisse epidemiologischer Studien am Menschen und tierexperimentelle Daten einbezogen.

Ergebnis

Bezogen auf die Frauen, die mit ihrer gesamten Schwangerschaftsdauer erfaßt wurden (n = 96) erhalten 11,5% keine Verordnungen. Ähnliche Angaben finden sich im Collaborative Perinatal Project – einer amerikanischen, prospektiv angelegten, epidemiologischen Studie über Geburtsgebrechen und Medikamenteneinnahme in graviditate ([5], S 1). Die übrigen erhalten durchschnittlich 11,5 Verordnungen. Im Extrem wurden im Verlauf einer Schwangerschaft 33 Arzneimittelpackungen auf Rezept erworben. Hierin sind auch die Verordnungen enthalten, die sich durch die Mitbehandlung bei mehreren Fachärzten ergeben können. Bezogen auf die Gesamtzahl der *errechneten* Schwangerschaften ergeben sich 8,79 Verordnungen je Schwangerschaft (Tabelle 1).

Dieses Ergebnis liegt im bislang gefundenen Trend des sich im Laufe der vergangenen Jahre ständig steigenden Arzneimittelkonsums. Heinonen [3] fand für die Jahre 1958–65 3,8 Verordnungen je Schwangerschaft, Mauss [6] für die Jahre 1968–71 5,1 Medikamente mit deutlicher Zunahme beim Vergleich der Jahre 1961–63 und 1968-71.

Die Verordnungen besitzen einen Gipfel im 2. Schwangerschaftsmonat und zum Beginn des letzten Trimenon, um zum Ende der Schwangerschaft wieder drastisch zu fallen.

Während also die Schwangere noch vor dem Schwangerschaftsnachweis durchschnittlich „nur" 0,6 Verordnungen erhält, begründet möglicherweise allein die Tatsache einer Schwangerschaft einen zusätzlichen medikamentösen „Bedarf". Einen großen Anteil (40%) machen dabei Vitamin-Eisen- und Kalkpräparate aus. Beson-

Tabelle 1. Verordnungen je Schwangerschaft (n = 412) nach Indikationsgruppen [4]

Indikationsgruppe	Absolut	Relativ	Je Schwanger- schaft
Vitamin-Eisen-Kalkpräparate	1440	39,7	3,49
Externa	282	7,8	0,68
Magen-Darm-Mittel	252	6,9	0,61
Migräne, Schwindel, Erbrechen	235	6,5	0,57
Gefäßdilatanzien, Antivarikosa	204	5,6	0,50
Chemotherapeutika	170	4,7	0,41
Schmerz- und Fiebermittel	162	4,5	0,39
Sedativa, Psychopharmaka, Hypnotika	126	3,5	0,31
HNO-Mittel	126	3,5	0,31
Hustenmittel	112	3,1	0,27
Gynäkologische Hormonpräparate	94	2,6	0,23
Antihypotonika	84	2,3	0,20
Antihypertonika	79	2,2	0,19
Harnwegsdesinficitientia u. Diuretika	44	1,2	0,11
Spasmolytika	43	1,2	0,10
Vaginalmittel	36	1,0	0,09
Homöopathika	26	0,7	0,06
Verschiedenes	19	0,5	0,05
Herz-Koronar-Mittel	17	0,5	0,04
Rheumamittel	16	0,4	0,04
Kortisonpräparate	14	0,4	0,03
Asthmamittel	13	0,4	0,03
Antiepileptika	10	0,3	0,02
Gallen- und Leberpräparate	8	0,2	0,02
Allgemeine Hormonpräparate	8	0,2	0,02
Sera- und Impfstoffe	7	0,2	0,02
Entfettungsmittel	1	0,0	0,00
Röntgenkontrastmittel	1	0,0	0,00
Summe	3629	100,0	8,81

ders in der zweiten Hälfte der Schwangerschaft (5.–9. Monat) werden diese Aufbaupräparate verordnet, entsprechend der Auffassung, daß in dieser Zeit ein relativer Eisenmangel besteht. Inwieweit diese Verordnungen erforderlich waren, um einen Abfall des Blutfarbstoffes oder Eisenspiegels zu verhindern, kann nicht beantwortet werden.

Wenn diese Substanzen für das Ungeborene auch nicht schädigend sind, so verpflichtet diese Arzneimitteltherapie die Patienten allein für die Rezeptverlängerung zu regelmäßigen Arztkonsultationen. Aus der Schwangerschaftsvorsorge, bei der es in erster Linie um die Untersuchung, Verlaufskontrolle und Beratung geht, wird so ein behandlungsbedürftiger Zustand. In diesem Rahmen – bei gezücktem Rezeptblock – wird die Frage nach einer medikamentösen Hilfe, für die mit der Schwangerschaft verbundenen Befindensstörungen, eher geäußert werden, als in einer reinen Beratungssituation.

Nach den Aufbaupräparaten werden die als unbedenklich einzustufenden Externa am häufigsten verordnet, gefolgt von der Gruppe der „Magen-Darm-Mittel" (z. B. Kompensan, Gelusil-Lac-Tabletten, Phosphalugel oder auch Anthelmintika (2mal) oder Laxanzien vom Agiolax Granulat bis zu Früchtewürfeln). Diese Gruppe enthält zum großen Teil Wirkstoffe, für die bislang keine Aussage über ihre Auswirkung auf die Leibesfrucht möglich sind bzw. auch kein möglicher Verdacht geäußert wurde. Nur eine kleine Zahl von Verordnungen innerhalb dieser Indikationsgruppe ist unbedenklich während einer Schwangerschaft.

Bei der nächst häufigen Gruppe „Mittel gegen Migräne, Schwindel, Erbrechen" besteht in 7 Fällen begründeter Verdacht einer Schädlichkeit, bei den übrigen 217 Verordnungen ist ebenfalls bislang keine Aussage möglich bzw. besteht kein möglicher Verdacht. Darunter befindet sich z. B. auch ein Präparat – Lenotan Dragees –, das zum Untersuchungszeitpunkt speziell mit der Indikation Schwangerschaftserbrechen verkauft wurde und dessen Produktion seit 1983 eingestellt werden mußte wegen des Verdachts, die Mißbildungsrate an den Extremitäten zu erhöhen. Es wurde in der vorliegenden Untersuchung 117mal (!) verordnet, also ca. bei jeder 4. Schwangeren.

Allein dieses Ergebnis zeigt, welche rasche Kontrolle in Verdachtsfällen durch eine regelmäßige Erfassung der Verordnungen möglich wäre. Eine relativ einfache Zusatzerhebung der Krankenhaus-Diagnosen der Kinder der Frauen, denen Lenotan während der Schwangerschaft verordnet wurde, würde wichtige Hinweise geben können. Nur in 8 Fällen wurde unter den „Mitteln gegen Migräne, Schwindel, Erbrechen" ein Präparat verordnet, das als unbedenklich einzustufen ist, z. B. „Postadoxin".

Besonders problematisch erscheint ebenfalls die Chemotherapie während der Schwangerschaft, obwohl hier die Kenntnisse durch langjährige Erfahrungen mit den verschiedenen Chemotherapeutika recht gut sind. Die Verordnungen häufen sich zum einen im positiven Sinne auf seiten der Präparate, die während der Schwangerschaft relativ unbedenklich sind: 81 von 170 (z. B. Penizillin und seine Derivate oder Zephalosporine[1] und zum anderen auf seiten derjenigen, gegen die ein begründeter Verdacht der irreversiblen Schädigung besteht (z. B. Tetracyclin, Aminoglykosid-Antibiotika, Chloramphenicol, insgesamt 35 von 170 Verordnungen). Sie sind während der gesamten Schwangerschaft kontraindiziert, weil sie entweder schon in maternal therapeutischen Dosen fetal oto-nephro-toxisch wirken [7] oder entwicklungsretardierende Effekte am Skelettsystem und Gelbfärbung der Zähne bewirken.

Von Bedeutung sind auch Hormonpräparate, insbesondere gynäkologische Hormonpräparate, Gestagene und Östrogene, die noch immer Anwendung zur Schwangerschaftserhaltung und als Abortiva finden (94 Verordnungen). Gesicherte Erkenntnisse bestehen darüber, daß die Rate der Mißbildungen am Herz-Kreislauf-System um den Faktor 1,9 zunimmt. Einige Experten würden deshalb sogar eine Interruptio aus eugenischer Indikation bei Hormonbehandlung in der Frühschwangerschaft befürworten ([7], S. 15).

Verordnet wurden z. B. Duogynon als Ampulle oder Dragee (32 Verordnungen). Es ist seit April 1978 aus dem Handel gezogen wegen der hohen Mißbildungsrate und darf seit September 1978 unter dem Namen „Cumorit" wieder verkauft werden mit entsprechenden Warnhinweisen. Als Schwangerschaftsnachweis wird es, wie zu

---

[1] „Penizillin und seine halbsynthetischen Derivate sind heute nach wie vor als Antibiotika der Wahl anzusehen. Lediglich in der Embryonalperiode (bis 3. Monat, d. Verf.) sollten sie mit strengster Indikationsstellung angewandt werden" ([7], S 14].

hoffen ist, nicht mehr angewandt. Im Sinne der Schwangerschaftserhaltung waren wahrscheinlich 48 Verordnungen zu werten, wie Proluton-Depotampullen (9mal), Gravibinon (17mal) und Gestanontabletten (22mal).

Die Zahl der Verordnungen steigt mit zunehmendem Alter und Kinderzahl, weil möglicherweise der allgemeine Gesundheitszustand der Frauen schlechter ist.

Der Arzneimittelverbrauch wird desweiteren von der ärztlichen Versorgungsstruktur bestimmt. Die meisten Verordnungen erhalten Frauen in kleinen Gemeinden, in denen „nur" Zugang zur allgemeinärztlichen Versorgung besteht. Zwar nimmt diese Gruppe die Schwangerschaftsvorsorgeuntersuchungen durch einen Gynäkologen in Anspruch, möglicherweise jedoch alle weiteren Untersuchungen beim praktischen Arzt am Wohnort. Diese Gruppe erhält 10 Verordnungen, 1,5 Verordnungen mehr, als der Durchschnitt. Dieses Ergebnis überrascht, da dem Hausarzt im Versorgungssystem die Rolle des Koordinators zufällt, der den gesamten Arzneimittelkonsum seiner Patienten individuell überblicken sollte und daher eher als ein Facharzt auf Beschränkung achten sollte.

Zusammenfassend ist festzustellen, daß in jeder 2. Schwangerschaft ein Mittel gegen Erbrechen, Übelkeit und Schwindel, in jeder 3. Schwangerschaft ein Schmerz- oder Fiebermittel oder ein Medikament aus der Gruppe der Psychopharmaka und Hypnotika verordnet wurde.

Je Schwangerschaft wurden 1,8mal Arzneimittel verordnet, bei denen aufgrund mangelnder Forschungsergebnisse keine Aussage über das Risiko möglich ist, und bei fast jeder 5. Schwangerschaft eines, bei dem der begründete Verdacht einer schädigenden Wirkung auf das Kind besteht.

Angesichts dieser Unsicherheit, die in erster Linie im Forschungsdefizit für diesen Bereich begründet ist, ist eine Besinnung auf eine strenge Indikationsstellung bei Verordnungen während der Schwangerschaft geboten. Besonders die symptomatische Therapie bei Befindensstörungen, Schmerz und Fiebermittel, aber auch die Chemotherapie bei Infekten sollte bei Frauen im gebärfähigen Alter unter Berücksichtigung einer bestehenden Schwangerschaft bzw. möglichen Frühschwangerschaft erfolgen.

Die Schwangerschaftsvorsorge sollte nicht dazu führen, den Arzneimittelverbrauch der Frauen drastisch zu steigern, sondern dazu, sich auf das Allernotwendigste zu beschränken.

Literatur

1. FdM (1979) Tabellen für die Praxis, Nr 47/1979. Fortschr Med 97: 2180–2188
2. Greiser E, Westermann B (1978) Verordnungen niedergelassener Ärzte in Niedersachsen 1974 und 1976. MS, Düsseldorf Hannover
3. Heinonen O-P. Slone D, Shapiro S (1977) Birth defects and drugs in pregnancy. Publishing Sciences Group, Littleton
4. Henke M von, Schräder WF (1985) Das Verordnungsverhalten niedergelassener Ärzte bei Schwangeren. Eine Analyse auf Grundlage von Routinedaten einer gesetzlichen Krankenkasse. Institut für Arzneimittel des Bundesgesundheitsamtes, Berlin (AMI-Heft, Nr 2)
5. Kunz J, Schreiner WE (1982) Pharmakotherapie während Schwangerschaft und Stillperiode. New York
6. Mauss K (1972) Neuere Untersuchungen zum Arzneimittelkonsum während der Schwangerschaft. Dtsch Med Wochenschr 97: 1637 f
7. Transparenz-Telegramm (1981) Ausgabe 1980/81. Berlin

Die ambulante Betreuung des Diabetes mellitus: Möglichkeiten der Analyse der kassenärztlichen Versorgung auf der Basis von Routinedaten der gesetzlichen Krankenversicherung

E. Austenat und W. F. Schräder

Einleitung

Seit einigen Jahren stehen aus Sondererhebungen einzelner Krankenkassen die Leistungsbelege der ambulanten kassenärztlichen Behandlung auf elektronischen Datenträgern für große Patientenkollektive für 4 und mehr Quartale zur Verfügung. Die Leistungsbelege umfassen Angaben zum Patienten, zum behandelnden Arzt, zu den Diagnosen, den erbrachten diagnostischen und therapeutischen ärztlichen Leistungen sowie zu den verordneten Arznei-, Heil- und Hilfsmitteln. In verschiedenen Studien ist gezeigt worden [1], daß die ambulante Behandlungspraxis auf der Grundlage dieser Routinedaten der gesetzlichen Krankenversicherung für definierte Fragen hinreichend differenziert und valide abgebildet ist.

Ziel dieser Untersuchung ist es, darzustellen, welcher Beitrag zur Beschreibung der kassenärztlichen Versorgung von Patienten mit Diabetes mellitus erwartet werden kann, wenn die Routinedaten der gesetzlichen Krankenversicherung analysiert werden.

Damit soll ein Beitrag zur Aufklärung ambulanter Behandlungsstrukturen des Diabetes mellitus (D. M.) geleistet werden. Es soll nachgewiesen werden, inwieweit der an Spezialkliniken gewonnene hohe Kenntnisstand über die Diagnose und Therapie dieser Erkrankung, der zur Formulierung entsprechender therapeutischer und diagnostischer Standards geführt hat, in der kassenärztlichen Versorgung seinen Niederschlag findet.

Der D. M. ist eine chronische Erkrankung, die durch absoluten oder relativen Insulinmangel gekennzeichnet ist. Die Diagnostik, Verlaufsbeobachtung und Therapiekontrolle des D. M. sowie die Erkennung und rechtzeitige Behandlung seiner Komplikationen bestimmen im wesentlichen das Schicksal des betroffenen Patienten. In graduellen Abstufungen zwischen 2 Extremen – „bedingt gesundes Leben"/sekundäre Entstehung von Komplikationen – liegt die spezielle Problematik dieser Erkrankung, die in der medizinischen Betreuung erschwert wird durch die Tatsache, daß der D. M. per se bei der Entstehung oder im weiteren klinischen manifesten Verlauf keine spezifischen Symptome aufweist.

Die Qualität der Betreuung (Stoffwechselführung, Komplikationsausschluß) basiert im besonderen Maße auf Laboruntersuchungen und medizinisch-technischen Befunden [4, 5].

Bei dem medizinischen Wissensstand des Jahres 1975 dürfte als gesichert angesehen werden, daß bei Normoglykämie, Aglukosurie, Fettstatus im Normbereich

und Normalgewicht die Vermeidung von Akut- und Sekundärkomplikationen
möglich ist. Die 1975 aufgestellten Parameter sind auch heute noch gültig. Durch
Weiterentwicklung in der Diagnostik wurde zusätzlich als Langzeitparameter der
Stoffwechselverlaufskontrolle ein HbA 1 im Normbereich aufgenommen. Als Ausnahme zur Erreichung dieses Therapiezieles galten bereits vorliegende Sekundärerkrankungen bzw. Spätkomplikationen. Diese Therapieempfehlungen zur Stoffwechselführung und Untersuchung zum Ausschluß von Sekundärkomplikationen
wird nachfolgend in der Tabelle 1 zusammengefaßt:

Tabelle 1. Empfehlungen zu Stoffwechselführung und Komplikationsausschluß bei D. M.-Patien-
ten (Stand 1975)

Stoffwechselführung	Komplikationsausschluß
Normoglykämie	Mindestens 1mal jährlich: Vollständiger Status praesens
Aglukosurie	EKG Harnsäure, Kreatinin, Urinstatus
Normalgewicht	Transaminasen, BB, Harnstoff-N
Fettwerte im Normbereich (TG + Gesamtcholesterin)	Fettstatus
	Röntgenthorax
Ausnahmen: Sekundärerkrankungen	Augenärztliche Untersuchung
bzw. Vorliegen von Spätkomplikationen	
dann: Blutglukose < 200 mg/dl (< 11,1 mmol/l)	Mehrfache Blutdruckkontrollen
Harnglukose < 10 g/die	Bei Komplikationen entsprechend häufiger

Es darf als bekannt vorausgesetzt werden, daß eine einmal erreichte gute Stoffwechselführung der ständigen Kontrolle bedarf, da in Abhängigkeit von den wech-
selnden Lebensumständen wie akute Erkrankungen, körperliche Bewegung, Streß-
situationen und hormonellen Umstellungen erhebliche Schwankungen im Blutglu-
kosebereich auftreten können. Selbst bei relativ ausgeglichener Stoffwechsellage
werden zur Verlaufsbeobachtung und damit zur Therapiekontrolle Mindestdurch-
führungen von Blutglukose- und Harnglukosebestimmungen in Abhängigkeit vom
Diabetestyp empfohlen.

Dieses schließt ein, daß bei Stoffwechseldekompensationen wesentlich häufige-
re Bestimmungen bis zur Erreichung des Therapiezieles notwendig werden können
(Tabelle 2). Auf der Basis dieser von diabetologisch ausgerichteten Kliniken emp-
fohlenen Betreuungsrichtlinien wurde eine Analyse von 1975 erhobenen Routinedaten der gesetzlichen Krankenkassen durchgeführt.

Methodik

Als Grundvoraussetzung der Analyse der Versichertenblätter galt es, einen richtungsweisenden Merkmalskranz für den Verdacht oder das Vorliegen eines D. M.
herauszuarbeiten. Als Grundlage dafür können angesehen werden, die Durchfüh-

Tabelle 2. Empfohlene Richtlinien für die Verlaufskontrolle und Therapiekontrolle (Stand 1975)

Therapieform		Mindestanzahl der			
		Blutglukosebestimmung		Harnglukosebestimmung	
		Nach ... Wochen	pro Jahr	nach ... Wochen (Tag/Nacht-urin)	pro Jahr
Typ II	Diät	12	7	12	13
	Diät + orale Antidiabetika	6	9	6	17
Typ I	Diät + Insulin	4	13	4	26

Tabelle 3. Richtungsweisende Merkmale für den Verdacht oder das Vorliegen eines D. M.

Interpretation des Behandlungstyp	Verordnung von		Mindestens 1mal Nennung ICD 250 (amb/stat/AU)	Anzahl der Blut- oder Harnglukose-bestimmung (hoher Wert)
	Insulin	oralen Antidiabetika		
Typ I	Ja	Offen	Offen	12+ 6-11 0-5
Typ II orale Antidiabetika	Nein	Ja	Offen	6+ 4-5 0-3
Typ II diätetisch	Nein	Nein	Ja	6+ 4-5 2-3 1 0
Verdachtsausschluß fraglich diätetisch	Nein	Nein	Nein	6+ 4-5 2-3 1

rung von Harnglukose- oder Blutglukosetests, die Nennung des dreistelligen ICD-Schlüssels 250 und die Verordnung von oralen Antidiabetika oder Insulin. Während die 3 letzten Merkmale richtungsweisende Faktoren darstellen, haben die Blut- bzw. Harnglukosebestimmungen eine Doppelfunktion. Einerseits dienen sie als „Erkennungsparameter" für das Vorliegen eines D. M., andererseits werden sie zur Therapieverlaufskontrolle eines manifesten D. M. ständig benötigt. Der Diabetes Typ I wird als insulinpflichtig definiert, während der Diabetes Typ II einerseits neben der Diät mit oralen Antidiabetika behandelt werden kann bzw. ausschließlich diätetisch geführt wird.

Grundlage der Analyse bilden die richtungsweisenden Merkmale für das Vorliegen eines D. M., die nachfolgend tabellarisch zusammengefaßt sind (Tabelle 3).

Für die Beurteilung der Kontinuität der Stoffwechselführung in der ambulanten Betreuung wurden die Häufigkeiten der Harn- bzw. Blutglukosekontrollen nach

Tabelle 4. Graduelle Bewertung der Stoffwechsel-Verlaufskontrollen anhand der Minimalrichtlinien (Stand 1975)

Graduelle Bewertung der Betreuung	Anzahl der Blut- oder Harnglukosebestimmungen		
	Insulin	orale Antidiabetika	Diät
Hohe Kontinuität	> 11	> 5	> 5
Mittlere Kontinuität	6–11	4–5	4–5
Geringe Kontinuität	0–5	0–3	2–3
			1

den eingangs beschriebenen Richtlinien zur Auswertung zugrunde gelegt (Tabelle 4).

Darüber hinaus sollten Verhaltensweisen in der Betreuung durch Darstellung von Einzelfallbeschreibungen demonstriert werden.

Die Analyse wurde anhand von Routinedaten der GKV in Ingolstadt 1975 mit einer Fallzahl von n = 44 787 durchgeführt.

Ergebnisse

Bezogen auf die Gesamtpopulation (n = 44 787) fand sich bei 8,7% (n = 3887) eines der richtungsweisenden Merkmale für den Verdacht oder das Vorliegen eines D. M. Nach detaillierter Analyse der Behandlungsverläufe ergab sich: in 92 Fällen lag eine Insulintherapie vor, bei 715 Patienten bestand eine Therapie mit oralen Antidiabetika, bei 372 Versicherten wurden mehr oder weniger regelmäßig Kohlehydrat-Stoffwechsel-Kontrollen durchgeführt (ohne Pharmakotherapie). Insgesamt wurden 1179 Personen wegen D. M. behandelt. Das entspricht einem Anteil von 2,63 vH des Ausgangskollektivs.

Auffällig war, daß bei der Bestimmung von Blut- oder Harnglukose eine graduelle Unterteilung der Häufigkeit vorgenommen werden konnte, die durchaus bei mehr als 4 Bestimmungen im Jahr den Verdacht auf einen Diabetes Typ II, der rein diätetisch geführt wird, entstehen läßt. Bei weiteren 2708 Patienten liegt der Schluß nahe, durch 1 bis maximal 3 Bestimmungen pro Jahr, daß es sich hierbei um einen Verdachtsausschluß der Erkrankung handelt. Bei 14 Patienten wurde nur ein oraler Glukosetoleranztest durchgeführt.

Da es bei dieser Auswertung nicht um die wahre Prävalenz/Inzidenz des D. M. geht, sondern um die Eruierung der ambulanten Betreuung, wurde bewußt auf eine Wertung der Fallzahlen, die mehr als 4 Blutzucker- oder Harnzuckerbestimmungen haben, ohne Nennung der Diagnose, verzichtet. In der weiteren Auswertung sind ausschließlich die 1179 Patienten herangezogen worden. Mit 2,63% liegt die Häufigkeit im Bereich anderer epidemiologischer Studien, obwohl eine eindeutige Aussage über die Prävalenz nicht vollständig exakt aufgrund der Daten eruiert werden kann.

Analysiert man die prozentuale Verteilung der diabetesspezifischen Therapie auf alleinige diätetische Behandlung (gleichzusetzen mit der ausschließlichen Nennung der ICD 250), der Gabe von oralen Antidiabetika und Insulinverordnung, so

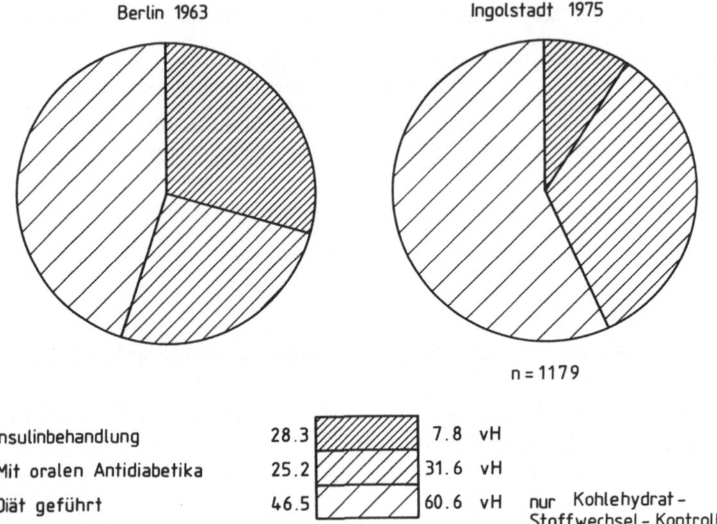

Abb. 1. Prozentuale Verteilung der diabetesspezifischen Therapie im Vergleich der Auswertung für Berlin (1963) und Ingolstadt (1975)

zeigt sich ein Verhältnis von 60,6 : 31,6 : 7,8. Der Vergleich zu der wohl repräsentativsten Studie 1963 in Berlin von Schliack [6] über die prozentuale Verteilung der spezifischen Therapie unter ambulanten spezialisierten Betreuungsmodalitäten zeigt dazu jedoch eine erhebliche Diskrepanz. In der Studie von Schliack beträgt dieses Verhältnis 46,5% : 25,2% und 28,3% (Abb. 1).

Im Vergleich Ingolstadt 1975 zu Berlin 1963 zeigt sich somit eine deutlich geringere prozentuale Therapie mit Insulin, wobei nicht nur der diätetische Anteil, sondern auch der mit Tabletten eingestellte Anteil von Patienten deutlich gegeneinander verschoben sind.

Bei der Analyse zur graduellen Bewertung der Stoffwechselverlaufskontrollen anhand der Minimalrichtlinien konnten folgende prozentuale Verteilungen (Tabelle 5) gefunden werden.

Bezogen auf die 2,63% (n = 1179) konnte in der Zusammenfassung der insulinpflichtigen, oral eingestellten Diabetiker und ausschließlich diätetisch betreuten

Tabelle 5. Prozentuale Verteilung der graduellen Bewertung der Stoffwechselverlaufskontrollen (n = 1179)

Graduelle Bewertung der Betreuung	Insulin-behandelt n = 92	Mit oralen Anti-diabetika n = 715	Nur Diät n = 372	Wegen D. M. behandelt n = 1179	Gesamt-population n = 44 787
Hohe Kontinuität	22	32	23	28	0.74
Mittlere Kontinuität	20	25	30	26	0.68
Geringe Kontinuität	58	43	47	46	1.21
Summe	100	100	100	100	2.63

Diabetiker nur bei 28% eine gute Stoffwechselverlaufskontrolle eruiert werden; bezogen auf die Gesamtpopulation sind es 0,74%.

Als nicht ausreichend/mäßig kontrolliert können unter den gleichen Kriterien 26%, als schlecht betreut 46% bei den erhobenen Diabetesfällen nachgewiesen werden. Wiederum bezogen auf die Gesamtfallzahl bedeutet das für die mäßige Betreuung 0,68% bzw. 1,21%, die als schlecht betreut in der Verlaufskontrolle des Stoffwechsels eingeschätzt werden müssen.

In einer weiteren Auswertung wurden aufgrund dieses Ergebnisses insbesondere bei den Pflichtversicherten die Stoffwechselverlaufskontrollen eruiert. Dabei handelte es sich um 18,3% (n = 216 von n = 1179), die als Erwerbstätige besonders interessant erschienen. Die Ergebnisse sind der Tabelle 6 zu entnehmen und weisen die graduelle Wertung der Betreuung in Abhängigkeit von vorliegenden Therapieformen aus.

In den letzten Ergebnissen, die dargestellt werden sollen, sind anhand von Abbildungen 3 Krankheitsverläufe in der Dokumentation über 1 Jahr unter der Bewertung des Arztkontaktes, der Durchführung der Anzahl von Blutzucker- bzw. Harnzuckerbestimmungen, der Nennung der Diagnose bzw. zusätzlicher Gabe eines spezifischen Antidiabetikums und der Beratung analysiert worden. Dabei wurden

Tabelle 6. Graduelle Bewertung der Stoffwechselverlaufskontrollen bei den Pflichtversicherten. n = 216. Angaben in %

Graduelle Bewertung der Betreuung	Insulin-behandelt n = 33	Mit oralen Anti-diabetika n = 101	Nur Diät n = 82	Insgesamt n = 216
Hohe Kontinuität	25	38	9	25
Mittlere Kontinuität	28	19	11	17
Geringe Kontinuität	47	43	80	58
Summe	100	100	100	100

Tabelle 7. Patient 1; 53jährige Rentnerin; D. M.-Behandlung durch Allgemeinarzt

Monat	Arztkontakt	BZ/HZ	ICD 250	Antidiabetikum	Beratung
Januar			3mal BZ	×		··
Februar			6mal BZ			·
März/KH gastrointestinale Erkrankung					
April/KH TE			HZ	×		· EKG
Mai			HZ			
Juni						·
Juli			1 BZ/HZ			···
August			6 BZ/HZ			···
September			3 BZ		Glurenorm	··
Oktober			3 BZ/HZ	×	Glurenorm	···
November			1 BZ			·
Dezember			3 BZ		Glurenorm	·
Summe	11	26 BZ/5 HZ 3		3	19
					mehrmals Lipiduntersuchung

Tabelle 8. Patient 2; 28jähriger Arbeiter; D. M.-Behandlung durch Allgemeinarzt

Monat	Arztkontakt	BZ/HZ	ICD 250	Antidiabetikum	Beratung
Januar					
Februar	|		×	Insulin	·
März					
April	|	HZ	×	Insulin	·
Mai					
Juni					
Juli	|		×	Insulin	·
August					
September					
Oktober					
November	|	HZ	×	Insulin	·
Dezember	|			Insulin	·
Summe	5	0 BZ/2 HZ	4	5	5

Tabelle 9. Patient 3; 29jähriger Arbeiter; D. M.-Behandlung beim Allgemeinarzt

Monat	Arztkontakt	BZ/HZ	ICD 250	Antidiabetikum	Beratung
Januar	|		×	Insulin	·
Februar					
März	|			Insulin	·
April	|		×	Insulin	·
Mai	|			Insulin	·
Juni	|	BZ		Insulin	
Juli					
August	|		×	Insulin	·
September	|			Insulin	·
Oktober	|	BZ	×	Insulin	·
November	|			Insulin	·
Dezember	|	BZ		Insulin	· ·
Summe	10	3 BZ/0 HZ	4	10	10

gezielt noch im Arbeitsprozeß stehende Diabetiker im Rahmen dieser Veröffentlichung ausgewählt (Tabellen 7–9).

Tabelle 7 zeigt in klassischer Weise eine gute Betreuung eines offensichtlich bis Mitte des Jahres diätetisch geführten D.M., der tablettenpflichtig geworden ist, während in Tabelle 8 und 9 schlechte Betreuungsformen insulinpflichtiger Diabetiker demonstriert werden.

Zusammenfassung

- Die Betreuung des D.M. mit dem Ziel eines möglichst nicht von sekundären Komplikationen bedrohten Lebens erfordert in der Stoffwechselführung kontinuierliche Kontrollen laborchemischer Parameter.
- Anhand der richtungweisenden Merkmale für das Vorliegen eines D.M. und einer Klassifizierung der spezifischen, objektivierbaren Befunde konnte nur bei

28% der betroffenen Patienten eine ausreichend gute Betreuung bei der Analyse von GKV-Routinedaten des Jahres 1975 nachgewiesen werden. Die erhobenen Daten dürfen als repräsentativ angesehen werden, da zu diesem Zeitpunkt die jetzt durchgeführte Selbstkontrolle von Diabetikern noch nicht routinemäßig ihren Niederschlag fand.

– Bei der Gegenüberstellung von insulinpflichtigen zu diätetischen und auf orale Antidiabetika eingestellten Patienten zeigt sich eine stark divergierende prozentuale Verteilung gegenüber den an einem diabetesorientierten Behandlungszentrum gewonnenen Daten. So wurde nur bei 7,8% der Diabetiker eine Insulineinstellung eruiert, gegenüber 28,3% in der Vergleichsstudie.

– Die an den Spezialeinrichtungen gewonnenen wissenschaftlich anerkannten Betreuungsrichtlinien für Diabetiker werden somit in nicht ausreichender Weise in der Praxis des Kassenarztes umgesetzt.

– Daraus schlußfolgernd muß die Forderung unterstrichen werden, daß die Behandlung dieses chronischen multifaktoriellen Syndroms durch Ärzte erfolgt, die auf diesem Gebiet ausreichend geschult sind, damit lebenslang für den einzelnen Patienten Akut- und Spätkomplikationen vermieden werden und kostenintensive Behandlungen von Sekundärerkrankungen, Frühberentung, erhöhte Arbeitsunfähigkeit und Krankenhausaufenthalte gesenkt werden können.

Literatur

1. Borgers D, Schräder WF (Hrsg) (1984) Behandlungsverläufe in der ambulanten medizinischen Versorgung. Bundesminister für Arbeit und Sozialforschung, Bonn (Schriftenreihe Gesundheitsforschung, Bd 99)
2. Gross R, Schölmerich P (1973) Lehrbuch der Inneren Medizin. Schattauer, Stuttgart
3. Gross R, Schölmerich P (1984) Lehrbuch der Inneren Medizin. Schattauer, Stuttgart New York
4. Mehnert K, Schöffling P (1974) Diabetologie in Klinik und Praxis. Thieme, Stuttgart
5. Mehnert K, Schöffling P (1984) Diabetologie in Klinik und Praxis. Thieme, Stuttgart
6. Schliack V (1971) Die Verbreitung des Diabetes Mellitus: Häufigkeit und Vorkommen in Europa und Amerika. Handbuch des Diabetes Mellitus, Band II, hrsg. v. E. F. Pfeiffer. München

Methodische Voraussetzungen zur Analyse der Effektivität beruflicher Rehabilitation nach Myokardinfarkt auf der Basis von Routinedaten der gesetzlichen Krankenversicherung

S. Karbe

Fragestellung

Für den größten Teil der Versicherten in der gesetzlichen Krankenversicherung sind inzwischen über einen längeren Zeitraum Angaben über die Tätigkeit sowie für alle Arbeitsunfähigkeits- und Krankenhausfälle die Diagnosen erfaßt. Die Kodierung der Diagnosen ist dabei nach der ICD mindestens in der dreistelligen Fassung vorgenommen.

Es stellt sich die Frage, ob auf der Basis dieser Versicherungs- und Leistungsdaten Aussagen über die Effektivität der beruflichen Rehabilitation nach akutem Herzinfarkt gewonnen werden können.

Datengrundlage

Zur Untersuchung der Frage lagen die Versicherungsblätter [1] für insgesamt 55000 Pflichtversicherte einer Ortskrankenkasse im Osten Bayerns vor, die für den Zeitraum 1978–1981 in chronologischer Reihenfolge folgende Angaben enthielten:

Sozialdaten

Alter, Geschlecht, Familienstand, Nationalität, Wohnort, Versichertenstatus (pflichtversichert, freiwillig versichert, über Arbeitslosenversicherung versichert), Beruf, Stellung im Beruf, Ausbildung, Beginn und Ende der Versicherungszeiten, Beginn und Ende der arbeitslosen Zeiten, Beginn der Rentenversicherung.

Medizinische Daten

- Beginn und Ende der Arbeitsunfähigkeit (AU) mit genauem Datum, aller zur AU führenden Diagnosen Kode nach dem dreistelligen ICD-Schlüssel);
- Beginn und Ende von Krankenhausaufenthalten, bei Aufenthalt in verschiedenen Krankenhäusern auch Datum der Verlegung, Diagnosen bei Krankenhauseinweisung;

- Beginn und Ende des Krankengeldbezugs (mit genauem Datum);
- Beginn und Ende von Heilverfahren.

Aus diesem Gesamtkollektiv wurden mit dem Kriterium „Mindestens einmalige Nennung der Diagnose ICD 410 (akuter Herzinfarkt) als Arbeitsunfähigkeits- und/oder Krankenhausdiagnose im Laufe des Jahres 1978" 48 Versicherte bestimmt, deren Versichertenblätter einer detaillierten Begutachtung unterzogen wurden.

Zur Trennschärfe des verwendeten ICD-Schlüssels 410

Im Unterschied zum vierstelligen ICD-Kode kann man bei der Benutzung des dreistelligen ICD-Kodes nicht zwischen folgenden 4 – in der Interaktion zwischen Arzt und Krankenkassen aber wesentlichen – verschiedenen Zustandsbildern trennen:

1. *Ausschluß* eines Herzinfarktes (als Begründung eines niedergelassenen Arztes seiner Krankenkasse gegenüber, um bestimmte notwendige diagnostische Maßnahmen wie z. B. EKG, Labor usw. ohne Regreßansprüche abrechnen zu können);
2. *Verdacht* auf Herzmuskelinfarkt (z. B. als häufig gebrauchte Krankenhauseinweisungsdiagnose);
3. *frischer* Herzinfarkt (bestätigt durch typische EKG- und Laborparameter mit charakteristischem Verlauf);
4. *Zustand nach* Herzinfarkt (als Folgediagnose nach durchgemachten Herzinfarkt – zur Begründung weiterer Maßnahmen).

Der dreistellige ICD-Kode ist also nur brauchbar, wenn es gelingt, durch Merkmalskombinationen einen Filter zu entwickeln, der eine eindeutige Zuordnung zum akuten Ereignis „Frischer Herzinfarkt" erlaubt, um auf dieser Basis weitere Auswertungen vornehmen zu können.

Merkmalskombinationen zur Bestimmung eines frischen Herzinfarkts auf der Basis des ICD-Kodes 410

Nach Durchsicht der hier zugrundeliegenden Versichertenblätter und unter Zugrundelegung gültiger medizinischer Erkenntnisse, ist bei gleichzeitiger Erfüllung folgender 4 Kriterien mit hoher Wahrscheinlichkeit das Vorliegen eines akuten Herzinfarkts anzunehmen.

ICD-Nennung (bei Mehrfachnennungen unabhängig von Rangordnung)

Bei der Nennung des ICD-Kodes 410 ist es unerheblich, ob diese Diagnose in der Reihenfolge der AU-Diagnosen an erster oder an letzter Stelle steht. Man kann nicht sagen, daß eine Erstnennung auch gleichzeitig Hinweis auf das Vorliegen eines frischen Herzinfarkts ist. Andererseits wird beim frischen Herzinfarkt häufig nur diese eine Diagnose genannt.

Krankenhauseinweisung spätestens 3 Tage nach AU-Beginn

Üblicherweise wird in der Bundesrepublik Deutschland jeder Patient, insbesondere jeder bislang arbeitsfähige Patient mit der Verdachtsdiagnose „akuter Herzinfarkt" ins Krankenhaus eingewiesen. Im Krankenhaus wird die Diagnose sofort überprüft und nach Absicherung der Diagnose über das weitere Vorgehen entschieden. Ursache hierfür ist das Wissen, daß innerhalb der ersten Minuten bis nach Ablauf der ersten 7 Tage, je nach Lage und Ausdehnung des Infarkts, lebensbedrohliche Komplikationen auftreten können, die möglichst innerhalb von Minuten behoben werden müssen. Andererseits gibt es seltene Fälle, in denen der niedergelassene Arzt 1–3 Tage braucht, um die Diagnose „Herzinfarkt" soweit abzusichern, daß eine Krankenhauseinweisung erfolgt.

Krankenhausaufenthaltsdauer mindestens 24 Tage

Wird im Krankenhaus die Diagnose „frischer Herzinfarkt" bestätigt, erfolgt die anschließende Behandlung stationär nach einem bestimmten bewegungstherapeutischen Programm, das der Patient durchlaufen muß, bevor er entlassungsfähig ist. Selbst bei unkompliziertem, sog. „intramuralen Infarkt" wird eine Krankenhausaufenthaltsdauer von 24 Tagen in der Regel nicht unterschritten werden.

Datum des AU-Beginns liegt vor Datum der Krankengeldzahlung

Üblicherweise setzt die Krankengeldzahlung aus versicherungsrechtlichen Gründen (Lohnfortzahlung) erst 6 Wochen nach Beginn der AU ein. Ist das Anfangsdatum von Arbeitsunfähigkeits- und Krankengeldzahlung identisch oder liegt ein Zeitraum von weniger als 6 Wochen dazwischen, bedeutet dies, daß die akute Infarktphase vor dem Betrachtungszeitraum gelegen haben muß.

Unklar bleiben solche Fälle, bei denen mehrere gravierende akute Erkrankungen, die zur gängigen Differentialdiagnose des Herzinfarkts gehören (z. B. Apoplex, akute Schmerzen im Thoraxbereich, akute Pankreatitis, Pneumonie) genannt wurden und damit eine eindeutige Zuordnung der Diagnosen zur Krankenhausaufenthaltsdauer nicht zuließen.

Für die Analyse solcher Fälle sind weitere Kriterien notwendig.

Begutachtung der Behandlungsverläufe

Wendet man den o.g. Filter an, schält sich eine Gruppe von 20 Versicherten heraus, bei denen – überwiegend fast bilderbuchmäßig – der Verlauf bei Herzinfarktpatienten, wie ihn jeder Arzt aus der Klinik kennt, studiert werden kann, nämlich (Tabelle 1):

Tabelle 1. Untergruppe „frischer Herzinfarkt" (n = 20)

1	2	3	4	5	6	7	8	9
Nr.	Alter	KHS Tage	Bis REHA Wochen	REHA Dauer Wochen	Aufent. 2.KHS Tage	AU-Dauer Monate	Ergebnis	Bemerkungen
5	63	36	32	4		12,0	Rente	
10	61	53	0	4		9,0	Rente	
8	61	46	5	6		14,0	Arbeit	
9	60	40				18,0	Rente	Vorher 12 Monate arbeitslos, nicht
13	59	61						mehr pflichtversichert
12	59	33	4	4		6,0	Rente	
11	58	32	4	5		5,5	Rente	
16	57	6					Tod im KH	
19	55	57			10	12,0	Rente	
24	55	43				7,0	Arbeit	
27	51	37	4	6	12	11,0	Rente	
28	50	54	4	5		12,0	Arbeit	
30	50	44	5	5		6,0	Arbeit	
33	49	54				7,0	Rente	
36	47	40	4	4		6,0	Arbeit	
42	45	41				2,0	Arbeit	12 Monate Reinfarkt KHS AHB
45	44	41	4	4	8	5,5	Arbeit	
41	44	36	8	5		16,0	Rente	
44	44	24	14	6		12,0	Arbeit	
48	42	48	16	4		8,5	Arbeit	

Erläuterung:
Sp. 3: Dauer des Krankenhausaufenthalts (in Tagen).
Sp. 4: Dauer des Zeitraums zwischen Krankenhausentlassung und Beginn der Rehabilitationsmaßnahmen (in Wochen).
Sp. 5: Dauer der Rehabilitation (in Wochen).
Sp. 6: Aufenthalt in einem 2. Krankenhaus (Spezialklinik zur weiteren Diagnostik) (in Tagen).
Sp. 7: Dauer der Arbeitsunfähigkeit (in Monaten oder Tagen).

– akuter Krankheitsbeginn mit Krankenhauseinweisung,
– Krankenhausaufenthalt in der Regel zwischen 5 und 7 Wochen,
– kurzer Aufenthalt zu Hause,
– Anschlußheilbehandlung, evtl. diagnostische Abklärung in einer Spezialklinik,
– langfristige AU bis Rente oder bis zur Wiedereingliederung in das Erwerbsleben.

Im Unterschied dazu kann man 3 weitere Gruppen voneinander identifizieren, die den o. g. Zustandsbildern Ausschluß eines Herzinfarkts, Verdacht auf Herzinfarkt, Zustand nach Herzinfarkt entsprechen.

Zur ersten Gruppe gehören die ambulant abgeklärten Fälle (n = 9), die fast alle nach kurzer Arbeitsunfähigkeit (maximal 31 Tage) wieder arbeitsfähig waren (Tabelle 2).

Tabelle 2. Untergruppe „ambulante Abklärung" (Erläuterungen s. Tabelle 1)

1	2	3	4	5	6	7	8	9
Nr.	Alter	KHS Tage	Bis REHA Wochen	REHA Dauer Wochen	Aufent. 2. KHS Tage	AU-Dauer Tage	Er-gebnis	Bemerkungen
14	60	–	–	–	–	17		Altersrente
18	56	–	–	–	–	26	Arbeit	
35	47	–	–	–	–	91	Arbeit	
37	47	–	–	–	–	3	Arbeit	
49	38	–	–	–	–	16	Arbeit	
50	34	–	–	–	–	8	Arbeit	
51	32	–	–	–	–	6	Arbeit	
52	31	–	–	–	–	31	Arbeit	
53	23	–	–	–	–	9	Arbeit	

Tabelle 3. Untergruppe „akute Infarktphase vor 1978" (Erläuterungen wie Tabelle 1)

1	2	3	4	5	6	7	8	9
Nr.	Alter	KHS Tage	Bis REHA Wochen	REHA Dauer Wochen	Aufent. 2. KHS Tage	AU-Dauer Monate	Er-gebnis	Bemerkungen
17	56	–	–	–	–	8,8	Rente	
21	54	5	–	4	–	30,0	Rente	
23	55	–	–	4	–	14,7	Rente	Asthma bronchiale
32	50	–	–	–	–	8,9	Rente	
41	44	36	58	5	–	22,7	Rente	Diabetes mellitus, Angina Pectoris

Zur 2. Gruppe zählten alle die, die weniger als 24 Tage im Krankenhaus waren (n = 9). Auch hier wurden alle wieder arbeitsfähig. Nur 2 hatten eine AU von mehr als 7 Wochen. In beiden Gruppen war weder eine Anschlußheilbehandlung noch ein diagnostischer Aufenthalt in einer Spezialklinik durchgeführt worden.

Zu der letzten Gruppe, Zustand nach Herzinfarkt, zählten alle Versicherten, bei denen der Arbeitsunfähigkeitsbeginn identisch mit dem Beginn der Zahlung von Krankengeld war. Hier konnte naturgemäß keine Zuordnung zu den anderen 3 Gruppen vorgenommen werden, entsprechend bunt war das Bild bezüglich Arbeitsfähigkeit bzw. Arbeitsunfähigkeit bis zum Rentenbeginn (Tabelle 3).

Nur in 4 Fällen konnte aufgrund von Mehrfachdiagnosen im oben angegebenen Sinne keine Zuordnung vorgenommen werden.

Ergebnis der Untersuchung

1. In der Untersuchung konnte gezeigt werden, daß sich die in den Versichertenblättern vorhandenen, routinemäßig gewonnenen Daten auf der Basis von AU- und

KH-Diagnosen durchaus für weitere Auswertungen eignen, sofern man bestimmte Filter verwendet.

2. Bei dem hier untersuchten Diagnoseschlüssel 410 konnte ein einfacher, aber sehr trennscharfer Filter entwickelt werden, der eine recht zuverlässige Trennung der Fälle mit echtem „akutem Herzinfarkt" im medizinischen Sinne von anderen Fällen der ICD-Gruppe 410 zuläßt.

3. Diese so gewonnene homogene Gruppe kann ohne Schwierigkeiten über mehrere Jahrgänge einer weiteren Auswertung bezüglich einer Analyse beruflicher Rehabilitation nach Myokardinfarkt zugeführt werden.

4. Für die Untergruppe „frischer Herzinfarkt im Jahr 1978" (n = 20) ergibt sich nach einem Jahr, daß
   - 9 Versicherte beruflich rehabilitiert sind
   - 9 Versicherte frühberentet sind
   - 1 Versicherter gestorben ist
   - 1 Versicherter aus der Krankenkasse ausgeschieden ist.

   Bei der Berücksichtigung des Alters zeigt sich, daß Versicherte bis 50 Jahre überwiegend beruflich rehabilitiert werden (7 von 9 Versicherten), daß Patienten über 50 Jahre überwiegend frühberentet werden (7 von 9 Patienten).

5. Da die hier analysierten Daten für den größten Teil der Versicherten in der Bundesrepublik vorliegen – wie eingangs gesagt – kann die hier wiedergegebene Methode für eine größere Stichprobe, über mehrere Krankenkassen angewandt, zu einer Aussage über die Effektivität beruflicher Rehabilitation führen.

Literatur

1. Borgers D, Schräder WF (Hrsg) (1984) Behandlungsverläufe in der ambulanten medizinischen Behandlung. Bundesminister für Arbeit und Sozialordnung, Bonn (Schriftenreihe Gesundheitsforschung, Bd 99)
2. Ferber L von (1980) Die Arbeitsunfähigkeitsdiagnose des niedergelassenen Arztes und ihre Aussagefähigkeit. Ortskrankenkasse 23/24: 918–923
3. Ferber L von (1982) Sinnhaftigkeit von GKV-Diagnoseauswertungen, insbesondere von Krankenscheindiagnosen. Ortskrankenkasse 22: 841–855
4. Koller F, Nagel G, Neuhaus K (1974) Internistische Notfallsituation. Thieme, Stuttgart
5. Müller E (1977) Ärztliche Sofortmaßnahmen in Praxis und Bereitschaftsdienst. Urban & Schwarzenberg, München Wien Baltimore
6. Nusser E, Donath H (1978) Interne Notfälle – Symptomatik und Therapie. Schattauer, Stuttgart New York